基础护理技术与各科护理实践

主 编 李淑杏 等

河南大学出版社
HENAN UNIVERSITY PRESS

·郑州·

图书在版编目（CIP）数据

基础护理技术与各科护理实践 / 李淑杏等主编 . —— 郑州 : 河南大学出版社 , 2021.5
ISBN 978-7-5649-4714-9

Ⅰ . ①基… Ⅱ . ①李… Ⅲ . ①护理学 Ⅳ . ① R47

中国版本图书馆 CIP 数据核字 (2021) 第 094094 号

责任编辑：聂会佳
责任校对：林方丽
封面设计：陈盛杰

出版发行：河南大学出版社
　　　　　地址：郑州市郑东新区商务外环中华大厦 2401 号
　　　　　邮编：450046
　　　　　电话：0371-86059750（高等教育与职业教育出版分社）
　　　　　　　　0371-86059701（营销部）
　　　　　网址：hupress.henu.edu.cn
印　　刷：广东虎彩云印刷有限公司
版　　次：2021 年 5 月第 1 版
印　　次：2021 年 5 月第 1 次印刷
开　　本：880mm×1230mm　1/16
印　　张：13
字　　数：421 千字
定　　价：78.00 元

（本书如有质量问题，请与河南大学出版社营销部联系调换）

编 委 会

主　编　李淑杏　曾碧茹　陈爱真　曹　蕾
　　　　　郑小燕　王　莉　吴会丽　段启云

副主编　庄小飞　邓江兰　谢晶晶　刘宇玲　胡艳勤
　　　　　王苏娟　刘欢喜　张　敏　李晓莉　饶玲华

编　委　（按姓氏笔画排序）

　　　　　王　莉　荆州市第一人民医院
　　　　　王　楠　深圳大学总医院
　　　　　王苏娟　郑州市第七人民医院
　　　　　邓江兰　新疆医科大学附属肿瘤医院
　　　　　庄小飞　北京大学深圳医院
　　　　　刘宇玲　深圳市保健委员会办公室
　　　　　刘欢喜　郑州大学第一附属医院
　　　　　李晓莉　河南中医药大学第一附属医院
　　　　　李海珍　广东医科大学附属医院
　　　　　李淑杏　华北理工大学
　　　　　吴会丽　郑州大学第三附属医院
　　　　　张　敏　河南中医药大学第一附属医院
　　　　　陈爱真　广州市第一人民医院
　　　　　郑小燕　安徽医科大学第一附属医院
　　　　　胡艳勤　襄阳市中医医院（襄阳市中医药研究所）
　　　　　段启云　菏泽医学专科学校附属医院
　　　　　饶玲华　三峡大学第一临床医学院　宜昌市中心人民医院
　　　　　袁晓珊　深圳市第三人民医院
　　　　　黄爱明　广东医科大学附属医院

曹　蕾　广州市妇女儿童医疗中心
梁爱萍　广东医科大学附属医院
曾碧茹　深圳市人民医院
　　　　（暨南大学第二临床医学院，南方科技大学第一附属医院）
谢晶晶　十堰市太和医院（湖北医药学院附属医院）
廖方梅　佛山市第二人民医院

前 言
PREFACE

随着社会经济的发展，人们生活节奏日渐加快，生活压力不断增大，各种疾病的发生率也随之逐年增高，因此广大人民群众对健康和卫生事业的需求越来越高。护理工作作为卫生事业的重要组成部分，与人民群众的健康利益和生命安全密切相关。护理新技术的快速发展，也推动护理服务和管理模式发生了较大转变，为优化护理服务流程、提高护理服务效率、改善护理服务体验、实现科学护理管理创造了有利条件。为了进一步加快护理事业发展，满足人民群众健康需求，提高基层护理服务能力，我们特组织、编写了此书。

全书首先介绍了临床护理基本操作、临床基本护理技术，其次重点介绍了心脏导管介入的护理，神经与精神疾病的护理，消化系统疾病的护理，甲状腺、乳腺外科疾病的护理，胃肠外科的护理，骨科疾病的护理，妇科疾病的护理，产科常见疾病的护理，儿科常见疾病的护理等的内容。

本书由护理专业人员结合自身多年临床经验和护理新技术的发展应用，倾力编写而成，包含护理技术及临床护理实践，意在加大临床护理知识的了解和技术的应用，不断提高护理水平。

由于全书涉及护理内容广泛，参与编写者众多，在编写过程中内容深度难以统一，因此书中难免存在疏漏及不足之处，恳请广大读者批评指正，以便再版时修改。

编 者
2021 年 5 月

目录
CONTENTS

第一章　临床护理基本操作 ··· 1
 第一节　口服给药法 ··· 1
 第二节　注射给药法 ··· 2
 第三节　外周静脉通路的建立与维护 ·· 8
 第四节　中心静脉通路的建立与维护 ·· 9

第二章　临床基本护理技术 ·· 14
 第一节　铺床技术 ··· 14
 第二节　患者的体位和变换 ·· 19
 第三节　患者的清洁卫生及护理 ·· 23

第三章　心脏导管介入的护理 ··· 28
 第一节　动脉导管未闭的护理 ··· 28
 第二节　房间隔缺损的护理 ·· 32
 第三节　室间隔缺损的护理 ·· 34
 第四节　肺动脉瓣球囊扩张术的护理 ·· 36

第四章　神经与精神疾病的护理 ·· 41
 第一节　短暂性脑缺血发作的护理 ·· 41
 第二节　脑梗死的护理 ·· 43
 第三节　脑出血的护理 ·· 47
 第四节　癫痫的护理 ··· 50

第五章　消化系统疾病的护理 ··· 54
 第一节　胃炎的护理 ··· 54
 第二节　消化性溃疡的护理 ·· 58
 第三节　肠结核的护理 ·· 62
 第四节　溃疡性结肠炎的护理 ··· 65
 第五节　肝硬化的护理 ·· 69

第六章　甲状腺、乳腺外科疾病的护理 ··· 77
 第一节　甲状腺次全切除术的护理 ·· 77
 第二节　甲状腺癌根治术的护理 ·· 79
 第三节　急性乳腺炎的护理 ·· 81
 第四节　乳腺纤维腺瘤的护理 ··· 88

第七章　胃肠外科的护理 ……91
第一节　肠造口护理 ……91
第二节　急性上消化道出血的护理 ……99
第三节　大肠癌护理 ……102

第八章　骨科疾病的护理 ……113
第一节　常见骨科疾病概论 ……113
第二节　骨科常用护理技术 ……119
第三节　常见骨折的护理 ……125
第四节　关节脱位患者的护理 ……134
第五节　骨与关节感染患者的护理 ……138

第九章　妇科疾病的护理 ……147
第一节　妇科常见疾病进展 ……147
第二节　外阴炎的护理 ……149
第三节　阴道炎的护理 ……151
第四节　盆腔炎性疾病的护理 ……159

第十章　产科常见疾病的护理 ……166
第一节　胎盘早剥的护理 ……166
第二节　异位妊娠的护理 ……169
第三节　前置胎盘的护理 ……172
第四节　晚期产后出血的护理 ……175

第十一章　儿科常见疾病的护理 ……178
第一节　小儿传染性疾病的护理 ……178
第二节　小儿急性呼吸道感染的护理 ……188
第三节　小儿急性支气管炎的护理 ……193
第四节　小儿肺炎的护理 ……194
第五节　小儿惊厥的护理 ……198

参考文献 ……203

第一章 临床护理基本操作

第一节 口服给药法

药物经口服后，经胃肠道吸收后，可发挥局部或全身治疗的作用。

一、摆药

（一）药物准备类型

1. 中心药房摆药

目前国内不少医院均设有中心药站，一般设在医院内距离各病区适中的地方，负责全院各病区患者的日间用药。

病区护士每日上午在医生查房后把药盘、长期医嘱单送至中心药站，由药站专人处理医嘱，并进行摆药、核对。口服药摆每日3次量，注射药物按一日总量备齐。然后由病区护士当面核对无误后，取回病区，按规定时间发药。发药前须经另一人核对。

各病区另设一药柜，备有少量常用药、贵重药、针剂等，作为临时应急用。所备的药物须有固定基数，用后及时补充，交接班时按数点清。

2. 病区摆药

由病区护士在病区负责准备自己病区患者的所需药品。

（二）用物

药柜（内有各种药品）、药盘（发药车）、小药卡、药杯、量杯（10~20 mL）、滴管、药匙、纱布或小毛巾、小水壶（内盛温开水）、服药单。

（三）操作方法

1. 准备

洗净双手，戴口罩，备齐用物，依床号顺序将小药卡（床号、姓名）插于药盘上，并放好药杯。

2. 按服药单摆药

一个患者的药摆好后，再摆第2个患者的药，先摆固体药再摆水剂药。

（1）固体药（片、丸、胶囊）：左手持药瓶（标签在外），右手掌心及小指夹住瓶盖，拇指、示指和中指持药匙取药，不可用手取药。

（2）水剂：先将药水摇匀，左手持量杯，拇指指在所需刻度，使与视线处于同一水平，右手持药瓶，标签向上，然后缓缓倒出所需药液。应以药液低面的刻度为准。同时有几种水剂时，应分别倒入不同药杯内。更换药液时，应用温开水冲洗量杯。倒毕，瓶口用湿纱布或小毛巾擦净，然后放回原处。

3. 其他

（1）药液不足1 mL须用滴管吸取计量，1 mL = 15滴。为使药量准确，应滴入已盛好少许冷开水药杯内，或直接滴于面包上或饼干上服用。

（2）患者的个人专用药，应注明床号、姓名、药名、剂量、时间，以防差错。专用药不可借给他人用。

（3）摆完药后，应根据服药单查对1次，再由第2人核对无误后，方可发药。如需磨碎的药，可用乳钵研碎。用清洁巾盖好药盘待发。清洗滴管、乳钵等，清理药柜。

二、发药

（一）用物

温开水、服药单、发药车。

（二）操作方法

1. 准备

发药前先了解患者情况，暂不能服药者，应作交班。

2. 发药查对，督促服药

按规定时间，携服药单送药到患者处，核对服药单及床头牌的床号、姓名，并询问患者姓名，回答与服药本一致后再发药，待患者服下后方可离开。

3. 根据不同药物的特性正确给药

（1）抗生素、磺胺类药物应准时给药，以保持药物在血液中的有效浓度。

（2）健胃、助消化药物宜在饭前或饭间服。对胃黏膜有刺激的药宜在饭后服。

（3）对呼吸道黏膜有安抚作用的保护性镇咳药，服后不宜立即饮水，以免稀释药液降低药效。

（4）某些由肾排出的药物，如磺胺类，尿少时可析出结晶，引起肾小管堵塞，故应鼓励多饮水。

（5）对牙齿有腐蚀作用和使牙齿染色的药物，如铁剂，可用饮水管吸取，服后漱口。

（6）服用强心苷类药物应先测脉率、心率及节律，若脉率低于60次/分或节律不齐时不可服用。

（7）有配伍禁忌的药物，不宜在短时间内先后服用，如呋喃妥因与碳酸氢钠溶液等碱性药液。

（8）催眠药应就寝前服用。

发药完毕，再次与服药单核对一遍，看有无遗漏或差错。药杯集中处理。清洁药盘放回原处。需要时做好记录。

（三）注意事项

（1）严格遵守三查七对制度（操作前、中、后查，核对床号、姓名、药名、浓度、剂量、方法、时间），防止发生差错。

（2）老、弱、小儿及危重患者应协助服药，鼻饲者应先注入少量温开水，后将药物研碎、溶解后由胃管注入，再注入少量温开水冲洗胃管。更换或停止药物，应及时告诉患者。若患者提出疑问，应重新核对清楚后再给患者服下。

（3）发药后，要密切观察服药后效果及有无不良反应，若有反应，应及时与医生联系，给予必要的处理。

第二节　注射给药法

注射给药是将无菌药液或生物制品用无菌注射器注入体内，达到预防、诊断、治疗目的的方法。

一、药液吸取法

1. 从安瓿内吸取药液

将药液集中到安瓿体部，用消毒液消毒安瓿颈部及砂轮，在安瓿颈部划一踞痕，重新消毒安瓿颈部，拭去碎屑，掰断安瓿。将针尖斜面向下放入安瓿内的液面下，手持活塞柄抽动活塞吸取所需药量。抽吸毕将针头套上空安瓿或针帽备用。

2. 从密封瓶内吸取药液

除去铝盖的中央部分并消毒密封瓶的瓶塞，待干。往瓶内注入与所需药液等量的空气（以增加瓶内压力，避免瓶内负压，无法吸取），倒转密封瓶及注射器，使针尖斜面在液面下，轻拉活塞柄吸取药液至所需量，再以示指固定针栓，拔出针头，套上针帽备用。

若密闭瓶或安瓿内系粉剂或结晶时，应先注入所需量的溶剂，使药物溶化，然后吸取药液。黏稠药液如油剂可先加温（遇热变质的药物除外），或将药瓶用双手搓后再抽吸，混悬液应摇匀后再抽吸。

3. 注射器内空气驱出术

一手指固定于针栓上，拇指、中指扶持注射器，针头垂直向上，一手抽动活塞柄吸入少量空气，然后摆动针筒，并使气泡聚集于针头口，稍推动活塞将气泡驱出。若针头偏于一侧，则驱气时应使针头朝上倾斜，使气泡集中于针头根部，如上法驱出气泡。

二、皮内注射法

皮内注射法是将少量药液注入表皮与真皮之间的方法。

（一）目的

（1）各种药物过敏试验。

（2）预防接种。

（3）局部麻醉。

（二）用物

（1）注射盘或治疗盘内盛2%碘酊、75%乙醇、无菌镊、砂轮、无菌棉签、开瓶器、弯盘。

（2）1 mL注射器、$4\frac{1}{2}$号针头，药液按医嘱。药物过敏试验还需备急救药盒。

（三）注射部位

（1）药物过敏试验在前臂掌侧中、下段。

（2）预防接种常选三角肌下缘。

（四）操作方法

（1）评估：了解患者的病情、合作程度、对皮内注射的认识水平和心理反应，过敏试验还需了解患者的"三史"（过敏史、用药史、家族史）；介绍皮内注射的目的、过程，取得患者配合；评估注射部位组织状态（皮肤颜色、有无皮疹、感染及皮肤划痕阳性）。

（2）准备用物：并按医嘱查对后抽好药液，放入铺有无菌巾的治疗盘内，携物品至患者处，再次核对。

（3）助患者取坐位或卧位，选择注射部位，以75%乙醇消毒皮肤、待干。乙醇过敏者用生理盐水清洁皮肤。

（4）排尽注射器内空气，示指和拇指绷紧注射部位皮肤，右手持注射器，针尖斜面向上，与皮肤呈5°刺入皮内，放平注射器，平行将针尖斜面全部进入皮内，左手拇指固定针栓，右手快速推注药液0.1 mL。也可右手持注射器左手推注药液，使局部可见半球形隆起的皮丘，皮肤变白，毛孔变大。

（5）注射毕，快速拔出针头，核对后交代患者注意事项。

（6）清理用物，按时观察结果并正确记录。

（五）注意事项

（1）忌用碘酊消毒皮肤，并避免用力反复涂擦。

（2）注射后不可用力按揉，以免影响结果观察。

三、皮下注射法

皮下注射法是将少量药液注入皮下组织的方法。

（一）目的

（1）需迅速达到药效和不能或不宜口服时采用。

（2）局部供药，如局部麻醉用药。

（3）预防接种，如各种疫苗的预防接种。

（二）用物

注射盘，1~2 mL 注射器，5~6 号针头，药液按医嘱准备。

（三）注射部位

上臂三角肌下缘、上臂外侧、股外侧、腹部、后背、前臂内侧中段。

（四）操作方法

（1）评估患者的病情、合作程度、对皮下注射的认识水平和心理反应；介绍皮下注射的目的、过程，取得患者配合；评估注射部位组织状态。

（2）准备用物，并按医嘱查对后抽好药液，放入铺有无菌巾的治疗盘内，携物品至患者处，再次核对。

（3）助患者取坐位或卧位，选择注射部位，皮肤做常规消毒（2% 碘酊以注射点为中心，呈螺旋形向外涂擦，直径在 5 cm 以上，待干，然后用 75% 乙醇以同法脱碘 2 次，待干）或安尔碘消毒。

（4）持注射器排尽空气。

（5）左手示指与拇指绷紧皮肤，右手持注射器、示指固定针栓，针尖斜面向上，与皮肤呈 30°~40°，过瘦者可捏起注射部位皮肤，快速刺入针头 2/3，左手抽动活塞观察无回血后缓缓推注药液。

（6）推完药液，用干棉签放于针刺处，快速拔出针后，轻轻按压。

（7）核对后助患者取舒适卧位，整理床单位，清理用物，必要时记录。

（五）注意事项

（1）持针时，右手示指固定针栓，切勿触及针梗，以免污染。

（2）针头刺入角度不宜超过 45°，以免刺入肌层。

（3）对皮肤有刺激作用的药物，一般不作皮下注射。

（4）少于 1 mL 药液时，必须用 1 mL 注射器，以保证注入药量准确无误。

（5）需经常做皮下注射者，应建立轮流交替注射部位的计划，以达到在有限的注射部位吸收最大药量的效果。

四、肌内注射法

肌内注射法是将少量药液注入肌肉组织的方法。

（一）目的

（1）给予需在一定时间内产生药效，而不能或不宜口服的药物。

（2）药物不宜或不能静脉注射，要求比皮下注射更迅速发生疗效时采用。

（3）注射刺激性较强或药量较大的药物。

（二）用物

注射盘，2~5 mL 注射器，6~7 号针头，药液按医嘱准备。

（三）注射部位

一般选择肌肉较丰厚、离大神经和血管较远的部位，其中以臀大肌、臀中肌、臀小肌最为常用，其次为股外侧肌及上臂三角肌。

1. 臀大肌内注射射区定位法

（1）十字法：从臀裂顶点向左或向右侧画一水平线，然后从该侧髂嵴最高点做一垂直线，将臀部分为 4 个象限，选其外上象限并避开内角（内角定位：髂后上棘至大转子连线）即为注射区。

（2）连线法：取髂前上棘和尾骨连线的外上 1/3 处为注射部位。

2. 臀中肌、臀小肌内注射射区定位法

（1）构角法：以示指尖与中指尖分别置于髂前上棘和髂嵴下缘处，由髂嵴、示指、中指所构成的三角区内为注射部位。

（2）三指法：髂前上棘外侧三横指处（以患者的手指宽度为标准）。

（3）股外侧肌内注射射区定位法：在大腿中段外侧，膝上 10 cm，髋关节下 10 cm 处，宽约 7.5 cm。

此处大血管、神经干很少通过，范围较大，适用于多次注射或2岁以下婴幼儿注射。

（4）上臂三角肌内注射射区定位法：上臂外侧、肩峰下2~3横指处。此处肌肉不如臀部丰厚，只能做小剂量注射。

（四）患者体位

为使患者的注射部位肌肉松弛，应尽量使患者体位舒适。

（1）侧卧位 下腿稍屈膝，上腿伸直。

（2）俯卧位 足尖相对，足跟分开。

（3）仰卧位 适用于病情危重不能翻身的患者。

（4）坐位 座位稍高，便于操作。非注射侧臀部坐于座位上，注射侧腿伸直。一般多为门诊患者所取。

（五）操作方法

（1）评估患者的病情、合作程度、对肌内注射的认识水平和心理反应；介绍肌内注射的目的、过程，取得患者配合；评估注射部位组织状态。

（2）准备用物，并按医嘱查对后抽好药液，放入铺有无菌巾的治疗盘内，携物品至患者处，再次核对。

（3）协助患者取合适卧位，选择注射部位，常规消毒或安尔碘消毒注射部位皮肤。

（4）排气，左手拇指、示指分开并绷紧皮肤，右手执笔式持注射器，中指固定针栓，用前臂带动腕部的力量，将针头迅速垂直刺入肌内，一般刺入2.5~3 cm，过瘦者或小儿酌减，固定针头。

（5）松左手，抽动活塞，观察无回血后，缓慢推药液。如有回血，酌情处理，可拔出或进针少许再试抽，无回血方可推药。推药同时注意观察患者的表情及反应。

（6）注射毕，用干棉签放于针刺处，快速拔针并按压。

（7）核对后协助患者穿好衣裤，安置舒适卧位，整理床单位。清理用物，必要时做记录。

（六）Z径路注射法和留置气泡技术

1. Z径路注射法

注射前以左手示指、中指和环指使待注射部位皮肤及皮下组织朝同一方向侧移（皮肤侧移1~2 cm），绷紧固定局部皮肤，维持到拔针后，迅速松开左手，此时位移的皮肤和皮下组织位置复原，原先垂直的针刺通道随即变成Z形，该方法可将药液封闭在肌肉组织内而不易回渗，利于吸收，减少硬结的发生，尤其适用于老年人等特殊人群，以及刺激性大、难吸收药物的肌内注射。

2. 留置气泡技术

方法为用注射器抽吸适量药液后，再吸入0.2~0.3 mL的空气。注射时，气泡在上，当全部药液注入后，再注入空气。其方法优点：将药物全部注入肌肉组织而不留在注射器无效腔中（每种注射器的无效腔量不一，范围从0.07~0.3 mL），以保证药量的准确；同时可防止拔针时，药液渗入皮下组织引起刺激，产生疼痛，并可将药液限制在注射肌肉局部而利于组织的吸收。

（七）注意事项

（1）切勿将针梗全部刺入，以防从根部衔接处折断。万一折断，应保持局部与肢体不动，速用止血钳夹住断端取出。若全部埋入肌肉内，即请外科医生诊治。

（2）臀部注射，部位要选择正确，偏内下方易伤及神经、血管，偏外上方易刺及髂骨，引起剧痛及断针。

（3）推药液时必须固定针栓，推速要慢，同时注意患者的表情及反应。如系油剂药液更应持牢针栓，以防用力过大针栓与乳头脱开，药液外溢；若为混悬剂，进针前要摇匀药液，进针后持牢针栓，快速推药，以免药液沉淀造成堵塞或因用力过猛使药液外溢。

（4）需长期注射者，应经常更换注射部位，并用细长针头，以避免或减少硬结的发生。若一旦发生硬结，可采用理疗、热敷或外敷活血化瘀的中药如蒲公英、金黄散等。

（5）2岁以下婴幼儿不宜在臀大肌处注射，因幼儿尚未能独立行走，其臀部肌肉一般发育不好，有可能伤及坐骨神经，应选臀中肌、臀小肌或股外侧肌内注射。

（6）两种药液同时注射又无配伍禁忌时，常采用分层注射法。当第一针药液注射完，随即拧下针筒，接上第二副注射器，并将针头拔出少许后向另一方向刺入，试抽无回血后，即可缓慢推药。

五、静脉注射法

（一）目的
（1）药物不宜口服、皮下或肌内注射时，需要迅速发生疗效者。
（2）做诊断性检查，由静脉注入药物，如肝、肾、胆囊等检查需注射造影剂或染料等。

（二）用物
注射盘、注射器（根据药量准备）、7~9号针头或头皮针头、止血带、胶布，药液按医嘱准备。

（三）注射部位
1. 四肢浅静脉

肘部的贵要静脉、正中静脉、头静脉，腕部、手背及踝部或足背浅静脉等。

2. 小儿头皮静脉

额静脉、颞静脉等。

3. 股静脉

位于股三角区股鞘内，股神经和股动脉内侧。

（四）操作方法
1. 四肢浅表静脉注射术

（1）评估患者的病情、合作程度、对静脉注射的认识水平和心理反应；介绍静脉注射的目的、过程，取得患者配合；评估注射部位组织状态。

（2）准备用物，并按医嘱查对后抽好药液，放入铺有无菌巾的治疗盘内，携物品至患者处，再次核对。

（3）选静脉，在注射部位上方6 cm处扎止血带，止血带末端向上。皮肤常规消毒或安尔碘消毒，同时嘱患者握拳，使静脉显露。备胶布2~3条。

（4）注射器接上头皮针头，排尽空气，在注射部位下方，绷紧静脉下端皮肤并使其固定。右手持针头使其针尖斜面向上，与皮肤呈15°~30°，由静脉上方或侧方刺入皮下，再沿静脉走向刺入静脉，见回血后将针头与静脉的角度调整好，顺静脉走向推进0.5~1 cm后固定。

（5）松止血带，嘱患者松拳，用胶布固定针头。若采血标本者，则止血带不放松，直接抽取血标本所需量，也不必胶布固定。

（6）推完药液，以干棉签放于穿刺点上方，快速拔出针头后按压片刻，无出血为止。

（7）核对后安置舒适卧位，整理床单位。清理用物，必要时做记录。

2. 股静脉注射术

常用于急救时加压输液、输血或采集血标本。

（1）评估、查对、备药同四肢静脉注射。

（2）患者仰卧，下肢伸直略外展（小儿应有人协助固定），局部常规消毒或安尔碘消毒皮肤，同时消毒术者左手示指和中指。

（3）于股三角区扪股动脉搏动最明显处，予以固定。

（4）右手持注射器，排尽空气，在腹股沟韧带下一横指、股动脉搏动内侧0.5 cm垂直或呈45°刺入，抽动活塞见暗红色回血，提示已进入股静脉，固定针头，根据需要推注药液或采集血标本。

（5）注射或采血毕，拔出针头，用无菌纱布加压止血3~5分钟，以防出血或形成血肿。

（6）核对后安置舒适卧位，整理床单位。清理用物，必要时做记录，血标本则及时送检。

（五）注意事项
（1）严格执行无菌操作原则，防止感染。

（2）穿刺时务必沉着，切勿乱刺。一旦出现血肿，应立即拔出，按压局部，另选它处注射。

（3）注射时应选粗直、弹性好、不易滑动而易固定的静脉，并避开关节及静脉瓣。

（4）需长期静脉给药者，为保护静脉，应有计划地由小到大，由远心端到近心端选血管进行注射。

（5）对组织有强烈刺激的药物，最好用一副等渗生理盐水注射器先行试穿，证实针头确在血管内后，再换注射器推药。在推注过程中，应试抽有无回血，检查针梗是否仍在血管内，经常听取患者的主诉，观察局部体征，如局部疼痛、肿胀或无回血时，表示针梗脱出静脉，应立即拔出，更换部位重新注射，以免药液外溢而致组织坏死。

（6）药液推注的速度，根据患者的年龄、病情及药物的性质而定，并随时听取患者的主诉和观察病情变化，以便调节。

（7）股静脉穿刺时，若抽出鲜红色血，提示穿入股动脉，应立即拔出针头，压迫穿刺点5~10分钟，直至无出血为止。一旦穿刺失败，切勿再穿刺，以免引起血肿，有出血倾向的患者，忌用此法。

（六）特殊患者静脉穿刺法

1. 肥胖患者

静脉较深，不明显，但较固定不滑动，可摸准后再行穿刺。

2. 消瘦患者

皮下脂肪少，静脉较滑动，穿刺时须固定静脉上下端。

3. 水肿患者

可按静脉走向的解剖位置，用手指压迫局部，以暂时驱散皮下水分，显露静脉后再穿刺。

4. 脱水患者

静脉塌陷，可局部热敷、按摩，待血管扩张显露后再穿刺。

六、动脉注射法

（一）目的

（1）采集动脉血标本。

（2）施行某些特殊检查，注入造影剂，如脑血管检查。

（3）施行某些治疗，如注射抗癌药物作区域性化疗。

（4）抢救重度休克，经动脉加压输液，以迅速增加有效血容量。

（二）用物

（1）注射盘、注射器（按需准备）7~9号针头、无菌纱布、无菌手套、药液按医嘱准备。

（2）若采集血标本需另备标本容器、无菌软塞，必要时还需备酒精灯和火柴。一些检查或造影根据需要准备用物和药液。

（三）注射部位

选择动脉搏动最明显处穿刺。采集血标本常用桡动脉、股动脉。区域性化疗时，应根据患者治疗需要选择，一般头面部疾病选用颈总动脉，上肢疾病选用锁骨下动脉或肱动脉，下肢疾病选用股动脉。

（四）操作方法

（1）评估患者的病情、合作程度、对动脉注射的认识水平和心理反应；介绍动脉注射的目的、过程，取得患者配合；评估注射部位组织状态。

（2）准备用物，并按医嘱查对后抽好药液，放入铺有无菌巾的治疗盘内，携物品至患者处，再次核对。

（3）选择注射部位，协助患者取适当卧位，消毒局部皮肤，待干。

（4）戴手套或消毒左手示指和中指，在已消毒范围内摸到欲穿刺动脉的搏动最明显处，固定于两指之间。

（5）右手持注射器，在两指间垂直或与动脉走向呈40°刺入动脉，见有鲜红色回血，右手固定穿刺针的方向及深度，左手以最快的速度注入药液或采血。

（6）操作完毕，迅速拔出针头，局部加压止血5~10分钟。

（7）核对后安置患者舒适卧位，整理床单位。清理用物，必要时做记录，如有血标本则及时送检。

（五）注意事项

（1）采血标本时，需先用1∶500的肝素稀释液湿润注射器管腔。

（2）采血进行血气分析时，针头拔出后立即刺入软塞以隔绝空气，并用手搓动注射器使血液与抗凝剂混匀，避免凝血。

第三节　外周静脉通路的建立与维护

一、外周留置针的置入

（1）经双人核对医嘱，对患者进行评估，告知患者用药的要求，征得同意后，开始评估血管，血管选择应首选粗直弹性好的前臂静脉，注意避开关节。

（2）按七步法洗手、戴口罩。按静脉输液，进行物品准备，包括利器盒、6 cm×7 cm透明贴膜、无菌贴膜、清洁手套、22~24 G留置针，要注意观察准备用物的质量有效期。

（3）将用物推至床边，经医患双向核对、协助患者取舒适体位。再次选择前臂显露好，容易固定的静脉。

（4）核对液体后，开始排气排液，连接头皮针时，要将头皮针针尖插入留置针肝素帽前端，进行垂直排气，待肝素帽液体注满后再将头皮针全部刺入，回挂于输液架，准备无菌透明敷料。

（5）用含碘消毒剂，以穿刺点为中心进行螺旋式、由内向外皮肤消毒3次，消毒范围应大于固定敷料尺寸。

（6）将止血带扎于穿刺点上方10 cm处。戴清洁手套。再次排气，双向核对，调松套管及针芯。

（7）穿刺时，将针头斜面向上，一手的拇指、示指夹住两翼，以血管上方15°~30°进针，见到回血后，压低穿刺角度，再往前进0.2 cm，注意进针速度要慢，一手将软管全部送入，拔出针芯，要注意勿将已抽出的针芯，再次插入套管内。

（8）穿刺后要及时松止血带、松拳、松调节器。

（9）以穿刺点为中心，无张力方法粘贴透明敷料，要保证穿刺点在敷料中央。脱手套，在粘贴条上注明穿刺的时间和姓名，然后覆盖于白色隔离塞，脱去手套，用输液贴以U形方法固定延长管。

（10）调节滴速，填写输液卡。核对并告知患者注意事项。

二、外周静脉留置针封管

（1）按七步法洗手、戴口罩。

（2）准备治疗盘：无菌盘内备有3~4 mL肝素稀释液、无菌透明敷料（贴膜）、棉签、含碘消毒液、弯盘。

（3）显露穿刺部位，关闭调节器。

（4）分离头皮针与输液导管后，用肝素稀释液以脉冲式方法冲管，当剩至1 mL时，快速注入，夹闭留置针，拔出针头。用输液贴以U形方法固定延长管。

（5）整理床单位，取下输液软袋及导管按要求进行处理。

三、外周静脉留置针置管后再次输液

（1）经双人核对医嘱后，按照七步法洗手、戴口罩。准备用物，包括75%乙醇、小纱布、输液贴、头皮针、输入液体、弯盘。

（2）查对床号姓名，对患者说明操作目的、观察穿刺局部，查对液体与治疗单，排气排液。

（3）揭开无菌透明敷料、反垫于肝素帽下，用75%乙醇棉球（棉片）摩擦消毒接口持续10秒（来

回摩擦10遍）。

（4）再次排气排液后，将头皮针插入肝素帽内，打开留置针及输液调节器，无菌透明敷料固定肝素帽、头皮针导管。

（5）调节滴速，填写输液卡。整理好患者衣被，整理用物并做好观察记录。

四、外周静脉留置针拔管

（1）按七步法洗手后，准备治疗盘，内装：棉签、无菌透明敷料、含碘消毒液、弯盘。

（2）显露穿刺部位，去除固定肝素帽的无菌透明敷料，轻轻地将透明敷料边缘搓起，以零角度揭开敷料，用含碘消毒液消毒穿刺点2遍。

（3）用干棉签按压局部，拔出留置针，无渗血后用输液贴覆盖穿刺点。

（4）整理床单位并做好拔管记录。

第四节　中心静脉通路的建立与维护

一、中心静脉穿刺置管术

中心静脉置管术是监测中心静脉压（CVP）及建立有效输液给药途径的方法，主要是经颈内静脉或锁骨下静脉穿刺，将静脉导管插到上腔静脉，用于危重患者抢救、休克患者、大手术患者、静脉内营养、周围静脉穿刺困难、需要长期输液及使需经静脉输入高渗溶液或强酸强碱类药物者。局部皮肤破损、感染，有出血倾向者是其禁忌证。

（一）锁骨下静脉穿刺

锁骨下静脉是腋静脉的延续，起于第一肋骨的外侧缘，成年人长3～4 cm。

1. 选择穿刺点

锁骨上路、锁骨下路。后者临床常用。

2. 穿刺部位

为锁骨下方胸壁，该处较为平坦，可进行满意的消毒准备，穿刺导管易于固定，敷料不易跨越关节，易于清洁和更换；不影响患者颈部和上肢的活动，利于置管后护理。

3. 置管操作步骤

以右侧锁骨下路穿刺点为例。

（1）穿刺点为锁骨与第一肋骨相交处，即锁骨中1/3段与外1/3交界处，锁骨下缘1～2 cm处，也可由锁骨中点附近进行穿刺。

（2）体位：平卧位，去枕、头后仰，头转向穿刺对侧，必要时肩后垫高，头低位15°～30°，以提高静脉压使静脉充盈。

（3）严格遵循无菌操作原则，局部皮肤常规消毒后铺无菌巾。

（4）局部麻醉后用注射器细针做试探性穿刺，使针头与皮肤呈30°～45°向内向上穿刺，针头保持朝向胸骨上窝的方向，紧靠锁骨内下缘徐徐推进，可避免穿破胸膜及肺组织，边进针边抽动针筒使管内形成负压，一般进针4 cm可抽到回血。若进针4～5 cm仍见不到回血，不要再向前推进以免误伤锁骨下动脉，应慢慢向后退针并边退边抽回血，在撤针过程中仍无回血，可将针尖撤至皮下后改变进针方向，使针尖指向甲状软骨，以同样的方法徐徐进针。

（5）试穿确定锁骨下静脉的位置后，即可换用导针穿刺置管，导针穿刺方向与试探性穿刺相同，一旦进入锁骨下静脉位置，即可抽得大量回血，此时再轻轻推进0.1～0.2 cm，使导针的整个斜面在静脉腔内，并保持斜面向下，以利导管或导丝推进。

（6）让患者吸气后屏气，取下注射器，以一只手固定导针并以手指轻抵针尾插孔，以免发生气栓或失血，将导管或导丝自导针尾部插孔缓缓送入，使管腔达上腔静脉，退出导针。如用导丝，则将导管引入中心静脉后再退出导丝。

（7）抽吸与导管相连接的注射器，如回血通畅说明管端位于静脉内。

（8）取下输液器，将导管与输液器连接，先滴入少量等渗液体。

（9）妥善固定导管，无菌透明敷料覆盖穿刺部位。

（10）导管放置后需常规行 X 线检查，以确定导管的位置。插管深度，左侧不宜超过 15 cm，右侧不宜超过 12 cm，已能进入上腔静脉为宜。

（二）颈内静脉穿刺

颈内静脉起源于颅底，上部位于胸锁乳突肌的前缘内侧；中部位于胸锁乳突肌锁骨头前缘的下面和颈总动脉的后外侧；下行至胸锁关节处与锁骨下静脉汇合成无名静脉，继续下行与对侧的无名静脉汇合成上腔静脉进入右心房。

1. 选择穿刺点部位

颈内静脉穿刺的进针点和方向，根据颈内静脉与胸锁乳突肌的关系，分为前路、中路、后路 3 种。

2. 置管操作步骤

（1）以右侧颈内中路穿刺点为例，确定穿刺点位置，锁骨与胸锁乳突肌的锁骨头和胸骨头所形成的三角区的顶点，颈内静脉正好位于此三角区的中心位置，该点距锁骨上缘 3～5 cm。

（2）体位：患者平卧，去枕，头后仰，头转向穿刺对侧，必要时肩后垫一薄枕，头低位 15°～30° 使颈部充分外展。

（3）严格遵循无菌操作原则，局部皮肤常规消毒后铺无菌巾。

（4）局部麻醉后用注射器细针做试探性穿刺，使针头与皮肤呈 30°，与中线平行直接指向足端。进针深度一般为 3.5～4.5 cm，以进针深度不超过锁骨为宜。边进针边抽回血，抽到静脉血即表示针尖位于颈内静脉。如穿入较深，针已对穿颈静脉，则可慢慢退出，边退针边回抽，抽到静脉血后，减少穿刺针与额平面的角度（约 30°）。

（5）确定颈内静脉的位置后，即可换用导针穿刺置管，导针穿刺方向与试探性穿刺相同。当导针针尖到达颈静脉时旋转取下注射器，从穿刺针内插入引导钢丝，插入时不能遇到阻力。有阻力时应调整穿刺位置，包括角度、斜面方向和深浅等。插入导丝后退出穿刺针，压迫穿刺点同时擦净钢丝上的血迹。需要静脉扩张器的导管，可插入静脉扩张器扩张皮下或静脉。将导管套在引导钢丝外面，导管尖端接近穿刺点，引导钢丝必须伸出导管尾端，用手抓住，右手将导管与钢丝一起部分插入，待导管进入颈静脉后，边退钢丝、边插导管。一般成年人从穿刺点到上腔静脉右心房开口处约 10 cm，退出钢丝。

（6）抽吸与导管相连接的注射器，如回血通畅说明管端位于静脉内。

（7）用生理盐水冲洗导管后即可接上输液器或 CVP 测压装置进行输液或测压。

（8）妥善固定导管，用无菌透明敷料（贴膜）覆盖穿刺部位。

二、外周静脉置入中心静脉导管

外周静脉置入中心静脉导管，是指经外周静脉穿刺置入的中心静脉导管，其导管尖端的最佳位置在上腔静脉的下 1/3 处，临床上常用于 7 天以上的中期和长期静脉输液治疗，或需要静脉输注高渗性、有刺激性药物的患者，导管留置时间可长达 1 年。

（一）置管操作步骤

（1）操作前，要先经双人核对医嘱。再对患者进行穿刺前的解释工作，得到患者的理解配合。

（2）对患者的穿刺部位静脉和全身情况进行评估。血管选择的标准：在患者肘关节处，取粗而直，静脉瓣少的贵要静脉、正中静脉或头静脉，要注意避开穿刺周围有皮肤红肿、硬结、皮疹和感染的情况。当血管选择好以后，要再次向患者告知穿刺时可能发生的情况，以及穿刺配合事项，经同意，签署知情同意书。

（3）操作前，要按照七步法进行洗手、戴口罩。准备用物具体包括：治疗盘内装有 75% 乙醇、含碘消毒液、生理盐水 100 mL、利多卡因 1 支。治疗盘外装有三向瓣膜 PICC 穿刺导管套件 1 个、PICC 穿刺包（穿刺包内装有测量尺1把、无菌衣1套、无粉手套2副、棉球6个、镊子2~3把、止血带1条、大单1条、治疗巾2块、洞巾1块、20 mL空针2副、5 mL空针1副、1 mL空针1副、大纱布3块、小纱布2块、剪刀1把、10 cm×12 cm无菌透明敷料1张）、免洗手消毒液。

（4）查对患者床号与姓名，嘱患者身体移向对侧床边，打开PICC穿刺包，手臂外展与身体呈90°，拉开患者袖管，测量置管的长度与臂围（具体测量方法是：从穿刺点沿静脉走行，到右胸锁关节，再向下至第3肋间，为置入导管的长度。）。接着，在肘横纹上10 cm处，绕上臂一圈，测出臂围值，做好测量的记录。

（5）戴无菌手套，取出无菌巾垫于穿刺手臂下方，助手协助倒消毒液。消毒皮肤要求是先用乙醇棉球，以穿刺点为中心，进行螺旋式摩擦消毒，范围为直径≥10 cm，当去除皮肤油脂后，再用碘剂以同样的方法，顺时针方向与逆时针方向分别交叉，重复两次进行消毒。建立无菌屏障。铺治疗巾，将止血带放于手臂下方，为扩大无菌区域，还应铺垫大单，铺洞巾。

（6）穿无菌衣、更换无粉手套，先抽取20 mL生理盐水2次，再用2 mL，最后用1 mL注射器抽取利多卡因0.5 mL。打开PICC穿刺导管套件。用生理盐水预冲导管，用拇指和示指轻轻揉搓瓣膜，以确定导管的完整性。再分别预冲连接器、减压套筒、肝素帽和导管外部，最后，将导管浸入生理盐水中充分润滑导管，以减少对血管的刺激。打开穿刺针，去除活塞，将穿刺针连接5 mL注射器。

（7）扎止血带，并嘱患者握拳，在穿刺点下方，皮下注射利多卡因呈皮球状，进行局部麻醉。静脉穿刺时，一手固定皮肤，另一手持针以进针角度呈15°~30°的方向进行穿刺。见到回血后，保持穿刺针与血管的平行，继续向前推进1~2 mm，然后，保持针芯位置，将插管鞘单独向前推进，要注意避免推进钢针，造成血管壁的穿透。

（8）松开止血带，嘱患者松拳，以左手拇指与示指固定插管鞘，中指压住插管鞘末端处血管，防止出血，接着，从插管鞘内撤出穿刺针。一手固定插管鞘，另一手将导管自插管鞘内缓慢、匀速地以2 cm的长度推进。当插入20 cm左右时，嘱患者头侧向穿刺方，转头并低头，以确保穿刺导管的通畅。在送管过程中，左手的中指要轻压血管鞘末端，以防出血。当导管置入预定的长度时，在插管鞘远端，用纱布加压止血并固定导管。将插管鞘从血管内撤出，连接注射器抽回血，冲洗导管。双手分离导管与导丝衔接处，一手按压穿刺点并固定导管，另一手将导丝以每次3~5 cm的长度，以均匀的速度轻轻抽出，然后撤出插管鞘。当确认预定的置入长度后，在体外预留5~6 cm，以便于安装连接器。

（9）修剪导管长度，注意勿剪除毛茬，安装连接器。先将减压套筒套到导管上，将导管连接到连接器翼形部分的金属柄上，使导管完全平整地套住金属柄，再将翼形部分的倒钩和减压套筒上的沟槽对齐锁定，最后，轻轻牵拉导管以确保连接器和导管完全锁定。用生理盐水，以脉冲式方法进行冲管，当推至所剩1 mL液体时，迅速推入生理盐水，连接肝素帽。

（10）导管的固定，是将距离穿刺点0.5~1 cm处的导管安装在固定翼的槽沟内。在穿刺点上方，放置一块小纱布吸收渗血，使导管呈弧形，用胶带固定接头，撤出洞巾，再用无菌透明敷料固定导管，要注意无菌透明敷料下缘与胶带下缘平齐。用第2条胶带，以蝶形交叉固定于贴膜上，用第3条胶带，压在第2条胶带上，将签有穿刺时间与患者姓名的胶带固定于第3条胶带上。用小纱布或输液贴，包裹导管末端，固定在皮肤上。为保护导管以防渗血，用弹力管状绷带加压包扎穿刺处。

（11）向患者交代注意事项。整理用物并洗手。摄胸部X线片，以确定导管末端的位置，应在上腔静脉下1/3处。

（12）最后在病历上填写置管情况并签名。

（二）PICC置管后输液

（1）输液前，要先进行双人核对医嘱和治疗单，按照七步洗手法进行洗手、戴口罩。准备治疗盘，盘内装有：乙醇棉片、无菌贴膜、已经连有头皮针的含20 mL生理盐水的注射器、预输入的液体、弯盘、治疗单，以及免洗手消毒液。

（2）进入病房先查对床号姓名，并与患者说明操作的目的，观察穿刺部位，必要时测量臂围。

（3）查对液体与治疗单，常规排气、排液。揭开输液无菌透明敷料反垫于肝素帽下。用75%乙醇棉球，擦拭消毒接口约10秒钟。再接入头皮针，抽回血，确定导管在血管腔内后，以脉冲式方法冲洗导管，当推至所剩液体为1 mL时，快速推入。

（4）分离注射器，连接输液导管，松调节器。最后，用无菌透明敷料固定肝素帽和头皮针，在固定头皮针时，固定完毕后，整理患者衣被，调节滴数，交代注意事项并做好记录。

（三）PICC冲洗与正压封管

为了预防导管堵塞，保持长期使用，给药前、后，使用血液制品，静脉采血后应冲管。休疗期应每周冲洗1次并正压封管。

（1）用六步法洗手、戴口罩。

（2）准备治疗盘，内装贴膜、含10~20 mL生理盐水注射器1副、弯盘。

（3）经查对床号姓名，观察穿刺部位，关闭输液调节器。

（4）揭开输液无菌透明敷料反垫于肝素帽下分离输液导管与头皮针，接10~20 mL生理盐水注射器，以脉冲式方法冲洗导管。推至最后1 mL时，进行正压封管。具体方法是：将头皮针尖斜面退至肝素帽末端，待生理盐水全部推入后，拔出头皮针，用无菌透明敷料固定肝素帽。

（5）整理患者衣被，做好观察记录。

（四）PICC维护操作

为保证外周中心静脉导管的正常使用，应保证每天对患者进行消毒维护。

（1）要按七步洗手法进行洗手、戴口罩。

（2）准备用物：治疗盘内装有石油烷、免洗手消毒液、棉签、皮尺、胶布、肝素帽、头皮针连接预冲注射器、弯盘、PICC维护包（包内装有无菌手套2副、75%乙醇、碘附棉棒各3根、乙醇棉片3块、小纱布1块、10 cm×12 cm高潮气通透贴膜1张、胶带4条）。

（3）查对床号和姓名，与患者说明导管维护的目的。观察穿刺部位情况，必要时测量臂围。

（4）揭敷料时，要注意由下往上揭，以防带出导管，同时，还要避免直接接触导管。消毒双手，用石油烷擦除胶布痕迹。

（5）戴无菌手套：用消毒棉片消毒固定翼10秒钟。用75%的乙醇棉棒，去除穿刺点直径约1 cm以外的胶胨，再用碘附棉棒，以穿刺点为中心进行皮肤消毒3次，消毒范围应大于无菌透明敷料范围，包括消毒导管。预冲肝素帽，去除原有肝素帽，用75%乙醇棉片，擦拭导管末端。

（6）将注满生理盐水的肝素帽连接导管，用生理盐水，以脉冲式方法进行冲管，当冲至剩1 mL液体时，将头皮针拔出，使针尖位于肝素帽内，快速推入，然后拔出头皮针。

（7）更换无菌手套，安装固定翼，随后，将导管呈弧形进行胶带固定接头。用透明敷料固定导管，固定时，要保证贴膜下缘与胶带下缘平齐，第2条胶带以蝶形交叉固定于无菌透明敷料上，第3条胶带压在第2条胶带上，第4条签上姓名与时间后固定于第3条胶带上。用无菌小纱布包裹导管末端，用胶带固定于皮肤，做好维护记录。

三、植入式输液港建立与维护

（一）操作前准备

1. 置管部位的选择

置管部位的选择要综合比较其他发生机械性并发症、导管相关性血流感染的可能性。置管部位会影响发生继发导管相关性血流感染和静脉炎的危险度。置管部位皮肤菌群的密度是造成CRBSI的一个主要危险因素。由经过培训的医生依不同的治疗方式和患者体型来选输液港植入的途径：大静脉植入、大动脉植入、腹腔内植入，输液座放于皮下。输液港导管常用的植入部位主要为颈内静脉与锁骨下静脉。非随机实验证实了颈内静脉置管发生相关性感染的危险率高。研究分析显示，床旁超声定位的锁骨下静脉置管与其他部位相比，可以显著降低机械性并发症。对于成年患者，锁骨下静脉对控制感染来说是首选部位。当然，在选择部位时其他的一些因素也应该考虑。目前临床应用较多的是锁骨下静脉，实际植入的位置要根据患者的个体差异决定。植入位置解剖结构应该能保证注射座稳定，不会受到患者活动的影响，不会产生局部压力升高或受穿衣服的影响，注射座隔膜上方的皮下组织厚度在 0.5 ~ 2 cm 为适宜厚度。

2. 经皮穿刺导管植入点选择

自锁骨中外 1/3 处进入锁骨下静脉，然后进入胸腔内血管。

（二）输液港的选择

由医生依不同的治疗方式和患者体型做出选择。标准型及急救凹形输液港适用于不同体型的成年人及儿童患者。双腔输液港适用于同时输入不兼容的药物。术中连接式导管可于植入时根据需要决定静脉导管长度。

输液港种类有多种选择：①单腔末端开口式导管输液港或单腔三向瓣膜式导管输液港；②小型单腔末端开口式导管输液港或小型单腔式三向瓣膜式导管输液港；③双腔末端开口式导管输液港或双腔三向瓣膜式导管输液港。

输液港附件——无损伤针的选择：①蝶翼针输液套件适用于连续静脉输注；②直形及弯形无损伤针适用于一次性静脉输注。

（三）穿刺输液操作步骤

（1）向患者说明操作过程并做好解释工作。

（2）观察穿刺点和局部皮肤有无红、肿、热、痛等炎性反应，若有应随时更换敷料或暂停使用。

（3）消毒剂及消毒方法：先用乙醇棉球清洁脱脂，向外用螺旋方式涂擦，其半径 10 ~ 12 cm。以输液港为圆心，再用碘附棉球消毒 3 遍。

（4）穿刺输液港：触诊定位穿刺隔，一手找到输液港注射座的位置，拇指与示指、中指呈三角形，将输液港拱起；另一手持无损伤针自三指中心处垂直刺入穿刺隔，直达储液槽基座底部。穿刺时动作要轻柔，感觉有阻力时不可强行进针，以免针尖与注射座底部推磨，形成倒钩。

（5）穿刺成功后，应妥善固定穿刺针，不可任意摆动，防止穿刺针从穿刺隔中脱落。回抽血液判断针头位置无误后即可开始输液。

（6）固定要点：用无菌纱布垫在无损伤针针尾下方，可根据实际情况确定纱布垫的厚度，用无菌透明敷料固定无损伤针，防止发生脱落。注明更换无菌透明敷料的日期和时间。

（7）输液过程中如发现药物外渗，应立即停止输液，并即刻给予相应的医疗处理。

（8）退针：为防止少量血液反流回导管尖端而发生导管堵塞，撤针应轻柔，当注射液剩下最后 0.5 mL 时，为维持系统内的正压，以两指固定泵体，边推注边撤出无损伤针，做到正压封管。

（9）采血标本时，用 10 mL 以上注射器以无菌生理盐水冲洗，初始抽至少 5 mL 血液并弃置，儿童减半，在更换注射器抽出所需的血液量，诸如备好的血标本采集试管中。

（10）连接输液泵设定压力超过 25 psi（磅/平方英寸）时自动关闭。

（11）以低于插针水平位置换肝素帽。

（12）封管，以加压的形式从圆形注射港的各角度边推注药液边拔针的方法拔出直角弯针针头暂停输注，每月用肝素盐水封管 1 次即可。

（四）维护时间及注意事项

1. 时间

（1）连续性输液，每 8 小时冲洗 1 次。

（2）治疗间歇期，正常情况下每 4 周维护 1 次。

（3）动脉植入、腹腔植入时，每周维护 1 次。

2. 维护注意事项

（1）冲、封导管和静脉注射给药时必须使用 10 mL 以上的注射器，防止小注射器的压强过大，损伤导管、瓣膜或导管与注射座连接处。

（2）给药后必须以脉冲方式冲管，防止药液残留注射座。

（3）必须正压封管，防止血液反流进入注射座。

（4）不能用于高压注射泵推注造影剂。

第二章 临床基本护理技术

第一节 铺床技术

病床是病室的主要设备,是患者睡眠与休息的必须用具。患者,尤其是卧床患者与病床朝夕相伴,因此,床铺的清洁、平整和舒适,可使患者心情舒畅,增强治愈疾病的自信心,并可预防并发症的发生。

铺床总的要求为舒适、平整、安全、实用、节时、节力。常用的病床有3种。①钢丝床:有的可通过支起床头、床尾(二截或三截摇床)而调节体位,有的床脚下装有小轮,便于移动。②木板床:为骨科患者所用。③电动控制多功能床:患者可自己控制升降或改变体位。

病床及被服类规格要求如下。①一般病床:高60 cm,长200 cm,宽90 cm。②床垫:长宽与床规格同,厚9 cm。以棕丝作垫芯为好,也可用橡胶泡沫、塑料泡沫作垫芯,垫面选帆布制作。③床褥:长宽同床垫,一般以棉花作褥芯,棉布作褥面。④棉胎:长210 cm,宽160 cm。⑤大单:长250 cm,宽180 cm。⑥被套:长230 cm,宽170 cm,尾端开口缝四对带。⑦枕芯:长60 cm,宽40 cm,内装木棉或高弹棉、锦纶丝棉,以棉布作枕面。⑧枕套:长65 cm,宽45 cm。⑨橡胶单:长85 cm,宽65 cm,两端各加白布40 cm。⑩中单:长85 cm,宽170 cm。以上各类被服均以棉布制作。

一、备用床

(一)目的

铺备用床为准备接受新患者和保持病室整洁美观。

(二)用物准备

床、床垫、床褥、枕芯、棉胎或毛毯、大单、被套或衬单及罩单、枕套。

(三)操作方法

1. 被套法

(1)将上述物品置于护理车上,推至床前。

(2)移开床旁桌,距床20 cm,并移开床旁椅置床尾正中,距床15 cm。

(3)将用物按铺床操作的顺序放于椅上。

(4)翻床垫,自床尾翻向床头或反之,上缘紧靠床头。床褥铺于床垫上。

(5)铺大单,取折叠好的大单放于床褥上,使中线与床的中线对齐,并展开拉平,先铺床头后铺床尾。①铺床头:一手托起床头的床垫,一手伸过床的中线将大单塞于床垫下,将大单边缘向上提起呈等边三角形,下半三角平整塞于床垫下,再将上半三角翻下塞于床垫下。②铺床尾:至床尾拉紧大单,一手托起床垫,一手握住大单,同法铺好床角。③铺中段:沿床沿边拉紧大单中部边沿,然后,双手掌心向上,将大单塞于床垫下。④至对侧:同法铺大单。

(6)套被套。①S形式套被套法(图2-1):被套正面向外使被套中线与床中线对齐,平铺于床上,开口端的被套上层倒转向上约1/3。棉胎或毛毯竖向三折,再按S形横向三折。将折好的棉胎置于被套开口处，底边与被套开口边平齐。拉棉胎上边至被套封口处，并将竖折的棉胎两边展开与被套平齐（先近侧后对侧）。盖被上缘距床头15 cm，至床尾逐层拉平盖被，系好带子。边缘向内折叠与床沿平齐，尾端掖于床垫下。同上法将另一侧盖被理好。②卷筒式套被套法（图2-2）：被套正面向内平铺于床上，开口端向床尾，棉胎或毛毯平铺在被套上，上缘与被套封口边齐，将棉胎与被套上层一并由床尾卷至床头（也可由床头卷向床尾），自开口处翻转，拉平各层，系带，余同S形式。

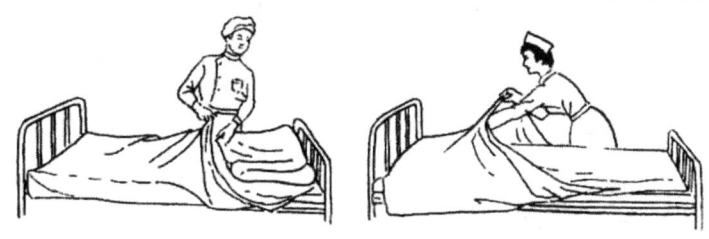

图2-1　S形式套被套法

（7）套枕套，于椅上套枕套，使四角充实，系带子，平放于床头，开口背门。
（8）移回桌椅，检查床单，保持整洁。

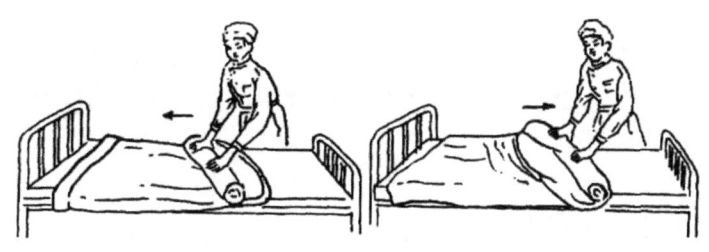

图2-2　卷筒式套被套法

2. 被单法
（1）移开床旁桌、椅，翻转床垫，铺大单，同被套法。
（2）将反折的大单（衬单）铺于床上，上端反折10 cm，与床头齐，床尾按铺大单法铺好床尾。
（3）棉胎或毛毯平铺于衬单上，上端距床头15 cm，将床头衬单反折于棉胎或毛毯上，床尾同大单铺法。
（4）铺罩单，正面向上对准床中线，上端与床头齐，床尾处则折成斜（45°），沿床边垂下。转至对侧，先后将衬单、棉胎及罩单同上法铺好。
（5）余同被套法。

（四）注意事项
（1）铺床前先了解病室情况，若患者进餐或作无菌治疗时暂不铺床。
（2）铺床前要检查床各部分有无损坏，若有则修理后再用。
（3）操作中要使身体靠近床边，上身保持直立，两腿前后分开稍屈膝以扩大支持面增加身体稳定性，既省力又能适应不同方向操作。同时手和臂的动作要协调配合，尽量用连续动作，以节省体力消耗，并缩短铺床时间。
（4）铺床后应整理床单及周围环境，以保持病室整齐。

二、暂空床

（一）目的
铺暂空床供新入院的患者或暂离床活动的患者使用，保持病室整洁美观。

（二）用物准备
同备用床，必要时备橡胶中单、中单。

（三）操作方法

（1）将备用床的盖被四折叠于床尾。若被单式，在床头将罩单向下包过棉胎上端，再翻上衬单作 25 cm 的反折，包在棉胎及罩单外面。然后将罩单、棉胎、衬单一并四折，叠于床尾。

（2）根据病情需要铺橡胶中单、中单。中单上缘距床头 50 cm，中线与床中线对齐，床沿的下垂部分一并塞床垫下。至对侧同上法铺好。

三、麻醉床

（一）目的

（1）铺麻醉床便于接受和护理手术后患者。

（2）使患者安全、舒适和预防并发症。

（3）防止被褥被污染，并便于更换。

（二）用物准备

1. 被服类

同备用床，另加橡胶中单、中单二条，弯盘、纱布数块、血压计、听诊器、护理记录单、笔。根据手术情况备麻醉护理盘或急救车上备麻醉护理用物。

2. 麻醉护理盘用物

治疗巾内置张口器、压舌板、舌钳、牙垫、通气导管、治疗碗、镊子、输氧导管、吸痰导管、纱布数块。治疗巾外放电筒、胶布等。必要时备输液架、吸痰器、氧气筒、胃肠减压器等。天冷时无空调设备应备热水袋及布套各 2 只、毯子。

（三）操作方法

（1）拆去原有枕套、被套、大单等。

（2）按使用顺序备齐用物至床边，放于床尾。

（3）移开床旁桌椅等同备用床。

（4）同暂空床铺好一侧大单、中段橡胶中单、中单及上段橡胶中单、中单，上段中单与床头齐。转至对侧，按上法铺大单、橡胶中单、中单。

（5）铺盖被。①被套式：盖被头端两侧同备用床，尾端系带后向内或向上折叠与床尾齐，将向门口一侧的盖被三折叠于对侧床边。②被单式：头端铺法同暂空床，下端向上反折和床尾齐，两侧边缘向上反折同床沿齐，然后将盖被折叠于一侧床边。

（6）套枕套后将枕头横立于床头，以防患者躁动时头部碰撞床栏而受伤（图 2-3）。

（7）移回床旁桌，椅子放于接受患者对侧床尾。

（8）麻醉护理盘置于床旁桌上，其他用物放于妥善处。

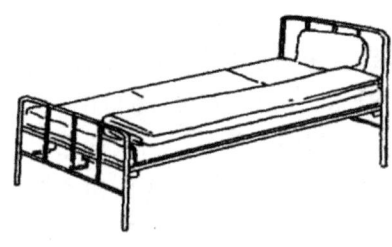

图 2-3 麻醉床

（四）注意事项

（1）铺麻醉床时，必须更换各类清洁被服。

（2）床头一块橡胶中单、中单可根据病情和手术部位需要铺于床头或床尾。若下肢手术者将单铺于床尾，头胸部手术者铺于床头。全麻手术者为防止呕吐物污染床单则铺于床头。而一般手术者，可只铺床中部中单即可。

（3）患者的盖被根据医院条件增减。冬季必要时可置热水袋两只加布套，分别放于床中部及床尾的盖被内。

（4）输液架、胃肠减压器等物放于妥善处。

四、卧有患者床

（一）扫床法

1. 目的

（1）使病床平整无皱褶，患者睡卧舒适，保持病室整洁美观。

（2）随扫床操作协助患者变换卧位，又可预防褥疮及坠积性肺炎。

2. 用物准备

护理车上置浸有消毒液的半湿扫床巾的盆，扫床巾每床一块。

3. 操作方法

（1）备齐用物，推护理车至患者床旁，向患者解释，以取得合作。

（2）移开床旁桌椅，半卧位患者，若病情许可，暂将床头、床尾支架放平，以便操作。若床垫已下滑，需上移与床头齐。

（3）松开床尾盖被，助患者翻身侧卧背向护士，枕头随患者翻身移向对侧。松开近侧各层被单，取扫床巾分别扫净中单、橡胶中单后搭在患者身上。然后自床头至床尾扫净大单上碎屑，注意枕下及患者身下部分各层应彻底扫净，最后将各单逐层拉平铺好。

（4）助患者翻身侧卧于扫净一侧，枕头也随之移向近侧。转至对侧，以上法逐层扫净拉平铺好。

（5）助患者平卧，整理盖被，将棉胎与被套拉平，掖成被筒，为患者盖好。

（6）取出枕头，揉松，放于患者头下，支起床上支架。

（7）移回床旁桌椅，整理床单位，保持病室整洁美观，向患者致谢意。

（8）清理用物，归回原处。

（二）更换床单法

1. 目的

（1）使病床平整无皱褶，患者睡卧舒适，保持病室整洁美观。

（2）随扫床操作协助患者变换卧位，又可预防褥疮及坠积性肺炎。

2. 用物准备

清洁的大单、中单、被套、枕套，需要时备患者衣裤。护理车上置浸有消毒液的半湿扫床巾的盆，扫床巾每床一块。

3. 操作方法

（1）适用于卧床不起，病情允许翻身者（图2-4）。①备齐用物推护理车至患者床旁，向患者解释，以取得合作。移开床旁桌椅，半卧位患者，若病情许可，暂将床头、床尾支架放平，以便操作。若床垫已下滑，需上移与床头齐。清洁的被服按更换顺序放于床尾椅上。②松开床尾盖被，助患者侧卧，背向护士，枕头随之移向对侧。③松开近侧各单，将中单卷入患者身下，用扫床巾扫净橡胶中单上的碎屑，搭在患者身上再将大单卷入患者身下，扫净床上碎屑。④取清洁大单，使中线与床中线对齐。将对侧半幅卷紧塞于患者身近侧，半幅自床头、床尾、中部先后展平拉紧铺好，放下橡胶中单，铺上中单（另一半卷紧塞于患者身下），两层一并塞入床垫下铺平。移枕头并助患者翻身面向护士。转至对侧，松开各单，将中单卷至床尾大单上，扫净橡胶中单上的碎屑后搭于患者身上，然后将污大单从床头卷至床尾与污中单一并丢入护理车污衣袋或护理车下层。⑤扫净床上碎屑，依次将清洁大单、橡胶中单、中单逐层拉平，同上法铺好。助患者平卧。⑥解开污被套尾端带子，取出棉胎盖在污被套上，并展平。将清洁被套铺于棉胎上（反面在外），两手伸入清洁被套内，抓住棉胎上端两角，翻转清洁被套，整理床头棉被，一手抓棉被下端，一手将清洁被套往下拉平，同时顺手将污棉套撤出放入护理车污衣袋或护理车下层。棉被上端可压在枕下或请患者抓住，然后至床尾逐层拉平后系好带子，掖成被筒为患者盖好。⑦一手托起头颈部，一手迅速取出枕头，更换枕套，助患者枕好枕头。⑧清理用物，归回原处。

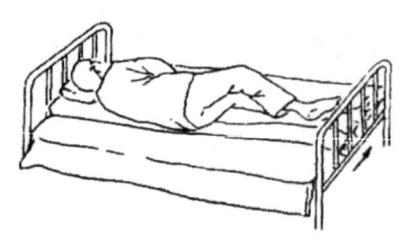

图 2-4　卧有允许翻身患者床换单法

（2）适用于病情不允许翻身的侧卧患者（图 2-5）。①备齐用物推护理车至患者床旁，向患者解释，以取得合作。移开床旁桌椅，半卧位患者，若病情许可，暂将床头、床尾支架放平，以便操作。若床垫已下滑，需上移与床头齐。清洁的被服按更换顺序放于床尾椅上。②2 人操作。一人一手托起患者头颈部，另一人一手迅速取出枕头，放于床尾椅上。松开床尾盖被，大单、中单及橡胶中单。从床头将大单横卷成筒式至肩部。③将清洁大单横卷成筒式铺于床头，大单中线与床中线对齐，铺好床头大单。一人抬起患者上半身（骨科患者可利用牵引架上拉手，自己抬起身躯），将污大单、橡胶中单、中单一起从床头卷至患者臀下，同时另一人将清洁大单也随着污单拉至臀部。④放下上半身，一人托起臀部，一人迅速撤出污单，同时将清洁大单拉至床尾，橡胶中单放在床尾椅背上，污单丢入护理车污衣袋或护理车下层，展平大单铺好。⑤一人套枕套为患者枕好。一人备橡胶中单、中单，并先铺好一侧，余半幅塞患者身下至对侧，另一人展平铺好。⑥更换被套、枕套同方法一，两人合作更换。

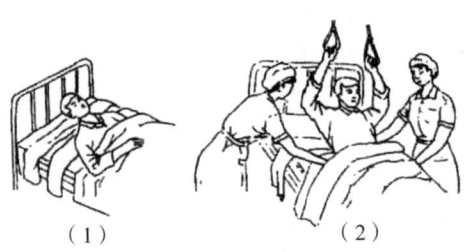

图 2-5　卧有不允许翻身患者床换单法

（3）盖被为被单式更换衬单和罩单的方法：①将床头污衬单反折部分翻至被下，取下污罩单丢入污衣袋或护理车下层。②铺大单（衬单）于棉胎上，反面向上，上端反折 10 cm，与床头齐。③将棉胎在衬单下由床尾退出，铺于衬单上，上端距床头 15 cm。④铺罩单，正面向上，对准中线，上端和床头齐。⑤在床头将罩单向下包过棉胎上端，再翻上衬单作 25 cm 的反折，包在棉胎和罩单的外面。⑥盖被上缘压于枕下或请患者抓住，在床尾撤出衬单，并逐层拉平铺好床尾，注意松紧，以防压迫足趾。

4. 注意事项
（1）更换床单或扫床前，应先评估患者及病室环境是否适宜操作，需要时应关闭门窗。
（2）更换床单时注意保暖，动作敏捷，勿过多翻动和暴露患者，以免患者过劳和受凉。
（3）操作时要随时注意观察病情。
（4）患者若有输液管或引流管，更换床单时可从无管一侧开始，操作较为方便。
（5）撤下的污单切勿丢在地上或他人床上。

第二节 患者的体位和变换

卧位就是患者卧床的姿势。临床上常根据患者的病情与治疗的需要为之调整相应的卧位，对减轻症状、治疗疾病、预防并发症，均能起到一定的作用。如妇科检查可采取截石位，灌肠时可采取侧卧位，呼吸困难时可采取半坐卧位等，护士应根据患者的病情需要，协助和指导患者采取正确卧位。正确卧位应符合人体生理解剖功能，如关节应维持轻度的弯曲，不过度伸张等，可使患者舒适、安静。

一、卧位的性质

（一）主动卧位

患者身体活动自如，体位可随意变动，称主动卧位。

（二）被动卧位

患者自身无变换体位能力，躺在被安置的体位，称被动卧位，如极度衰弱或意识丧失的患者。

（三）被迫卧位

患者意识存在，也有变换体位的能力，由于疾病的影响被迫采取的卧位，称为被迫卧位，如支气管哮喘发作时，由于呼吸困难而采取端坐卧位。

二、患者的各种体位

临床上为患者安置各种不同的体位是便于检查、治疗和护理。

（一）站立位

当患者站立时，重心高，支撑面小身体稳定性差。故要求头部不可太向前，下颌收进不可上翘，胸部挺起，下腹部内收而平坦，脊柱保持其正常曲线。即颈椎前凸，胸椎后凸，腰椎前凸，骶椎后凸，而不宜加大或减少这些凸度，可适当地将两脚前后或左右分开，扩大支撑面，增加稳定度。

（二）仰卧位

仰卧位患者重心低，支撑面大，为稳定卧位。病床以板床加厚垫为宜，因仰卧位时，能保持腰椎生理前凸，侧位时不使之侧弯，故脊柱受的压力最小。软床垫虽能使身体表面的皮肤肌肉受力均匀，但因仰卧时，腰椎后凸增加，易使腰部劳损。采用仰卧位时应注意如下几点：①患者的头部不可垫得过高，在垫起头部时，要使肩部同时也垫起，以免发生头向前倾，胸部凹陷的不良姿势，大腿要加以支撑，避免外翻。②可在股骨大转子、大腿侧面以软枕支撑，小腿轻微弯曲，可在窝的上方垫一小枕，不宜直接垫于窝内以免影响血液循环、损伤神经。③仰卧位时，患者的脚会轻微地向足底弯曲，长期受压可形成足下垂，可使用脚踏板，帮助患者维持足底向背侧弯曲，并解除了盖被的压力，同时鼓励患者做踝关节运动。④昏迷或全身麻醉的清醒患者，要采用去枕仰卧位应将患者头转向一侧，以免呕吐物吸入呼吸道。⑤脊髓麻醉或脊髓腔穿刺的患者，采用此卧位是预防颅内压增高而致头痛。⑥休克采用仰卧中凹卧位，即抬高头部10°～20°，下肢抬高20°～30°，以利于增加肺活量，促进下肢静脉血液回流，保证重要器官的血液供应。

1. 去枕仰卧位

（1）适应证：①昏迷或全身麻醉未清醒患者。采用此卧位可以防止呕吐物流入气管而引起窒息及肺部并发症。②施行脊椎麻醉或脊髓腔穿刺后的患者，采用此卧位4～8小时，可避免因术后脑压降低而引起的头痛及脑疝形成。

（2）要求：去枕仰卧，头偏向一侧，两臂放在身体两侧，两腿自然放平。需要时将枕头横立置于床头（图2-6）。

2. 休克卧位

（1）适应证：休克患者。抬高下肢有利于静脉血回流，抬高头胸部有利于呼吸。

（2）要求：患者仰卧，抬高下肢20°～30°，或抬高头胸部及下肢各20°～30°（图2-7）。

3. 屈膝仰卧位

（1）适应证：①胸腹部检查。放松腹肌，便于检查。②妇科检查或行导尿术。

（2）要求：患者仰卧，头下放枕，两臂放于身体两侧，两腿屈曲或稍向外分开（图2-8）。

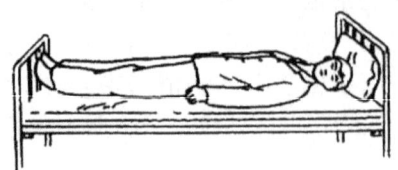

图 2-6　去枕仰卧位

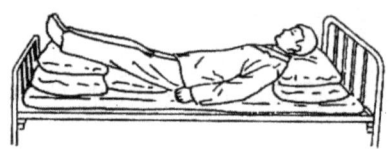

图 2-7　休克卧位

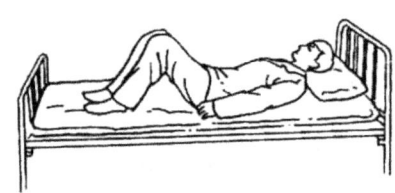

图 2-8　屈膝仰卧位

（三）侧卧位

1. 适应证

侧卧位常用于变换受压部位，或做肛门检查。

（1）灌肠、肛门检查、臀部肌内注射、配合胃镜检查等。

（2）侧卧位与仰卧位交替，以减轻尾骶部压力，便于擦洗和按摩受压部位，以预防褥疮等。

（3）对一侧肺部病变的患者，视病情而定患侧卧位或健侧卧位。患侧卧位可阻止患侧肺部的活动度，有利于止血和减轻疼痛。健侧卧位，可改善换气，对咳痰和引流有利。

2. 要求

患者侧卧，头下放枕，臀部后移靠近床沿。两臂屈肘，分别放在前胸与枕旁。两腿屈髋屈膝，下面髋关节曲度较上面为小。头部垫高与躯干成一直线，并防止脊柱扭曲，上面的手臂用枕垫起，勿使其牵拉肩胛带或妨碍呼吸，上面的腿以枕垫起防止髋内收。这种卧位较仰卧位支撑面扩大，患者感到舒适安全，对昏迷瘫痪的患者，背部应置一枕，以支撑背部。

（四）半坐卧位

半坐卧位也可称半坐位或半卧位。

1. 适应证

（1）常用于心肺疾病所引起的呼吸困难，这种卧位，因重力作用，使膈肌下降，扩大胸腔容积，可减轻对心肺的压力。

（2）对于腹部手术后有炎症的患者，可使渗出物流入盆腔，使感染局限化，同时可以防止感染向上蔓延而引起膈下脓肿，也可减轻腹部切口缝合处的张力，避免疼痛，有利于伤口愈合。

（3）面部或颈部手术后，此卧位可减少局部出血。

（4）恢复期体质虚弱患者，采用半坐卧位可使患者有一个逐渐适应站立起来的过程。

2. 要求

将患者抬高 30°～60° 的斜坡位，扶患者坐起，使两腿自然弯曲，上肩垫软枕。抬高床头后，患者卧于倾斜的床面上，这时上身的重力在平行于斜面的方向有一个分力，使患者沿斜面下滑，因此需将患者由双膝所产生的力来抵抗下滑力。根据平行四边形法则，这种姿势便于形成一近乎垂直向下的合力。这样下滑力较小，比较稳定，患者感到舒适省力。

（五）坐位

坐位又名端坐位。

1. 适应证

适用于心力衰竭、心包积液、支气管哮喘发作，以及急性左心衰患者。

2. 要求

扶起患者坐起，床上放一跨床桌，上放软枕，患者可伏桌休息。若用床头支架或靠背架，将床头抬高，患者背部也能向后依靠，适用于心力衰竭、心包积液、支气管哮喘发作患者。当用于急性左心衰患者时，患者两腿向一侧床沿下垂，由于重力作用，使重返心脏的回流血量有所减少，出现呼吸困难时患者身体靠于床上小桌，用枕头支撑，借助压迫胸壁而呼吸。

（六）俯卧位

1. 适应证

（1）腰背部检查或配合胰、胆管造影检查时。

（2）脊椎手术后或腰背、臀部有伤口，不能平卧或侧卧的患者。

（3）胃肠胀气引起腹痛的患者。

2. 要求

患者腹部着床，头及肩下垫一小枕，枕头不宜过高，以免患者头部过度伸张，头偏向一侧，两臂弯曲，放于头旁，腹下以枕头支撑，维持腰椎正常曲度及减除女患者乳房受压。小腿下垫枕，以抬高双足，使其不接触床，避免足下垂，并可维持膝关节的弯曲。俯卧位时，膝关节承受了大部分的压力，故宜在大腿或膝关节下垫一小软枕，以减轻压力。

（七）膝胸卧位

1. 适应证

常用于肛门、直肠、乙状结肠镜检查，以及矫正子宫后倾及胎位不正等。

2. 要求

患者跪卧，两小腿平放于床上，大腿与床面垂直，两腿稍分开，胸及膝着床，头转向一侧，临床上常用于肛门、直肠、乙状结肠镜检查。因为臀部抬起，腹部悬空，由于重力作用，使腹腔脏器前倾，故用在矫正子宫后倾及胎位不正等。采用这种卧位时，要注意患者的保暖及预防患者不安的心理。

（八）膀胱截石位

1. 适应证

此卧位常用于肛门、会阴与阴道手术检查和治疗时，也用于膀胱镜检查女性患者导尿及接生。

2. 要求

患者仰卧于检查台上，两腿分开，放于检查台支架上，支架应垫软垫，以防压伤腓总神经。女性导尿时，则髋与膝关节弯曲，腿外展，露出会阴与阴道，以便插入导尿管。这种卧位会使患者感到不安，在耐心解释疏导的同时，适当地遮盖患者，尽量减少暴露患者身体，并注意保暖。

（九）头低脚高位

1. 适应证

（1）肺部分泌物引流，使痰易于咳出。

（2）十二指肠引流术，有利于胆汁引流。

（3）跟骨牵引或胫骨结节牵引时，利用人体重力作为反牵引力，预防上下滑。

（4）产妇胎膜早破及下肢牵引，可防止脐带脱垂。

2. 要求

患者平卧，头偏向一侧，枕头横立于床头，以免碰伤头部，床尾垫高 15～30 cm。如做十二指肠引流者，可采用右侧头低脚高位。这种体位使患者感到不适，因此不可长期使用，颅内压高者禁用。

（十）头高脚低位

1. 适应证

（1）颈椎骨折时，利用人体重力做颅骨牵引的反牵引力。

（2）预防脑水肿，减轻颅内压。

（3）开颅手术后，也常用此卧位。

2. 要求

患者仰卧，床头用支撑物垫高 15～30 cm。

三、体位的变换

（一）翻身侧卧

患者体弱无力，不能自行变换卧位时，需要护士协助。

1. 目的

（1）协助不能起床的患者变换卧位，使患者感到舒适。

（2）减轻局部组织长期受压，预防褥疮。

（3）减少并发症，如坠积性肺炎。

（4）适应治疗和护理的需要。

2. 操作步骤

（1）一人扶助患者翻身法：①放平靠背架，取下枕头放于椅上。使患者仰卧，双手放于腹部，屈曲双膝。②护士先将患者下肢移向近侧床沿，再将患者肩部移向近侧床沿。③一手扶肩、一手扶膝。轻轻将患者推转对侧，使患者背向护士。然后按侧卧位法用枕头将患者的背部和肢体垫好。这一方法适用于体重较轻的患者。

（2）两人扶助患者翻身法：①患者仰卧，两手放于腹部，两腿屈曲。②护士两人站在床的同一侧。一人托住患者的颈肩部和腰部，另一人托住臀部和腘窝部，两人同时将患者抬起移近自己，然后分别扶托肩、背、腰、膝部位，轻推，使患者转向对侧。③按侧卧位法用枕头将患者的背部和肢体垫好，使患者舒适。

（二）移向床头法

1. 目的

协助已滑向床尾而不能自己移动的患者移向床头，使患者感到舒适。

2. 操作步骤

（1）一人扶助患者移向床头法：①放平靠背架。取下枕头放于椅上，使患者仰卧，屈曲双膝。②护士一手伸入患者腰下，另一手放在患者大腿后面，在抬起的同时，嘱患者双手握住床头栏杆，双脚蹬床面，协助患者移向床头。③放回枕头，根据病情再支起靠背架，使患者卧位舒适。

（2）两人扶助患者移向床头法：①护士两人站立床的两侧。②使患者仰卧屈膝，让患者双臂分别勾在两护士的肩部。③护士对称地托起患者的肩部和臀部，两人同时行动，协调地将患者抬起移向床头。也可以一人托住肩部及腰部，另一个人托住背及臀部，同时抬起患者移向床头。④放回枕头，整理床单，协助患者取舒适的卧位。

3. 注意事项

（1）翻身间隔时间，根据患者病情及局部皮肤受压情况而定。

（2）变换卧位时，务必将患者稍抬起后再行翻转或移动，决不可拖、拉、推，以免损伤患者的皮肤，同时应注意保暖和安全，防止着凉或坠床。

（3）变换卧位的同时需注意患者的病情变化及受压部位的皮肤情况。根据需要进行相应的处理。

（4）患者身上带有多种导管时，应先将导管安置妥当，防止变换卧位后脱落或扭曲受压。

第三节　患者的清洁卫生及护理

清洁是患者的基本需求之一，是维持和获得健康的重要保证，清洁可以清除微生物及污垢，防止细菌繁殖，促进血液循环，有利于体内废物排泄，同时清洁使人感到愉快、舒适。

一、口腔护理

口腔护理的目的有以下几方面。
（1）保持口腔的清洁、湿润，使患者舒适，预防口腔感染等并发症。
（2）防止口臭、口垢，促进食欲，保持口腔的正常功能。
（3）观察口腔黏膜和舌苔的变化、特殊的口腔气味，可提供病情的动态信息，例如肝功能不全患者，出现肝臭，常是肝昏迷的先兆。

常用的漱口液有生理盐水、朵贝尔溶液（复方硼酸溶液）、1%～3%过氧化氢溶液、2%～3%硼酸溶液、1%～4%碳酸氢钠溶液、0.02%呋喃西林溶液、0.1%醋酸溶液。

（一）协助口腔冲洗

1. 目的

协助口腔手术后使用固定器，或对有口腔病变的患者清洁口腔。

2. 用物准备

治疗碗、治疗巾、弯盘、生理盐水、朵贝尔溶液、口镜、抽吸设备、压舌板、手电筒、20 mL空针及冲洗针头。

3. 操作步骤

（1）洗手。
（2）准备用物携至患者床旁。
（3）向患者解释。协助患者采取半坐位式，并于胸前铺治疗巾及放置弯盘。①装生理盐水及朵贝尔溶液于溶液盘内，并接上，用20 mL注射器抽吸并连接针头。②协助医师冲洗。③冲洗毕，擦干患者嘴巴。④整理用物后洗手。⑤记录。

4. 注意事项

为了避免冲洗中弄湿患者，必要时给予手电筒照光，冲洗时需特别注意齿缝、前庭外，若有舌苔，可用压舌板外包纱布予以机械性刮除，冲洗中予以持续性的低压抽吸，必要时协助更换湿衣服。

（二）特殊口腔冲洗

1. 用物准备

（1）治疗盘：治疗碗（内盛含有漱口液的棉球12～16个，棉球湿度以不能挤出液体为宜）。弯血管钳、镊子、压舌板、弯盘、吸水管、杯子、治疗巾、手电筒，需要时备张口器。
（2）外用药：按需准备，如液状石蜡、冰硼散、西瓜霜、金霉素甘油、制霉素甘油等，酌情使用。

2. 操作步骤

（1）将用物携至床旁，向患者解释以取得合作。
（2）协助患者侧卧，面向护士，取治疗巾围于颌下，置弯盘于口角边。
（3）先湿润口唇、口角，观察口腔黏膜有无出血、溃疡等现象。对长期应用抗生素、激素者应注意观察有无真菌感染。有活动义齿者，应取下。一般先取上面义齿，后取下面义齿，并放置容器内，用冷开水冲洗刷净，待患者漱口后戴上或浸入清水中备用（昏迷的患者的义齿应浸于清水中保存）。浸义齿的清水应每日更换。义齿不可浸在乙醇或热水中，以免变色、变形和老化。
（4）协助患者用温开水漱口后，嘱患者咬合上下齿，用压舌板轻轻撑开一侧颊部，以弯血管钳夹有漱口液的棉球由内向门齿纵向擦洗。同法擦洗对侧。
（5）嘱患者张口，依次擦洗一侧牙齿上内侧面、上颌面、下内侧面、下颌面，再弧形擦洗一侧颊部。同法擦洗另一侧。洗舌面及硬腭部（勿触及咽部，以免引起恶心）。

（6）擦洗完毕，帮助患者用洗水管以漱口水漱口，漱口后用治疗巾拭去患者口角处水。

（7）口腔黏膜如有溃疡，酌情涂药于溃疡处。口唇干裂可涂擦液状石蜡。

（8）撤去治疗巾，清理用物，整理床单。

3. 注意事项

（1）擦洗时动作要轻，特别是对凝血功能差的患者要防止碰伤黏膜及牙龈。

（2）昏迷患者禁忌漱口，需用张口器时，应从臼齿放入（牙关紧闭者不可用暴力张口），擦洗时须用血管钳夹紧棉球，每次一个，防止棉球遗留在口腔内，棉球蘸漱口水不可过湿，以防患者将溶液吸入呼吸道。

（3）传染病患者的用物按隔离消毒原则处理。

二、头发护理

（一）床上梳发

1. 目的

梳发、按摩头皮，可促进血液循环，除去污垢和脱落的头发、头屑，使患者清洁舒适和美观。

2. 用物准备

治疗巾、梳子、30%乙醇、纸袋（放脱落头发）。

3. 操作步骤

（1）铺治疗巾于枕头上，协助患者把头转向一侧。

（2）将头发从中间梳向两边，左手握住一股头发，由发梢逐渐梳到发根。长发或遇有打结时，可将头发绕在示指上慢慢梳理。避免强行梳拉，造成患者疼痛。如头发纠集成团，可用30%乙醇湿润后，再小心梳理，同法梳理另一边。

（3）长发酌情编辫或扎成束，发型尽可能符合患者所好。

（4）将脱落头发置于纸袋中，撤下治疗巾。

（5）整理床单，清理用物。

（二）床上洗发（橡胶马蹄形垫法）

1. 目的

同床上梳发、预防头虱及头皮感染。

2. 用物准备

治疗车上备一只橡胶马蹄形垫，治疗盘内放小橡胶单和大、中毛巾各一条，眼罩或纱布、别针、棉球两只（以不吸水棉花为宜）、纸袋、洗发液或肥皂、梳子、小镜子、护肤霜，水壶内盛40℃~45℃热水，水桶（接污水）。必要时备电吹风。

3. 操作步骤

（1）备齐用物携至床旁，向患者解释，以取得合作，根据季节关窗或开窗，室温以24℃为宜。按需要给予便盆。移开床旁桌椅。

（2）垫小橡胶单及大毛巾于枕上，松开患者衣领向内反折，将中毛巾围于颈部，以别针固定。

（3）协助患者斜角仰卧，移枕于肩下，患者屈膝，可垫膝枕于两膝下，使患者体位安全舒适。

（4）置马蹄形垫垫于患者后颈部，使患者颈部枕于突起处，头在槽中，槽形下部接污水桶。

（5）用棉球塞两耳，用眼罩或纱布遮盖双眼或嘱患者闭上眼。

（6）洗发时先用两手掬少许水于患者头部试温，询问患者感觉，以确定水温是否合适，然后用水壶倒热水充分湿润头发，倒洗发液于手掌上，涂遍头发，用指尖揉搓头皮和头发，用力要适中，揉搓方向由发际向头顶部，使用梳子除去落发，置于纸袋中，用热水冲洗头发，直到冲净为止。观察患者的一般情况，注意保暖，洗发完毕，解下颈部毛巾，包住头发，一手托头，一手撤去橡胶马蹄垫。除去耳内棉球及眼罩，患者自备的毛巾擦干脸部，酌情使用护肤霜。

（7）帮助患者卧于床正中，将枕、橡胶单、浴巾一起自肩下移至头部，用包头的毛巾揉搓头发，再用大毛巾擦干或电吹风吹干。梳理成患者习惯的发型，撤去上述用物。

（8）整理床单，清理用物。

4. 注意事项

（1）要随时观察患者的病情变化，如脉搏、呼吸、血压有异常时应立即停止操作。

（2）注意室温和水温，及时擦干头发，防止患者受凉。

（3）防止水流入眼及耳内，避免沾湿衣服和床单。

（4）衰弱患者不宜洗发。

三、皮肤清洁与护理

（一）床上擦浴

1. 用物准备

治疗车上备：面盆两只、水桶两只（一桶盛热水，水温在50℃～52℃，并按年龄、季节、习惯，增减水温，另一桶接污水）、治疗盘（内置小毛巾两条、大毛巾、浴皂、梳子、小剪刀、50%乙醇、爽身粉）、清洁衣裤、被服，另备便盆、便盆布和屏风。

2. 操作步骤

（1）推治疗车至床边，向患者解释，以取得合作。

（2）将用物放在便于操作处，关好门窗调节室温，用屏风或拉布遮挡患者，按需给予便盆。

（3）将脸盆放于床边桌上，倒入热水2/3满，测试水温，根据病情放平床头及床尾支架，松开床尾盖被。

（4）将微湿小毛巾包在右手上，为患者洗脸及颈部，左手扶患者头顶部，先擦眼，然后像写"3"字样，依次擦洗一侧额部、颊部、鼻翼部、人中、耳后下颌，直至颈部。同法另一侧。用较干毛巾依次擦洗一遍，注意擦净耳郭，耳后及颈部皮肤。

（5）为患者脱下衣服，在擦洗部位下面铺上浴巾，按顺序擦洗两上肢、胸腹部。协助患者侧卧，背向护士依次擦洗后颈部、背臀部，为患者换上清洁裤子。擦洗中，根据情况更换热水，注意擦净腋窝及腹股沟等处。

（6）擦洗的方法为先用涂肥皂的小毛巾擦洗，再用湿毛巾擦去皂液。清洗毛巾后再擦洗，最后用浴巾边按摩边擦干。动作要敏捷，为取得按摩效果，可适当用力。

（7）擦洗过程中，如患者出现寒战、面色苍白等病情变化时，应立即停止擦浴，给予适当的处理。同时注意观察皮肤有无异常。擦洗毕，可在骨突处用50%乙醇做按摩，扑上爽身粉。

（8）整理床单，必要时梳发、剪指甲及更换床单。

（9）如有特殊情况，需做记录。

3. 注意事项

护士操作时，要站在擦浴的一边，擦洗完一边后再转至另一边，站立时两脚要分开，重心应在身体中央或稍低处，拿水盆时，盆要靠近身边，减少体力消耗，操作时要体贴患者，保护患者自尊，动作要敏捷、轻柔，减少翻动和暴露，防止受凉。

（二）压疮的预防及护理

压疮是指机体局部组织由于长期受压，血液循环障碍，造成组织缺氧、缺血、营养不良而致的溃烂和坏死，亦称褥疮。导致活动受限的因素一般都会增加压疮的发生。常见的因素有压力、剪力、摩擦力、潮湿等。好发部位为枕部、耳郭、肩胛部、肘部、骶尾部、髋部、膝关节内外侧、外踝、足跟。

1. 预防措施

预防褥疮在于消除其发生的原因。因此，要求做到勤翻身、勤按摩、勤整理、勤更换。交班时要严格细致地交接局部皮肤情况及护理措施。

（1）避免局部长期受压：①鼓励和协助卧床患者经常更换卧位，使骨骼突出部位交替地受压，翻身间隔时间应根据病情及局部受压情况而定。一般2小时翻身1次，必要时1小时翻身1次，建立床头翻身记录卡。②保护骨隆突处和支持身体空隙处，将患者体位安置妥当后，可在身体空隙处垫软枕、海绵垫。需要时可垫海绵垫、气垫褥、水褥等，使支持体重的面积宽而均匀，作用于患者身上的正压及作用力分布在一个较大的面积上，从而降低在隆突部位皮肤上所受的压强。③对使用石膏、夹板、牵引的患者，衬垫应平整、松软适度，尤其要注意骨骼突起部位的衬垫，要仔细观察局部皮肤和肢端皮肤颜色改变的情况，认真听取患者反映，适当给予调节，如发现石膏绷带凹凸不平，应立即报告医生，及时修正。

（2）避免潮湿、摩擦及排泄物的刺激：①保持皮肤清洁干燥。大小便失禁、出汗及分泌物多的患者应及时擦干，以保护皮肤免受刺激。床铺要经常保持清洁干燥，平整无碎屑，被服污染要随时更换。不可让患者直接卧于橡胶单上。小儿要勤换尿布。②不可使用破损的便盆，以防擦伤皮肤。

（3）增进局部血液循环：对易发生褥疮的患者，要常检查，用温水擦澡、擦背或用湿毛巾行局部按摩。

手法按摩。①全背按摩：协助患者俯卧或侧卧，露出背部，先以热水进行擦洗，再以两手或一手沾上少许50%乙醇作按摩。按摩者斜站在患者右侧，左腿弯曲在前，右腿伸直在后，从患者骶尾部开始，沿脊柱两侧边缘向上按摩（力量要能够刺激肌肉组织）至肩部时用环状动作。按摩后，手再轻轻滑至尾骨处。此时，左腿伸直，右腿弯曲，如此有节奏按摩数次，再用拇指指腹由骶尾部开始沿脊柱按摩至第7颈椎。②受压处局部按摩：沾少许50%乙醇，以手掌大、小鱼际紧贴皮肤，作压力均匀向心方向按摩，由轻至重，由重至轻，每次约3～5分钟。

电动按摩器按摩：电动按摩器是依靠电磁作用，引导治疗器头震动，以代替各种手法按摩，操作者持按摩器根据不同部位选择合适的按摩头，紧贴皮肤，进行按摩。

（4）增进营养的摄入：营养不良是导致褥疮的内因之一，又可影响褥疮的愈合。蛋白质是身体修补组织所必需的物质，维生素也可促进伤口愈合，因此在病情允许时可给以高蛋白、高维生素膳食，以增进机体抵抗力和组织修复能力。此外，适当补充矿物质，可促进慢性溃疡的愈合。

2. 褥疮的分期及护理

（1）淤血红润期：为褥疮初期，局部皮肤受压或受到潮湿刺激后，开始出现红、肿、热、麻木或有触痛。此期要及时除去致病原因，加强预防措施，如增加翻身次数以及防止局部继续受压、受潮。

（2）炎性浸润期：红肿部位如果继续受压，血液循环仍得不到改善，静脉回流受阻，局部静脉瘀血，受压表面呈紫红色，皮下产生硬结，表面有水疱形成，对未破小水泡要减少摩擦，防破裂感染，让其自行吸收，大水疱用无菌注射器抽出疱内液体，涂以消毒液，用无菌敷料包扎。

（3）溃疡期：静脉血液回流受到严重障碍，局部瘀血致血栓形成，组织缺血缺氧。轻者，浅层组织感染，脓液流出，溃疡形成；重者，坏死组织发黑，脓性分泌物增多，有臭味，感染向周围及深部扩展，可达骨骼，甚至可引起败血症。

四、会阴部清洁卫生的实施

（一）目的
保持清洁，清除异味，预防或减轻感染、增进舒适、促进伤口愈合。

（二）用物准备
便盆、屏风、橡胶单、中单、清洁棉球、大量杯、镊子、浴巾、毛巾、水壶（内盛50℃～52℃的温水）、清洁剂或呋喃西林棉球。

（三）操作方法

1. 男患者会阴的护理

（1）携用物至患者床旁，核对后解释。

（2）患者取仰卧位。为遮挡患者可将浴巾折成扇形盖在患者的会阴部及腿部。

（3）带上清洁手套，一手提起阴茎，一手取毛巾或用呋喃西林棉球擦洗阴茎头部、下部和阴囊。擦洗肛门时，患者可取侧卧位，护士一手将臀部分开，一手用浴巾将肛门擦洗干净。

（4）为患者穿好衣裤，根据情况更换衣、裤、床单。整理床单，患者取舒适卧位。

（5）整理用物，清洁整齐，记录。

2. 女患者会阴部护理

（1）用物至患者床旁，核对后解释。

（2）患者取仰卧位。为遮挡患者可将浴巾折成扇形盖在患者的会阴部及腿部。

（3）先将橡胶单及中单置于患者臀下，再置便盆于患者臀下。

（4）护士一手持装有温水的大量杯，一手持夹有棉球的大镊子，边冲水边用棉球擦洗。

（5）冲洗后擦干各部位。撤去便盆及橡胶单和中单。

（6）为患者穿好衣裤，根据情况更换衣、裤、床单。整理床单，患者取舒适卧位。

（7）整理用物，清洁整齐，记录。

（四）注意事项

（1）操作前应向患者说明目的，以取得患者的合作。

（2）在执行操作的原则上，尽可能尊重患者习惯。

（3）注意遮挡患者，保护患者隐私。

（4）冲洗时从上至下。

（5）操作完毕应及时记录所观察到的情况。

第三章 心脏导管介入的护理

先天性心脏病（简称先心病）发病率约占全部活产婴儿的 0.6% ~ 0.9%，估计每年新出生的患儿数高达 15 万至 20 万，是小儿最常见的心血管疾病。20 世纪 80 年代早期以来，经导管介入治疗术取得了长足的进展，对各种先天性疾病治疗得到了广泛的开展。20 世纪 90 年代，经导管递送填塞装置以封堵血管间交通的技术逐渐开展，越来越多的以前只能经开胸手术治疗的心脏畸形可通过介入性心导管术予以治疗。同时，由于超声心动图和其他非侵入性心脏影像学技术的不断发展，对诊断性心导管术的依赖性明显降低，与传统的心脏手术相比，经心导管介入性治疗术无疑具有显著的优点，如住院时间短、瘢痕小、痛苦少等。

第一节 动脉导管未闭的护理

一、分类

动脉导管未闭（patent ductus arteriosus，PDA）是临床上最常见的先天性心脏病之一，是指主动脉和肺动脉之间的一种先天性的异常通道，多位于主动脉峡部和左肺动脉根部之间，发病率的增加与多种因素有关，包括导管壁平滑肌减少，平滑肌对氧的敏感性降低，血液循环中扩血管性物质如前列腺素增高以及遗传因素等。PDA 可以是单一的畸形，也可与其他先天性心脏畸形同时存在（图 3-1）。

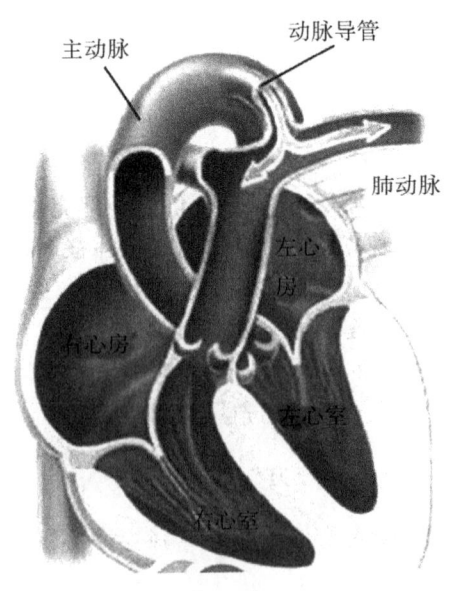

图 3-1 PDA 示意图

根据动脉导管的形态学改变分为漏斗型、管型和窗型三种。漏斗型较多见，长度与管型相似，但近主动脉处粗大，近肺动脉处狭小，呈漏斗状，有时甚至类似动脉瘤形；管型导管连接主动脉和肺动脉的两端口径相近，管壁厚度介于主动脉与肺动脉之间，此类型最多见；窗型动脉导管极短，口径极粗，外观似主动脉，呈肺动脉窗样结构，管壁往往极薄，此型较少见。

Krichenko 根据动脉导管未闭造影的具体形态分为 5 种类型：A 型呈漏斗型，最狭窄端位于肺动脉，根据与气管的关系分为 1 型、2 型和 3 型；B 型动脉导管短，肺动脉与主动脉紧贴呈窗状，一般直径较大；C 型呈管状，长度约 10 mm，导管两端基本相等，无狭窄；D 型多处狭窄；E 型呈伸长的喇叭状结构，最狭窄处远离支气管前缘。

PDA 除上述变化外，还可有肺动脉及其分支扩张，甚至类似动脉瘤样改变，导管内可有血栓形成，若导管粗大可有左右心室肥厚与扩张，随着年龄的增长，导管的形态特征发生变化，成年患者动脉导管多短而宽，钙化、退行性改变的发生率增高，部分中老年患者合并动脉瘤形成，年长儿或成年患者如 PDA 未治疗可致肺动脉高压（PHA），右心室肥大，最后发生艾森门格综合征，有些 PDA 患者可以活到成年人的晚期才出现症状或并发症，心力衰竭、运动耐量受限是成年患者最常见的症状，也有感染性动脉内膜炎、室上性心动过速、心绞痛、猝死等。

二、临床表现

（一）症状

PDA 患者的症状与导管的解剖形态及病理生理改变相一致，小 PDA（内径 ≤ 2 mm）早期无明显症状，多在体检时偶然发现心脏有连续性血管性杂音或单纯性收缩期杂音；中、大 PDA 有活动后心悸、气短、乏力和反复上呼吸道感染史，可逐步出现心功能不全症状；大导管并重度 PHA，导管解剖大多 ≥ 6 mm，常生长发育不良，有感染和心力衰竭病史，或由于肺动脉压力过高而产生右向左分流的差异性发绀。PDA 患者容易发生细菌性心内膜炎，此时患者可有高热、大汗、心力衰竭及周围血管脓性栓塞症状，某些患有巨大 PDA 的婴儿，在生后 3～6 周即可有呼吸急促、喂养困难、多汗虚弱、体重不增等发育障碍。

（二）体征

根据 PDA 大小和 PHA 高低有不同的心脏杂音体征，可分为典型连续性隆隆样或机器样杂音、两期性杂音、单纯性收缩期杂音、单纯性舒张期杂音和哑性 5 种，连续性隆隆样杂音紧随第一心音之后逐渐增强，多掩盖第二心音，后渐弱至下一次第一心音开始，杂音性质粗糙，于胸骨左缘第二肋间最明显，可扪及连续震颤，并向左锁骨下传导，当患者的 PDA 极小时，临床上可听不到杂音。如动脉导管较小，杂音可呈高调而局限的单纯性收缩性杂音，巨大导管的杂音可向全胸廓传导，同时由于左心血流增加出现二尖瓣相对狭窄，于心尖部可听到舒张早中期隆隆样杂音。婴幼儿由于肺血管阻力较大，于出生数周内可无心脏杂音或仅有收缩期杂音，典型杂音在两岁开始，随病程进展，肺血管阻力增大，进而分流量逐渐减少，或发生心力衰竭、血压下降时，舒张期杂音逐渐减弱或消失，当病理进展到右向左分流或双向分流时，杂音可消失，或仅留有第二心音亢进或分裂，由于舒张期主动脉-肺动脉分流，使主动脉舒张压降低，肺压增大，大导管时主动脉压可达收缩压的一半以上，检查周围血管时，可触及水冲脉，观察到颈动脉搏动，于大动脉表浅部可听到枪击音，于甲床及黏膜部可发现毛细血管搏动。

（三）特殊检查

（1）心脏 X 线平片可见肺部充血，肺纹理增粗，心脏右 1～2 弓向下垂直，心脏左移，左心室增大，主动脉增宽有漏斗征者占 37%～48%。

（2）心电图表现为左心室肥厚、双心室肥厚、右心室肥厚。

（3）超声心动图是确诊 PDA 最好的非创伤性检查，超声心动图显示左心房、左心室内径增大，在肺动脉分叉处与降主动脉有一通道，可见异常血流束通过。

（4）心导管及造影检查。

三、治疗方法

PDA 介入治疗技术成功率高达 99%～100%，技术已相当成熟，是先心病介入治疗中成功率最高、疗效最确切的方法，已被内外科医生和患者所接受。正确判断肺血管疾病的类型是介入治疗成功的关键，心导管检查示 Qp/Qs>1.3，股动脉血氧饱和度 ≥ 90%，可考虑行介入治疗。

外科治疗 PDA 的手术死亡率为 1.9%，但是高达 25% 的患者合并声带麻痹、呼吸衰竭、败血症及快速性心律失常、术后出血需再次开胸等并发症，虽然随着外科手术技术的不断改进，总的手术死亡率已降至 0.5% ~ 1.0%，其手术并发症发生率也明显降低，但对于 PDA 形态已发生变化及合并严重 PHA 的患者，手术风险仍很大。成人 PDA 患者，手术结扎 PDA 后残余分流发生率亦很高。

四、介入治疗适应证

（1）PDA 最窄处内径应 ≤ 12 mm，对大于该直径的 PDA 应慎重考虑。
（2）合并肺动脉高压患者应以左向右分流为主，肺动脉压力应 < 8 woods 单位。
（3）外科手术或其他治疗方法后存在较大残余分流患者。
（4）无其他重大心血管畸形及合并症患者。

Amplatzer 法：①左向右分流不合并需外科手术的心脏畸形的 PDA，PDA 最窄直径 ≥ 2.0 mm，年龄通常 ≥ 6 个月，体重 ≥ 4 kg。②外科手术后残余分流。

弹簧栓子法：①左向右分流不合并需外科手术的心脏畸形的 PDA。PDA 最窄直径：单个 cook 栓子 ≤ 2.0 mm，单个 pfm 栓子 ≤ 3.0 mm；年龄通常 ≥ 6 个月，体重 ≥ 4 kg。②外科手术后残余分流。

PDA 诊断一旦成立，必须要进行手术，在小儿，PDA 可能并发生长迟缓，频发呼吸道感染，心脏增大和心力衰竭，肺叶气肿或不张，细菌性动脉内膜炎。随着年龄增长，动脉导管管腔钙化逐年加重，发展成不可逆的阻力性肺动脉高压，使生存期明显缩短，所以手术不宜犹豫延误。

五、介入治疗操作步骤

（1）患者平移至导管床上，消毒，铺巾，局部麻醉或全身麻醉下行股动脉、静脉穿刺。
（2）静脉给肝素 100 U/kg。
（3）经股静脉送入 5F 端孔造影管行右心导管检查。
（4）经股动脉鞘管送入 5F 或 6F 猪尾造影管，行主动脉弓部造影，确定 PDA 的位置、大小、形态。
（5）将输送器导管从股静脉径路经肺动脉侧面未闭的动脉导管送至降主动脉，选择比所测未闭的 PDA 最狭窄直径 >2 ~ 4 mm 的封堵伞，安装于传送导丝顶端，经输送鞘管将封堵器送至降主动脉。
（6）待封堵伞完全张开后，将输送鞘管、传送导丝回撤至未闭的 PDA 的主动脉侧，使腰部完全卡于未闭的 PDA 内。
（7）15 min 后重复主动脉弓造影，观察未闭的 PDA 封堵效果，封堵成功后，撤出导管、鞘管。
（8）压迫止血后，包扎伤口并用沙袋压迫，送回病房。

六、介入治疗的护理技术

（一）术前护理

（1）完善术前的各项检查：如血常规、肝肾功能、电解质、凝血功能、传染病筛查、血型、心电图、超声心动图、胸部 X 线片等。
（2）术者向患者家属及监护人解释操作方法，术中配合事项，可能出现的并发症，征得患者家属及监护人的同意并签署《介入手术知情同意书》。全身麻醉的患者，家属及监护人还需签署《麻醉知情同意书》。
（3）碘过敏试验。
（4）双侧腹股沟区备皮（范围：脐下至大腿中上 1/3 处）。
（5）小儿不合作需静脉复合麻醉者，术前禁食 6 h，禁饮 4 h。
（6）术前紧张的患者可使用镇静剂。
（7）建立静脉通道，放入左侧肢体留置针。

（二）术中护理

1. 药物准备

（1）常规药品：利多卡因、阿托品、多巴胺、地塞米松、肝素、非离子型造影剂。

（2）麻醉药品：咪达唑仑（力月西）、氯胺酮、芬太尼。

2. 器械和物品准备

（1）无菌包类：器械包、敷料包。

（2）无菌物品：台上用物包括动脉鞘1支、10 mL注射器2支、20 mL注射器2支、0.035″×145钢丝1个、压力延长管1个、5F MPA造影管1根、11号刀片1个、塑料布2个、铅屏罩1个、球管罩1个、6F猪尾导管1个、圈套器1个、高压注射筒1个、三通管2个、Y接头1个、PDA封堵器输送系统1个。

3. 导管室设备要求

（1）检测心电监护仪、除颤仪、临时起搏器、指脉氧监测仪、氧气、负压吸引器装置处于备用状态。

（2）需要麻醉时，术前要备好一台麻醉机。

4. 手术过程中护理的配合

（1）麻醉：婴幼儿采用静脉氯胺酮，同时给予一定比例的高渗性葡萄糖、碳酸氢钠等。

（2）各种抢救用物、药品，较大儿童能够配合者或成人选用局部麻醉，常规给予地塞米松10 mg，穿刺右股动、静脉。

（3）4 kg以下婴儿最好选用4F鞘管，以防动脉损伤。

（4）穿刺成功后遵医嘱静脉给予肝素0.5 mg/kg。

（5）严密观察生命体征及全身情况，保持压力通畅。

（6）术中应定时巡视，如输液是否通畅，有无渗漏，三通衔接是否牢固，氧饱和度，造影剂是否需要添加等。

（7）术中造影时协助婴儿摆好体位。

（三）术后护理

术后卧床24 h，静脉给予抗生素3～5日，一般不需服用阿司匹林，术后24 h、1个月、3个月、6个月至1年复查心电图、超声心动图和X线片。

七、并发症及处理

1. 封堵器脱落

发生率为0.3%，主要为器材本身质量问题，个别操作不当也可引起，术中推送封堵器切忌旋转动作以免发生脱载，严格按照操作规程，选择合适的封堵器材，一般不会造成脱落。

2. 溶血

发生率<0.8%，主要与术后残余分流过大或封堵器过多突入主动脉有关，可发生于术后1～24 h内。防治措施：尽量避免高速血流的残余分流，一旦发生术后溶血可使用抗生素、止血药，$NaHCO_3$碱化尿液，保护肾功能等，多数患者可自愈。

3. 封堵术后残余分流

PDA封堵后再通，发生率≤0.1%，封堵器移位发生率为0.4%，需严密观察，必要时外科手术取出。

4. 一过性高血压

短暂血压升高和心电图ST段下移，多见于年龄较大的PDA患者，动脉系统血容量突然增加所致，可用硝酸甘油或泵入硝普钠，也有自然缓解者。

综上所述，严谨的操作步骤及娴熟的心导管技术是提高成功率、减少并发症的保证。

第二节　房间隔缺损的护理

一、概述

房间隔部位的先天性缺损，导致左、右心房之间直接交通和血液分流的病变，称为房间隔缺损（ASD），是最常见的先天性心脏病之一，其发病率位于先天性心脏病的第二位，根据缺损出现于房间隔部位的不同，可将 ASD 分为五种解剖类型，即继发孔型、原发孔型、静脉窦型、冠状窦型和混合型房间隔缺损。随着封堵器的改进和临床经验的积累，房间隔缺损的封堵器治疗方法已得到了广泛的应用。

二、介入治疗适应证及禁忌证

（一）适应证

（1）中央型继发孔型房间隔缺损。
（2）外科手术后的残余缺损。
（3）ASD ≤ 30 mm（国外标准），≤ 36 mm（国内经验）。
（4）ASD 距上腔静脉、下腔静脉及二尖瓣 ≥ 5 mm。
（5）心房水平左向右分流或以左向右为主的分流。
（6）无其他需外科手术矫治的心内畸形。

（二）禁忌证

（1）ASD 合并严重肺动脉高压，出现明显的右向左分流。
（2）原发孔型 ASD。
（3）混合型 ASD。
（4）较大的下腔静脉型及上腔静脉型 ASD。
（5）超出封堵器适应范围的巨大 ASD。

三、临床表现

1. 症状

轻者无症状，一般可有心悸、气急、咳嗽、咯血，易患呼吸道感染，可发生阵发性心动过速、心房颤动，可发生栓塞，在晚期发生肺动脉高压和心力衰竭。

2. 体征

胸骨左缘第二肋间闻及（2～4）/6 级收缩期杂音，肺动脉瓣区第 2 心音亢进并有固定性分裂，可有收缩期喀喇音，三尖瓣区可有三尖瓣相对狭窄的短促低调舒张期杂音。

3. 特殊检查

（1）超声心动图：ASD 较大者可探查到房间隔回声中断，可显示右心室内径增大，超声造影可进一步证实缺损的存在，多普勒彩色血流显像可显示分流的部位，对判断高位、多发或小型缺损尤其有价值。
（2）X 线：胸部 X 线特征是肺血增多，肺门血管影粗大而搏动增强，肺动脉段凸出，主动脉结小，右心房、右心室增大。
（3）心电图：可呈不完全或完全性右束支传导阻滞，右心室肥大，电轴右偏。

四、治疗措施

尽管 ASD 的外科治疗病死率和病残率也已很低，介入治疗对减少或降低 ASD 的外科危险和病残率仍有明显的优势，最新改进的闭合器可减少并发症，降低残余分流。

五、介入治疗的护理技术

（一）术前护理

（1）完善术前的各项检查：如血常规、肝肾功能、电解质、凝血功能、传染病筛查、血型、心电图、超声心动图、胸部X线片等。

（2）术者向患者家属及监护人解释操作方法，术中配合事项，可能出现的并发症，征得患者家属及监护人的同意并签署《介入手术同意书》。全身麻醉的患者，家属及监护人还需签署《麻醉同意书》。

（3）术前做碘过敏试验。

（4）双侧腹股沟区备皮（范围：脐下至大腿中上1/3处）。

（5）小儿不合作需静脉复合麻醉者，术前禁食6 h，禁饮4 h。

（6）术前紧张的患者可使用镇静剂。

（7）建立静脉通道，左侧肢体留置针。

（二）术中护理

1. 药物准备

备好压力装置，备好急救药品、利多卡因、阿托品、多巴胺、稀释肝素1 000 U/mL（肝素盐水0.9% NaCl 500 mL+肝素1 250 U），若需麻醉遵医嘱备好全身麻醉及麻醉急救药品。

2. 用物器械准备

（1）常规右心导管全套设备。

（2）测量用球囊导管。

（3）封堵器及输送系统。

（4）器械准备：敷料包、器械包、监护仪、氧气设备，备除颤仪，若全身麻醉患者需备麻醉机。

（5）台上用物：6F动脉鞘1支、10 mL注射器2支、20 mL注射器2支、0.035″×145钢丝1根、0.035″×200超滑导丝1个、加硬钢丝1根、压力延长管1根、5F MPA造影管1个、11号刀片1个、塑料布2个、铅屏罩1个、球管罩1个。

3. 手术过程中的护理配合

（1）局部麻醉或全身麻醉下行右股静脉插管，向患者耐心解释，消除患者紧张情绪。

（2）静脉给肝素（成人男性kg×100 U，瘦弱女性kg×100 U×80%）。

（3）常规行右心导管检查，协助患者吸氧，指脉氧、心电监护。

（4）经胸超声时，要协助患者保暖，若经食管超声术前要禁饮，患者配合不好时，要适当休息。

（5）经超声证实封堵器位置合适后，松开输送器内芯将封堵器释放，撤回输送装置，撤出导管、鞘管。

（6）包扎伤口，沙袋压迫，回病房，嘱患者平卧12 h，制动解除后方可下床活动。

（三）术后护理

（1）术后24 h卧床休息，伤口局部加压包扎，沙袋压迫6~8 h。

（2）术后24 h内皮下给予低分子肝素（1次/12小时，共2次）。

（3）术后3天内静脉给予抗生素。

（4）术后24 h后开始口服阿司匹林（50~100 mg/d），服用4~6个月。

（5）术后第3天重复心脏X线、心电图及经胸超声（TTE）检查，观察封堵器位置，有无残余分流。

（6）术后3个月内避免剧烈活动，积极防治各种感染。

（7）术后1个月、3个月、6个月及1年常规随诊。

六、并发症及处理

1. 术中封堵器脱落

文献报告的发生率早期为0.7%，目前约0.4%，术中封堵器脱落与操作者的经验有关，发生时给予患者充分的肝素化，可尝试使用圈套器取出脱落的封堵器，如不能取出应及时移送外科手术室，以外科方法取出封堵器并闭合房间交通。

2. 术后残余分流

为 ASD 介入治疗常见的并发症，且多为少量分流，有血流动力学意义的残余分流发生率在 5% 以下。

3. 封堵器上血栓形成及血栓脱落

发生率很低，但后果较严重，可能造成重要脏器的血栓栓塞，术中及术后给予严格的肝素化及抗血小板药物治疗，可减少发生该并发症，如果发生，给予抗凝药物（肝素、华法林）后绝大多数血栓会消失，必要时可考虑溶栓治疗或手术取栓。

4. 冠脉气栓

多发生于替换输送鞘管或送入封堵伞时，因导管排气不良造成气栓，心电图表现为 ST 段抬高、心率减慢等，一旦发生停止操作，立即给予吸氧，并行内科处理，多能缓解。

5. 心脏及主动脉根部穿孔

此并发症非常少见，但后果较为严重，可能导致急性心脏压塞或主动脉－右心房瘘，严重者可危及患者生命，应积极考虑进行手术治疗。

6. 心律失常

部分患者术后早期可出现房性心律失常，考虑其可能与封堵器尚未完全固定、右心房搏动时刺激有关，多为房性期前收缩，偶发者可观察，频发者需药物治疗。

7. 心内膜炎

罕见，术后常规给予抗生素可预防其发生，一旦出现时，应给予大剂量抗生素治疗并行外科手术。

8. 与心导管术有关的并发症

此类并发症亦可见于其他心血管病的介入治疗中，包括术中一过性的心律失常、血管损伤、心脏大血管穿孔及术后伤口感染等，预防及处理方法与其他介入检查相同。

第三节　室间隔缺损的护理

一、概述

室间隔缺损（VSD）是指左右心室间隔的完整性破坏，导致了左右心室的异常交通，绝大多数为先天性，少数为后天性。它可单独存在，也可为复杂心内畸形的组成部分之一，如法洛四联症、完全性房室管畸形、大动脉转位、三尖瓣闭锁和永存动脉干。

后天性室间隔缺损包括外伤引起的室间隔破裂，急性心肌梗死伴发的室间隔穿孔，其通常为肌部缺损，后天 VSD 常因缺损口较大引起急性血流动力学障碍，死亡率很高。

二、介入治疗适应证

（1）膜周部 VSD。

①年龄通常≥3 岁，体重≥10 kg。

②对心脏有血流动力学影响的单纯性 VSD。

③VSD 上缘距主动脉右冠瓣≥2 mm。

④无主动脉右冠瓣脱入 VSD 及主动脉瓣反流。

（2）肌部 VSD，通常直径 >5 mm。

（3）外科术后残余分流。

（4）外伤性或急性心肌梗死后室间隔穿孔。

三、介入治疗禁忌证

（1）室间隔缺损有自然闭合趋势者。
（2）室间隔缺损合并严重的肺动脉高压和右向左分流而有发绀者。
（3）室间隔缺损局部解剖结构不适合进行介入治疗或缺损过大。
（4）室间隔缺损合并其他先天性心脏畸形不能进行介入治疗者。
（5）活动性心内膜炎，心内有赘生物，或引起菌血症的其他感染。
（6）出血性疾患。

四、治疗措施

（一）外科手术治疗

VSD 的治疗方法是施行手术修补缺损，手术疗效肯定，于术死亡主要发生在缺损大、肺动脉高压患者。如缺损较大，左至右分流量大，症状、心电图及 X 线变化明显，或肺动脉压有轻度至中度增高者，应及早手术治疗。缺损小，其面积 < 0.5 cm^2/m^2 体表面积，肺动脉压正常，左至右分流量小甚至心导管检查时血氧分析未能发现者无须手术。缺损甚大，其面积等于或大于主动脉瓣口的面积或 >1.0 cm^2/m^2 体表面积者，如左至右分流为主的尚可考虑手术治疗，如右至左分流为主的则属手术禁忌。手术宜在 2～14 岁间进行。

（二）内科治疗

主要是预防与治疗感染性心内膜炎及治疗心力衰竭。

（三）介入治疗方法

用血管穿刺的方法将特制导管及其装置由外周血管插入所需治疗的心血管腔内代替外科手术治疗的一种方法，已成为心血管疾病治疗方面的重要研究方向之一。

五、介入治疗的护理技术

（一）术前准备

（1）病史及体检、相关化验检查、心电图、X 线片、经胸超声心动图、术前谈话并签署知情同意书。
（2）备皮及碘过敏试验，抗血小板药。
（3）需要全身麻醉的儿童，术前 4 h 禁食、禁水。
（4）药品：备好压力装置，备好急救药品、利多卡因、阿托品、多巴胺、稀释肝素 1 000 U/mL（肝素盐水 0.9% NaCl 500 mL+ 肝素 1 250 U），造影剂 100 mL，若需麻醉遵医嘱备好全身麻醉及麻醉急救药品。
（5）器械：敷料包、器械包、直钳、监护仪、氧气设备，备除颤仪，若全身麻醉患者需备麻醉机。台上用物：6F、7F 或 8F 动脉鞘各 1 个、10 mL 注射器 2 支、20 mL 注射器 2 支、0.035″×145 钢丝 1 个、0.032″×260 超滑导丝 1 个、压力延长管 1 个、5F MPA 造影管 1 根、11 号刀片 1 个、VSD 封堵器及输送系统 1 个、塑料布 2 个、铅屏罩 1 个、球管罩 1 个、6F 猪尾导管 1 根、三通管 2 个、Y 接头 1 个、4F 猪尾导管 1 个、6FJR3.5 或 6FJR4 造影管 1 根、圈套器 1 个、高压注射筒 1 个。

（二）术中护理

（1）核对患者，协助患者到检查床，摆好体位，接心电、血压、指脉氧监测。
（2）协助消毒、铺巾、铺大单，连接压力监测仪，协助技师抽取造影剂，给地塞米松静脉推注，台上给肝素盐水。
（3）穿刺股动脉、股静脉，给予肝素（100 U×kg 体重）。
（4）用猪尾导管测左心室压→左心室造影→测量 VSD。
（5）用端孔或 JR 造影管或切割猪尾导管通过 VSD→导丝（0.032″×260）通过 VSD，观察心电变化。

（6）从股动脉送入鹅颈圈套器，将泥鳅导丝从 VSD 套入到右心室，股静脉→体外，建立动脉→VSD→静脉的动静脉轨道。

（7）根据测量值和超声选择合适的 VSD 封堵器及输送鞘。

（8）经股动脉送入鞘及输送伞，并释放 VSD 封堵器。

（9）造影及超声评价无误后，释放伞，回收输送鞘及钢缆。

（10）穿刺部位压迫止血包扎，回 CCU 或病房。

（三）术后护理

（1）穿刺侧沙袋压迫 6~8 h，卧床 24 h。

（2）术后肝素抗凝 24 h。

（3）临床及心电图监测，观察 5~7 天。

（4）术后 3 天内静脉给予抗生素。

（5）口服肠溶阿司匹林 3~4 mg/(kg·d) 6 个月。

（6）术后 24 h、1 个月、3 个月、6 个月及 12 个月以上复查经胸超声心动图、心电图及 X 线胸片。

六、并发症及处理

1. 束支传导阻滞

应用激素及营养心肌的药物，三度房室传导阻滞者可酌情安装临时或永久起搏器。

2. 封堵器脱落

异物钳夹取、外科手术。

3. 主动脉瓣或三尖瓣反流

若释放封堵器之前发生则收回封堵器，若释放封堵器之后发生应酌情手术处理。

4. 溶血

激素、碳酸氢钠，酌情输血；用异物钳取出封堵器或行外科手术。

5. 头痛

对症治疗。

第四节 肺动脉瓣球囊扩张术的护理

一、概述

肺动脉瓣狭窄（valvular pulmonary stenosis）是指左、右心室之间无交通（即室间隔完整），肺动脉瓣、瓣上或瓣下有狭窄。它是一种常见的先天性心脏病，占先天性心脏病的 8%~10%，居先天性心脏病各类型发病率的第 4 位。

典型的肺动脉瓣严重狭窄的患者其肺动脉瓣呈圆锥形，纤维性漏斗状瓣膜融合，向上突入肺动脉主干。从瓣膜的肺动脉端可看到三个等距离的缝痕，从瓣口呈放射状至肺动脉壁，引起肺动脉干狭窄后扩张。

肺动脉瓣狭窄的患者其主要病理生理表现是右心室的血液流出受阻，从而引起与狭窄程度成比例的右心室压力增高，由于室间隔完整，右心室压力可高于左心室压力，所以右心室的工作负荷比左心室还大，右心室肥厚以保持正常的心排血量。如果梗阻持续存在，压力持续增高，最终右心室扩大以致右心衰竭。由于肺动脉瓣狭窄的存在，肺动脉内压力正常或降低，在右心室与肺动脉之间形成压力阶差，当有卵圆孔未闭或房间隔缺损时，可产生心房水平的右向左分流，从而使患者发生发绀。

二、肺动脉瓣狭窄的分型

（一）解剖分型

Milo 等根据肺动脉瓣的局部解剖和右心室造影将单纯肺动脉瓣狭窄分为三种类型。

Ⅰ型：圆顶样肺动脉瓣狭窄，此型常见，占肺动脉瓣狭窄的 60%～70%，此型瓣膜交界缘融合瓣叶稍增厚，但瓣叶平滑有弹性，瓣口呈圆形，位于中央，造影见明显的射流征，肺动脉干狭窄后扩张。

Ⅱ型：肺动脉瓣发育不良型，肺动脉瓣叶明显增厚、坚硬、高低不平，可见隆起呈菜花样，造影见瓣叶水平不规则充盈缺损，无瓣口射流征及肺动脉干狭窄后扩张。

Ⅲ型：肺动脉瓣"沙漏样"畸形伴瓶样瓣窦，瓣口水平肺动脉瓣狭窄，瓣口偏离中心，瓣窦深。

（二）根据右心室压力高低分型

轻型：收缩期右心室压力 < 50 mmHg。

中型：收缩期右心室压力介于 50 mmHg 和低循环收缩压之间。

重型：收缩期右心室压力 > 左心室压力。

三、治疗措施

肺动脉瓣狭窄的治疗方法主要有以下几种。

（一）药物治疗

肺动脉瓣狭窄的药物治疗指那些重度狭窄而不能手术或介入治疗时的对症治疗。

（二）外科手术治疗

对不能接受介入治疗或介入治疗失败后的患者需实施外科手术治疗，可采取经心室肺动脉切开术或采用体外循环直视肺动脉瓣切开术。

（三）介入治疗

经皮球囊肺动脉瓣成形术（percutaneous ballon pulmonary valvuloplasty，PBPV），是穿刺股静脉将球囊导管置于狭窄的肺动脉瓣口，利用球囊扩张的机械力量使粘连的肺动脉瓣叶交界处分离，以解除或缓解瓣口狭窄程度。根据使用的球囊的不同可分为聚乙烯球囊和 INOUE 球囊法。1982 年 Kan 等首先报道经皮球囊肺动脉瓣成形术（PBPV）治疗单纯肺动脉瓣狭窄（PS），自 1985 年以来，该技术陆续在国内开展起来，经过多年来对 PBPV 的作用机制、适应证、方法学、手术前后的血流动力学、随访及大量临床应用研究表明，PBPV 安全、有效、简便、经济，现已成为治疗单纯 PS 的首选方法。

四、肺动脉瓣球囊扩张术适应证与禁忌证

（一）适应证

以下不受年龄及体重限制。

（1）Milo 分型为Ⅰ型：单纯性肺动脉瓣狭窄或同时合并有继发性流出道狭窄，右肺动脉之间收缩期跨瓣压力阶差 ≥ 30 mmHg。

（2）发育不良型肺动脉瓣狭窄，此型采用超大球囊行 PBPV 获得较满意的效果，为一般首先采用 PBPV，无效再行外科手术。

（3）严重肺动脉瓣狭窄伴心房水平右向左分流。

（4）婴幼儿法洛四联症有频繁缺氧发生，药物不能控制或病情严重者，或其他复杂先天性心脏病伴有肺动脉狭窄，暂时不能接受根治术者，采用 PBPV，行姑息治疗；其目的是延长患者生存时间，使患者生存至可以行根治手术时。

（5）肺动脉狭窄，外科手术后再狭窄。

（6）肺动脉闭锁者，可先用激光打孔或射频导管打孔后，再行球囊导管扩张术。

（二）禁忌证

（1）单纯肺动脉瓣狭窄但分型为 Milo Ⅲ型。

（2）肺动脉瓣发育不良，心血管造影显示瓣膜明显增厚，活动度差，无瓣膜窦，瓣上狭窄，无肺动脉干的狭窄后扩张。

（3）肺动脉瓣二叶畸形的肺动脉瓣狭窄。

（4）极严重的肺动脉瓣狭窄合并重度心力衰竭，应立即行外科手术。

（5）其他全身性原因不宜行心导管介入治疗者，如血小板减少等。

五、介入治疗的护理技术

（一）术前护理

（1）完善术前的各项检查：如血常规、肝肾功能、电解质、凝血功能、传染病筛查、血型、心电图、超声心动图、胸部X线片等。

（2）术者向患者家属及监护人解释操作方法，术中配合事项，可能出现的并发症，征得患者家属及监护人的同意并签署《介入手术同意书》；全身麻醉的患者，家属及监护人还需签署《麻醉同意书》。

（3）碘皮试。

（4）双侧腹股沟区备皮（范围：脐下至大腿中上1/3处）。

（5）小儿不合作需静脉复合麻醉者，术前禁食6 h，禁饮4 h。

（6）术前紧张的患者可使用镇静剂。

（7）建立静脉通道：左侧肢体留置针。

（二）术中护理

1. 药物准备

（1）常规药品：利多卡因、阿托品、多巴胺、地塞米松、肝素、非离子型造影剂。

（2）麻醉药品：咪达唑仑（力月西）、氯胺酮、芬太尼。

2. 用物、器械准备

（1）检测心电监护仪、除颤仪、临时起搏器、指脉氧监测、氧气罐、负压吸引器装置处于备用状态。

（2）无菌包类：器械包、敷料包。

（3）无菌物品。

①单球囊扩张用物：11号刀片1个、注射器（10 mL 2支，20 mL 2支）、普通钢丝（0.035″×145 cm）1个、8F动脉鞘1个、加硬钢丝（0.035″×200 cm）1根、三通管1根、高压注射筒1个、压力延长管（90 cm）1根、端孔造影导管1个、5F（或6F）猪尾造影导管1个、压力泵1个、塑料布2个、铅屏罩1个、球管罩1个、各种型号肺动脉球囊。

②Inove球囊扩张用物：11号刀片1个、注射器（10 mL 2支，20 mL 2支）、普通钢丝（0.035″×145 cm）1个、8F动脉鞘1个、加硬钢丝（0.035″×200 cm）1根、三通管1根、高压注射筒1个、压力延长管（90 cm）1个、Inove套件（游标卡尺、螺口注射器、左房钢丝、扩张器、金属延伸器）。

3. 路径局部麻醉或全身麻醉下穿刺股静脉，置入鞘管

（1）经鞘管送入MPAI导管：腹主静脉→下腔静脉。

（2）经鞘管送入PIG导管：腹主静脉→下腔静脉。

（3）经鞘管送入肺动脉球囊：腹主动脉→下腔静脉。

4. 手术过程中的护理

（1）交接患者：患者至介入中心后核对患者姓名、床号、输液情况、手术同意书、碘皮试、备皮、各项检查结果，全身麻醉患者注意交接禁饮、禁食情况。

（2）患者准备：协助患者平卧于导管床上（全身麻醉患儿应固定好四肢），做好患者的心理护理，消除其紧张、恐惧心理，协助给予氧气，无创血压，指脉氧，心电、压力监测。

（3）协助医生消毒铺巾，穿手术衣。

（4）局部麻醉或全身麻的情况下穿刺股静脉置鞘管，静脉给予肝素（成人kg×100 U，小儿或瘦弱

女性 kg×100 U×80%）。

（5）右心导管检查：将端孔导管经鞘管送至右心房、右心室、肺动脉，行常规右心导管检查获取术前生理资料。①右心房压力。②肺动脉与右心室压力及压差，记录由肺动脉干至右心室的连续压力。

（6）右心室造影：将猪尾导管放置于右心室心尖部造影，显示肺动脉瓣狭窄处独有的射流征，测量瓣环直径，并观察右心室流出道是否狭窄和是否有狭窄后肺动脉扩张，显示肺动脉及分支有无狭窄。

（7）球囊扩张。

①单球囊扩张：将加硬钢丝沿着端孔导管送至肺动脉干及肺动脉，撤去导管，根据选用球囊的大小选择大小适宜的扩张管扩张股静脉穿刺口，以便球囊顺利插入。球囊通常选择比瓣环直径大20%～40%的球囊。插入前检查有无破损及漏气，并用稀释的造影剂驱除球囊管腔内的空气，沿加硬钢丝送入球囊导管至肺动脉，使球囊中部固定于肺动脉瓣狭窄处，扩张球囊，推注1：3或1：4稀释的造影剂使球囊充盈直至球囊的腰部切迹消失，充盈状态持续数秒或立即回抽造影剂使球囊排空，通常从开始扩张球囊至吸瘪球囊的时间小于10 s，以减少右心室流出道血流中断时间过长引起的血流动力学改变。如此重复数次，每次间隔3～5 min，如扩张后效果不满意，可换用更大的球囊进行扩张，直至球囊扩张时无"腰形切迹"出现，狭窄解除后，撤出球囊导管，重复右心室造影，测肺动脉瓣上及瓣下压差。

② Inove球囊法：Inove球囊相对短且柔软、较易定位，充盈时不会滑动，可通过调节球囊内造影剂的量而调节球囊直径的大小达到顺利扩张的效果，球囊充盈及排空较快，对重度肺动脉瓣狭窄的即刻疗效优于单球囊法，主要用于肺动脉瓣狭窄处很硬、难以扩张时及重度肺动脉瓣狭窄的患者，其操作方法同单球囊扩张。

③拔除导管、鞘管，压迫穿刺部位，止血后加压包扎，沙袋压迫送CCU。

5. 即刻疗效的评价

PBPV良好的即刻效果已得到肯定，手术中通常采用三个指标来判断手术是否成功：跨肺动脉瓣压力阶差（△P）下降，此为主要指标，Negent认为术后△P ≤ 25 mmHg为效果优，AP 25～50 mmHg为良，>50 mmHg为差，目前大多采用术后即刻△P ≤ 36 mmHg作为首次PBPV成功的指标。

6. 麻醉及术中的护理

（1）肺动脉瓣球囊扩张的患者在局部麻醉下可耐受，而新生儿、儿童不能配合手术者，严重肺动脉瓣狭窄并伴有发绀者，由于经过瓣膜的血流低，患者不能耐受突然升高的后负荷，即使是几秒钟也不行，因此必须采用全身麻醉加以呼吸支持及稳定循环状态。

（2）麻醉前除准备好麻醉的药品以及气管插管器械外，还必须准备好必要的心血管活性药物、抗心律失常药，也应准备好血制品及容量扩张剂，除颤仪等处于备用状态。

（3）术中严密监测血压、心电图、血氧饱和度，这对了解患者血流动力学改变及指导医生及麻醉处理很有帮助，术中出现生命体征的异常应随时告知医生及麻醉师，积极配合处理及纠正血流动力学的变化。

（4）扩张过程中心排血量会急剧下降引起低血压，心动过缓，氧饱和度和呼气末CO_2下降，扩张前应保持循环容量稳定，氧饱和度100%，呼吸通畅，输液管道通畅，抢救药品准备充分，扩张时如血压下降应给予多巴胺泵入、静推，心动过缓给予阿托品，氧饱和度难以维持应给予全身麻醉气管插管等对症处理。

（5）术中加强呼吸管理，防止通气不足或过度避免缺氧或CO_2蓄积，并通知术者及麻醉师，立即抽空球囊，恢复右心室流出道血流，积极配合抢救。

（三）术后护理

（1）穿刺侧肢体制动12 h，平卧12 h，局部沙袋压迫4 h，嘱患者不宜屈腿（穿刺侧）、不宜抬头，以免穿刺部位出血。

（2）密切注意穿刺侧足背动脉搏动情况，有无血肿、渗血及下肢水肿等情况。

（3）用抗生素。

（4）术后伴左心室流出道反应性狭窄者，给予β受体阻滞剂口服3～6个月。

（5）术后 24 h 复查超声心动图（了解跨肺动脉瓣压差），术后 6 个月、12 个月等定期复查超声心动图。

六、并发症及处理

1. 血管并发症

血栓、股静脉闭塞、静脉撕裂和出血等是常见的血管并发症，成人较少，儿童较多。年龄越小，血管并发症发生率越高，多与操作粗暴、球囊大小选择不适当有关。因而操作时要细心，动作轻柔，术中应用半量肝素（250 U/kg 左右），球囊大小选择适当，如年龄小则可选择双球囊。

2. 心律失常

（1）房性、室性心律失常：术中较常见，由导管刺激心房壁、心室壁或在充盈球囊阻断右心室流出道时产生，大多为一过性的，将导管撤离即可消失，因此术中操作轻柔，减少刺激心房和心室壁，缩短操作时间可减少此并发症的发生。

（2）心动过缓：多在球囊扩张时出现，多为一过性，随着球囊的抽吸而消失，必要时可静推阿托品。

（3）房室传导阻滞：少见，多为球囊过长或过大，扩张时造成右心室及流出道内膜下缺血而影响传导功能，大多为一过性的，停止操作可恢复正常，术中选择大小适当的球囊是避免此并发症的关键。

3. 肺动脉瓣关闭不全

是 PBPV 术常见的并发症，主要与球囊直径大小有关，避免选择直径过大的球囊是避免此并发症的关键。

4. 三尖瓣关闭不全和右心衰竭

少见，多由于操作粗暴、球囊过长所致，严重者导致急性右心衰竭需行外科手术。

5. 血压下降、意识丧失、发绀、抽搐、呼吸困难

球囊充盈扩张肺动脉瓣时右心室流出道被完全阻断的时间过长，右心室收缩压急剧上升，动脉血压即下降，多为一过性，立即排空球囊可恢复。

6. 心脏穿孔及肺动脉损伤

少见，多发生在婴幼儿患者及肺动脉瓣严重狭窄者，由于瓣口过小，导管不易通过，操作粗暴时出现，主要表现为心脏压塞的症状、体征，术中或术后血压持续下降，一般心包穿刺引流可缓解症状，仍不能控制时需行外科手术。

第四章 神经与精神疾病的护理

第一节 短暂性脑缺血发作的护理

短暂性脑缺血发作（transient ischemic attack，TIA）是颈动脉系或椎-基底动脉系统血管供血不足，导致突发短暂性、可逆性脑缺血及相应供血区的神经功能障碍。每次发作持续数分钟至 1 h，通常在 24 h 内完全恢复，常反复发作。近期频繁发作的 TIA 是脑梗死的特级警报，应引起高度重视。

一、病因与发病机制

关于本病的病因和发病机制，目前仍有争论，但主要的病因是动脉粥样硬化导致的动脉狭窄。也可能由于其他如心脏病、血液成分改变、血流动力学改变、心功能障碍、高凝状态等多种因素有关。发生机制主要是小动脉发生微栓塞所致，此外脑内血管痉挛也参与发病环节。

二、护理评估

（一）健康史

询问有无动脉粥样硬化、动脉狭窄、高血压、风湿性心瓣膜病、冠状动脉粥样硬化性心脏病、糖尿病等病史，发病前有无血压明显升高、急性血压过低、急剧头部转动和颈部过伸、严重失水等血流动力学改变的情况。询问患者有无烟酒嗜好及不良饮食习惯，有无本病的家族史。

（二）身体状况

TIA 多发于 46～70 岁，男性多于女性。突然起病，表现为脑组织某一局部的神经功能缺失，历时短暂，持续数分钟或十余分钟缓解。无后遗症，可反复发作。每个患者的局灶性神经功能缺失症状常按一定的血管支配区而反复出现。临床上常将 TIA 分为颈动脉系统 TIA 和椎-基底动脉系统 TIA 两大类。

1. 颈动脉系统 TIA

以单侧肢体无力或不完全性偏瘫，感觉异常或减退为常见症状。短暂的单眼一过性黑蒙是颈内动脉分支眼动脉缺血的特征性症状。优势半球（常为左侧）缺血时，可有失语症，对侧同向偏盲较少见。

2. 椎-基底动脉系统 TIA

以阵发性眩晕、平衡障碍为常见症状，一般不伴耳鸣，可出现复视、眼球震颤、构音障碍、吞咽困难、共济失调等。其特征性症状为跌倒发作（患者扭头时下肢突然失去张力而跌倒，无意识丧失）和短暂性全面性遗忘症（短时间记忆丧失，持续数十分钟）。

（三）辅助检查

1. CT 和 MRI

多数无阳性发现。恢复几天后，MRI 可有缺血改变。

2. TCD

了解有无血管狭窄及动脉硬化的程度。VBI 患者早期可发现脑血流量异常。

3. 单光子发射计算机断层扫描（SPECT）

脑血流灌注显像可显示血流灌注减低区，发作和缓解期都可发现异常。

4. 其他

血生化检查、血液成分或血液流变学检查等。

（四）心理社会状况

由于TIA发作时出现短暂神经功能缺失且反复发作，患者担心预后，长期精神紧张、焦虑抑郁。

三、护理诊断及合作性问题

1. 知识缺乏

缺乏本病的防治知识。

2. 潜在并发症

脑卒中。

3. 有受伤的危险

与突发眩晕、复视、平衡失调有关。

四、治疗原则

消除病因，减少及预防复发，保护脑功能，防止脑梗死发生。对于偶尔发作一次者，不论何种病因，都应看作是永久性卒中的重要危险因素，它是脑卒中一个先兆和警报，应进行适当的药物治疗。对于频繁发作者，应视为神经科急诊处理，治疗原则是应尽早、尽快地控制其发作和进展。

1. 病因治疗

病因明确者，应针对病因进行积极治疗。动脉粥样硬化、高血压、高脂血症、糖尿病、心脏病等，需消除微栓子来源和血流动力学障碍。注意防止颈部活动过度等诱因。

2. 药物治疗

（1）抗血小板凝集剂：能减少微栓子的发生，目前对预防有肯定疗效。①阿司匹林：50～100 mg/d，晚餐后服用。②氯吡格雷：可单独应用或与阿司匹林联合应用。

（2）抗凝治疗：对频发的TIA，或发作持续时间长，每次发作症状逐渐加重，同时又无明显的抗凝治疗禁忌者应早期进行抗凝治疗，如应用肝素、华法林等，目前低分子肝素的副作用较小，临床多用。

（3）钙通道阻滞剂：可扩张血管，防止脑血管痉挛，抑制血小板聚集。常用药物有氟桂利嗪、尼莫地平等，但不宜长期使用。

（4）其他：低分子右旋糖酐静脉滴注，可扩充血容量，改善微循环。

五、护理目标

（1）能说出本病的防治知识。

（2）不发生脑卒中。

（3）知晓引起受伤的危险因素，未发生外伤。

六、护理措施

1. 一般护理

让患者了解肥胖、抽烟、酗酒及饮食因素与脑血管病的关系，指导患者进低盐、低脂、低胆固醇、充足蛋白质和丰富维生素的饮食，多吃蔬菜、水果，戒烟酒，忌辛辣、油炸食物，避免过度饥饿和暴饮暴食。

2. 病情观察

密切观察患者生命体征的变化。观察TIA有无发作，发作的次数，每次发作持续的时间。帮助患者寻找和去除自身危险因子。

3. 用药护理

指导患者按医嘱正确服药，不得随意停药或换药。告知患者每种药物的作用、不良反应及注意事项。在使用抗凝剂治疗时，应密切观察有无出血倾向，有少数患者可出现全身出血及青紫斑，个别患者有消化道出血，应及时报告医师并给予积极治疗。

4. 心理护理

评估患者的心理状态，了解患者及家属的思想顾虑，详细告知本病的病因、常见症状、防治知识及自我护理方法。帮助其消除恐惧心理，树立与疾病斗争的信心。积极治疗相关疾病，改变不良生活方式，建立良好的生活习惯。

七、健康教育

（1）按医嘱正确服药，积极治疗已有的高血压、动脉硬化、心脏病、糖尿病、高脂血症和肥胖症等，经常保持心情愉快，情绪稳定。

（2）合理饮食，宜进低盐低脂、充足蛋白质和维生素的食物，限制动物油脂的摄入，戒烟酒，荤素搭配。

（3）生活起居规律，坚持适当的体育锻炼和运动。避免精神紧张及操劳过度，尤其是经常发作的患者，应避免重体力劳动和单独外出。扭头或仰头动作不宜过急，幅度不要太大，以防疾病发作时跌伤。

（4）应避免各种引起循环血容量减少、血压降低的因素，如大量呕吐、腹泻、高热、大汗等，以防血液浓缩而诱发脑血栓的形成。

（5）使患者认识到此病的危害性，发现肢体麻木、无力、头晕、头痛、复视、突然跌倒应引起重视，及时就医。

第二节　脑梗死的护理

脑梗死（cerebral infarction，CI）又称缺血性脑卒中（ischemic stroke），是指局部脑组织由于缺血而发生坏死所致的脑软化。在脑血管病中最常见，约占全部脑卒中的70%。脑梗死临床上常见的类型有脑血栓形成、脑栓塞和腔隙性脑梗死。

一、脑血栓形成

脑血栓形成（cerebral thrombosis，CT）是脑血管疾病中最常见的一种，指颅内外供应脑部的动脉血管壁粥样硬化导致血管增厚，管腔狭窄闭塞和血栓形成，引起脑局部血液供应减少或供血中断，致某一血管供血范围内的脑组织缺血缺氧软化坏死，临床上产生相应的神经系统症状和体征。

（一）病因与发病机制

1. 病因

脑血栓形成最常见的病因是脑动脉粥样硬化，若同时伴有高血压，两者相互影响，使病情加重。高脂血症、糖尿病可加速脑动脉硬化的进展。另外，各种动脉炎、先天性血管狭窄、肿瘤、血液高凝状态均可引发该病。

2. 发病机制

在动脉粥样硬化、高脂血症等病因基础上，使脑血管受损，管壁粗糙，管腔狭窄，当血缓慢、血压下降时，胆固醇易沉积于内膜下层，引发血管壁脂肪透明变性，进一步纤维增生，动脉变硬，管壁厚薄不匀，使血小板及纤维素等血中有形成分沉着，形成血栓。血栓逐渐增大，最终完全闭塞。缺血区脑组织因血管闭塞的快慢、部位及侧支循环代偿的程度不同，出现梗死的范围、程度也不同。常见于颈内动脉和椎-基底动脉系统任何部位，动脉分叉处多见。

（二）护理评估

1. 健康史

询问有无颈动脉狭窄、高血压、高脂血症、糖尿病及TIA等病史，TIA发作的频率与表现形式，有无进行系统、正规的治疗，目前的用药情况。询问患者有无烟酒嗜好、不良饮食习惯及缺乏体育锻炼，有无家族脑卒中病史。

2. 身体状况

本病好发于50～60岁以上中老年人，动脉粥样硬化者老年人居多，且伴有高血压、冠心病或糖尿病，年轻发病者以各种原因的脑动脉炎多见。病前可有头昏、头痛、肢体麻木、无力等前驱症状，约1/4的患者曾有TIA史。多数在安静休息或睡眠时发病。神经缺失症状通常在1～2日内达到高峰。患者大多意识清楚或有不同程度的意识障碍。脑干梗死者，生命体征一般无明显改变，神经系统体征视脑血管闭塞的部位及脑梗死范围而异，若颈内动脉系血栓形成可出现病变对侧偏瘫、偏身感觉障碍、同侧单眼一过性失明、失语（优势半球受累）等症状；椎-基底动脉系血栓形成多有交叉瘫或感觉障碍、共济失调、吞咽及发音困难等症状。临床类型有以下几种。

（1）可逆性缺血性神经功能缺失（RIND）：神经功能缺失症状较轻，但持续超过24 h，在1～3周内完全恢复，不留后遗症。

（2）完全性卒中：神经功能缺失症状体征较严重，进展较迅速，起病6 h内病情达高峰，为完全性偏瘫，甚至出现昏迷。

（3）进展性卒中：神经功能缺失症状较轻，但呈阶梯式加重，在48 h内仍不断进展，直至出现神经功能缺损，严重者可引起颅内压增高、昏迷、死亡。

3. 辅助检查

（1）血生化、血液流变学检查、心电图等。

（2）脑脊液检查：多正常。大面积梗死时压力可增高。

（3）CT检查：是最常用的检查。早期多无改变，24～48 h后梗死区出现低密度梗死灶。脑干和小脑梗死CT常显示不佳。

（4）MRI：可早期显示缺血组织的大小、部位，甚至可显示皮质下、脑干和小脑的小梗死灶。

（5）DSA：脑血管造影可显示血栓形成部位、程度及侧支循环，但不作为脑梗死的常规检查。

4. 心理社会状况

由于本病可出现肢体瘫痪或失语，且恢复时间较长、见效不快，还可能留有后遗症，加上长期的康复治疗会给患者家庭生活和工作带来影响，精神及经济负担加重，故应评估患者及照顾者对本病的认识程度、家庭条件与经济状况、社区就医环境、患者的心理反应、家属对患者的关心程度及对本病的治疗支持情况。

（三）护理诊断及合作性问题

1. 躯体移动障碍

与脑血管闭塞，脑组织缺血、缺氧使锥体束受损导致肢体瘫痪有关。

2. 吞咽障碍

与意识障碍或延髓麻痹有关。

3. 语言沟通障碍

与病变累及大脑优势半球、语言中枢受损有关。

4. 焦虑

与偏瘫、失语或担心医疗费用等有关。

5. 有失用综合征的危险

与意识障碍、偏瘫、长期卧床有关。

（四）治疗原则

1. 急性期治疗

（1）超早期溶栓治疗：脑血栓形成后，关键在发病3～6 h以内的超早期，尽快恢复缺血区的血液供应，挽救"缺血区半暗带"。迅速进行溶解血栓治疗，使血管尽快再通，挽救未完全死亡的脑细胞，缩小梗死灶。常用的溶栓药物有尿激酶、链激酶、组织型纤溶酶原激活剂（t-PA），乙酰化纤溶酶原激活剂复合物（APSAC）等。使用溶栓药物前首先须经头部CT证实无出血灶，并应监测出凝血时间、凝血酶原时间等。

（2）调整血压：患者在急性期的血压应维持在比发病前稍高的水平，除非血压过高（收缩压>220 mmHg），一般不使用降压药物，切忌过度降压使脑灌注压降低，导致脑缺血加剧，加重脑梗死。血压低者可通过补液或给予适量升压药物提升血压，如多巴胺等。

（3）防治脑水肿：当梗死范围大或发病急骤时可引起脑水肿，加剧脑组织的缺血、缺氧，导致脑组织坏死，应尽早防治。发病48 h至5天为脑水肿高峰期。如患者意识障碍加重，出现颅内压增高症状，应进行降低颅内压治疗。常用20%甘露醇125~250 mL快速静滴，不可使用呋塞米、10%白蛋白等。发病期7~24 h内尽量避免葡萄糖静滴（可能会加重半暗区的脑损害）。

（4）抗凝治疗：主要用于进展性脑梗死患者，防止血栓继续进展，因抗凝治疗有并发出血的不良反应，故必须严格掌握适应证、禁忌证，对出血性梗死或有高血压者均禁用抗凝治疗。

（5）改善微循环：低分子右旋糖酐可降低血液黏度，并有抗血小板聚集作用，从而改善微循环，每日500 mL静滴，10~15天一疗程，有出血倾向、颅内压增高、心功能不全者禁用。

（6）脑保护治疗：通过降低脑代谢、干预缺血引发的细胞毒性机制减轻脑损伤。脑保护剂包括自由基清除剂（过氧化物歧化酶、维生素E和维生素C等）、阿片受体阻断剂纳洛酮、钙通道阻断剂（尼莫地平、胞磷胆碱）等。早期（<2 h）还可用头部亚低温治疗。

（7）高压氧舱治疗：为神经组织的再生和神经功能的恢复提供良好的物质基础。脑血栓形成患者若呼吸道没有明显的分泌物，呼吸正常，无抽搐以及血压正常者，宜尽早配合高压氧舱治疗。

（8）抗血小板聚集治疗：见本节短暂性脑缺血发作。

（9）脑代谢活化剂：可用三磷腺苷、细胞色素C、胞磷胆碱、辅酶A等。

2. 康复治疗

康复的治疗主要是促进神经功能的恢复，应早期进行，要求患者、医护人员、家属均应积极系统地进行患肢运动和语言功能等的训练和康复治疗，应以起病到恢复期，贯穿于医疗和护理的各个环节和全过程。

（五）护理目标

（1）能适应卧床或生活自理能力降低的状态，能配合进行肢体功能康复训练，躯体运动能力逐步恢复正常。

（2）能配合吞咽功能康复训练，掌握进食的恰当方法，维持正常的营养供应，吞咽功能逐步恢复正常。

（3）能采取有效的沟通方式表达自己的需要和情感，能配合进行语言功能康复训练，语言表达能力逐步恢复正常。

（4）情绪稳定，生活需要得到满足，舒适感增强。

（5）能描述导致失用综合征的可能原因并积极地采取应对措施。

（六）护理措施

1. 一般护理

（1）体位：中、重度患者应安排在卒中单元治疗。

（2）饮食护理：给低盐、低脂饮食，若有吞咽障碍者可使用流质或半流质饮食，必要时采用鼻饲法。

（3）生活护理：急性期绝对卧床休息，取平卧位，以保证有较多的血液供给脑组织。协助卧床患者完成日常生活护理如穿衣、洗漱、如厕等。保持皮肤清洁、干燥，及时更换衣服、床单等，指导患者学会配合或使用便器，保持大小便通畅和会阴部清洁。将日常用品和呼叫器置于易取拿的地方，方便患者随时取用。

2. 病情观察

密切观察病情变化，如患者再次出现偏瘫或原症状加重等，应考虑是否原梗死灶扩大及合并颅内出血，立即报告医师。定时监测生命体征和意识、瞳孔的变化，使血压维持在略高于病前水平。若发现颅内压增高症状，按医嘱快速静脉滴注脱水剂。

3. 用药护理

脑血栓形成患者常联合应用溶栓、抗凝、血管扩张药及脑代谢活化剂等多种药物治疗，护士应了解各类药物的作用、不良反应和注意事项。如用溶栓、抗凝药物时，应注意药物剂量，监测出凝血时间、凝血酶原时间，有无牙龈出血、皮疹、皮肤出血、黑便等出血倾向。使用甘露醇时，观察有无血尿或无尿等肾损害，注意尿常规及肾功能检查。

4. 康复护理

给患者讲解早期活动的必要性和重要性，教会患者保持关节的功能位置，防止关节变形而失去正常功能。对瘫痪者应每 2~3 h 翻身一次，翻身时做一些主动或被动的肢体锻炼，注意强度适宜，循序渐进，持之以恒。教会患者及家属锻炼和翻身技巧，训练患者平衡和协调能力。对于语言沟通障碍的患者应指导其进行简单而有效的交流技巧，加强语言功能的训练。

5. 心理护理

患者因偏瘫、失语会产生自卑、消极心理。生活不能自理，再加上语言交流障碍，患者情绪急躁，会使血压升高，病情加重。护士应主动关心、开导患者，同时叮嘱家属给予患者物质和精神上的支持，鼓励或组织病友间交流经验，树立其战胜疾病的信心。

（七）健康教育

1. 积极防治

高血压、糖尿病、高脂血症、冠心病、肥胖症等，定期做健康检查，早发现早治疗。

2. 日常饮食

忌烟酒，合理饮食，以低盐、低脂、高维生素为宜，多吃芹菜、山楂、香蕉、海带、大枣、豆类、食醋等。

3. 日常生活

起居规律，克服不良嗜好。老年人在日常睡醒时不要急于起床，最好静卧 5~10 min 后缓慢起床，以防直立性低血压致脑血栓形成。平时适度参加一些体育活动，以促进血液循环。

4. 自身恢复

教会患者本病的康复治疗知识和自我护理方法，鼓励患者做力所能及的事情，不要过分依赖家人，多参加一些有益的社会活动。

二、脑栓塞

脑栓塞（cerebral embolism）是指各种栓子（血流中异常的固体、液体、气体）随血液循环进入脑动脉，造成血流中断而引起相应供血区的脑功能障碍。只要产生栓子的病源不消除，脑栓塞就有复发的可能。

（一）病因与发病机制

脑栓塞的栓子来源分为心源性、非心源性、来源不明性 3 大类。

1. 心源性

心源性是脑栓塞最常见的原因，约一半以上为风湿性心脏病二尖瓣狭窄合并心房颤动。其他心脏病如亚急性细菌性心内膜炎瓣膜上的炎性赘生物易脱落。心肌梗死或心肌病时，心内膜病变形成的附壁血栓脱落均可形成栓子。

2. 非心源性

非心源性常见为主动脉弓及其发出的大血管动脉粥样硬化斑块与附着物脱落、败血症或肺部感染性脓栓、脂肪栓子、气体栓子、癌性栓子、寄生虫虫卵栓子、异物栓子等均可引起脑栓塞。

3. 来源不明性

约 30% 的脑栓塞不能明确原因。

（二）护理评估

1. 健康史

询问有无风湿性心脏病二尖瓣狭窄合并心房颤动、亚急性细菌性心内膜炎、心肌梗死、心肌病、动脉粥样硬化、败血症等病史。

2. 身体状况

脑栓塞的发病年龄不一，风湿性心脏病引起者以中青年为多，冠心病及大动脉病变引起者以中老年居多。起病急骤，是脑栓塞的主要特征，在数秒或很短的时间内症状发展到高峰。常见的症状有局限性抽搐、偏盲、偏瘫、偏身感觉障碍、失语等，意识障碍较轻且恢复较快，严重者可突发昏迷、全身抽搐，因脑水肿或颅内出血形成脑疝而死亡。

3. 辅助检查

（1）脑CT检查：一般于24~48 h后出现低密度灶。病程中如低密度区中有高密度影，则提示为出血性梗死。

（2）X线胸片检查：有助于发现引起栓塞的病因。

（3）脑脊液检查：感染性梗死者脑脊液中白细胞增加，出血性梗死者可见红细胞，脂肪栓塞时可见脂肪球。

（4）颈动脉和主动脉超声检查：可发现有不稳定斑块。

（三）心理社会状况

见本节"脑血栓形成"相关内容。

（四）护理诊断及合作性问题

见本节"脑血栓形成"相关内容。

（五）治疗原则

脑栓塞的治疗包括脑部病变及引起栓塞的原发病两方面。脑部病变的治疗与脑血栓形成相同；因心源性脑栓塞的出血性梗死区极易出血，所以抗凝治疗必须慎用，即使使用也应待急性期过后为宜。原发病的治疗主要在于根除栓子来源，防止脑栓塞复发。因此防治心脏病等各种原发病是预防脑栓塞发生的一个重要环节。

（六）护理目标

见本节"脑血栓形成"相关内容。

（七）护理措施

见本节"脑血栓形成"相关内容。

（八）健康教育

见本节"脑血栓形成"相关内容。

第三节　脑出血的护理

脑出血（cerebral hemorrhage）是指原发性非外伤性脑实质内的出血。多发生于55岁以上的中老年人，发生在大脑半球者占80%，仅有少数发生在脑干和小脑，是死亡率和致残率最高的一种常见病。

一、病因与发病机制

1. 病因

高血压和动脉粥样硬化是脑出血最常见的病因，多数病例高血压和脑动脉粥样硬化并存。另外颅内动脉瘤、脑内动静脉畸形、脑动脉炎、血液病、抗凝及溶栓治疗等均可并发脑出血。

2. 发病机制

脑出血的发病多是在原有高血压和脑血管病变的基础上，当用力和情绪激动时，使血压骤升所致，其发病机制可能与以下因素有关。

（1）高血压使脑小动脉形成微动脉瘤，后者可能破裂引起出血。

（2）高血压引起脑小动脉痉挛，造成其远端脑组织缺氧、坏死，发生出血和脑水肿。

（3）脑动脉外膜及中层较薄弱，缺乏外弹力层，易破裂出血。

（4）大脑中动脉与其所发生的深穿支-豆纹动脉呈直角，后者又由动脉主干直接发出一个小分支，所以豆纹动脉所受的压力高，且此处也是微动脉瘤多发的部位，因此当血压骤然升高时，豆纹动脉出血最常见，从而导致内囊附近出血。

二、护理评估

（一）健康史

询问有无高血压、动脉粥样硬化、颅内动脉瘤、脑内动静脉畸形、脑动脉炎、血液病病史，有无抗凝及溶栓治疗史，有无家族脑卒中病史，了解患者的性格特点、生活习惯与饮食结构。

（二）身体状况

1. 症状

55岁以上中老年高血压患者，在活动或情绪激动时突然发病，迅速出现意识障碍、偏瘫、失语等局灶性神经缺失症状应首先想到脑出血的可能。发病前常无预感，少数有头昏、头痛、肢体麻木和口齿不清等前驱症状。多在情绪紧张、兴奋、排便用力时发病，少数在静态发病，气候变化剧烈时发病较多。起病突然，往往在数分钟至数小时内病情发展至高峰。急性期多表现为突然头痛、呕吐、偏瘫、失语、意识障碍、大小便失禁等。呼吸深沉带有鼾声。重者则呈潮式呼吸或不规则呼吸，脉搏缓慢有力。深度昏迷时四肢呈弛缓状态，局灶性神经体征不易确定。若昏迷不深，查体时可能发现轻度脑膜刺激症状及局灶性神经受损体征。

2. 体征局灶性神经体征

因脑出血的部位及出血量不同，临床症状和体征也不同，常见的临床类型如下。

（1）内囊出血：因病变累及内囊，典型病例可见"三偏"症状，即出血灶对侧肢体偏瘫、偏身感觉障碍和同向偏盲。内囊出血患者常有头和眼转向出血病灶侧，呈"凝视病灶"状，若出血在优势半球可有失语。大量出血时，可出现意识障碍，也可引起脑疝甚至死亡。急性期腱反射消失，数日后瘫痪肢体肌张力增强，腱反射亢进，出现病理反射。

（2）脑叶出血：常出现头痛、呕吐、失语症、视野异常及腹膜刺激征，癫痫发作较常见，昏迷较少见。其中顶叶出血最常见，可见偏身感觉障碍、空间构象障碍。

（3）脑桥出血：常先从一侧脑桥开始，表现为交叉性瘫痪，头和眼转向非出血侧，呈"凝视瘫肢"状。出血后迅速波及两侧，出现双侧面部和肢体均瘫痪，瞳孔缩小呈"针尖样"，为脑桥出血的特征性症状。呕吐咖啡样胃内容物，中枢性高热及呼吸障碍等。病情迅速恶化，多数在48 h内死亡。

（4）小脑出血：多数小脑出血发生在一侧小脑半球，表现为一侧后枕部剧烈头痛、眩晕、频繁呕吐、病侧肢体共济失调，有脑神经麻痹、眼球震颤等症状，可无肢体瘫痪。

（5）脑室出血：多为继发性。由于丘脑出血后破入到侧脑室，小脑出血和脑桥出血破入到第四脑室而引起。早期出现偏瘫，随后高热昏迷，预后不良。

（三）辅助检查

1. 实验室检查

急性期和并发感染时外周白细胞数常增高，血糖及血尿素氮可增高；有轻度蛋白尿和尿糖；脑脊液压力增高，多为血性。

2. 其他检查

头颅CT示脑内高密度灶。MRI检查可早期发现出血的部位、范围、出血量是否破入脑室；起病24 h内进行脑超声探测，能发现脑中线波移位，有助于脑出血的诊断。

（四）心理社会状况

患者突发肢体残疾或瘫痪卧床，生活需要依赖他人，可能产生焦虑、恐惧、绝望等心理反应，应了解患者及家属对本病的病因、病程经过、防治知识及预后的了解程度，能否接受偏瘫失语需要照顾的现状；了解家庭成员组成、家庭环境及经济状况；了解家属对患者的关心支持程度等。

三、护理诊断及合作性问题

1. 意识障碍

与脑出血有关。

2. 潜在并发症

脑疝、消化道出血、坠积性肺炎、泌尿系统感染。

3. 生活自理缺陷

与偏瘫、意识障碍有关。

4. 有皮肤完整性受损的危险

与长期卧床、意识障碍、运动障碍有关。

5. 语言沟通障碍

与语言中枢功能受损有关。

6. 有失用综合征的危险

与意识障碍、运动障碍、长期卧床有关。

四、治疗原则

急性期治疗原则是：防止再出血，降低颅内压和控制脑水肿，维持生命功能，防止并发症，降低死亡率和致残率。

1. 调控血压

颅内压增高时为了保证脑组织的代偿反应。脑出血患者的血压一般比平时高，当颅内压下降时血压随之下降，因此脑出血急性期一般不需使用降压药。若收缩压超过 200 mmHg 或者舒张压超过 120 mmHg，可适当给予温和的降压药，降压不宜过快过低。

2. 控制脑水肿

脑出血发生后由于脑实质内突然出现血肿的占位效应，引起脑室受压，中线结构移位，颅内压急剧升高，可出现脑疝危及生命，因此控制脑水肿，降低颅内压是脑出血急性期处理的一个重要环节。应立即使用脱水剂，快速静脉滴注 20% 甘露醇，125～250 mL，30 min 内滴完，每隔 6～8 h 一次；也可用 10% 复方甘油和呋塞米等。

3. 止血药和凝血药

合并消化道出血时，可选用 6-氨基己酸（FACA）、氨甲环酸，还可经鼻饲或口服云南白药、三七粉等。近年来用奥美拉唑、巴曲酶等治疗消化道出血效果也较显著。

4. 防止并发症

及早给予足量抗生素防止肺炎。

5. 手术治疗

对大脑半球出血量在 30 mL 以上和小脑出血量在 10 mL 以上均可开颅清除血肿。对破入脑室者，可行脑室穿刺引流。

五、护理目标

（1）意识障碍程度逐渐减轻，或意识清楚。

（2）不发生脑疝、消化道出血、坠积性肺炎、泌尿系统感染，或能识别其发生的先兆表现和发生后的症状和体征，能采取积极措施进行抢救和治疗。

（3）生活自理能力逐渐增强，能参与进食、穿衣、如厕、沐浴和使用器具等活动。

（4）能说出导致皮肤完整性受损的可能原因并积极地采取应对措施，不发生皮肤破损和压疮。

（5）能以非语言沟通方式表达自己的需要，与医护人员和家属进行有效的沟通，知道语言功能康复训练的方法，语言功能好转或恢复。

（6）能掌握肢体康复功能训练的技巧并积极参与，不发生足下垂、关节僵硬、肌肉萎缩。

六、护理措施

1. 一般护理

（1）休息与安全：急性期绝对卧床休息，抬高床头15°～30°以减轻脑水肿；侧卧位，防止呕吐物反流；发病24～48 h内避免搬动，保持环境安静，严格限制探视，避免各种刺激，各项治疗护理操作应集中进行。如翻身、吸痰、鼻饲、导尿均需动作轻柔，以免加重出血。保持床单整洁、干燥，防止褥疮形成；协助做好口腔、皮肤和大小便护理，保持肢体的功能位置。

（2）饮食：禁食24～48 h，给予高蛋白、高维生素的清淡饮食；发病3日后仍神志不清、不能进食者，应给予鼻饲流质；恢复期患者应避免刺激性食物，以免诱发消化道出血。

2. 病情观察

（1）脑疝的观察：密切观察生命体征、瞳孔、神志的变化，如躁动不安、剧烈头疼、喷射性呕吐、血压升高、脉搏变慢、呼吸不规则、一侧瞳孔扩大、意识障碍加重等，脑疝先兆时应及时通知医生，配合抢救。

（2）上消化道出血的观察：观察患者有无呕血、便血等消化道出血症状，每次鼻饲前要抽吸胃液，如有咖啡色胃液或大便是黑色，立即通知医生紧急处理。

3. 用药护理

注意观察止血药、降颅压药物的疗效及不良反应，为防止脑疝，应控制液体摄入量，注意尿量与电解质的变化，尤其应注意有无低血钾发生。

4. 对症护理

保持呼吸道通畅，为防止呕吐物造成窒息，患者头应偏向一侧。若不能有效咳痰，必要时应吸痰，甚至配合医生做气管切开。对高热患者应给予物理降温或人工冬眠，伴惊厥者按医嘱给予抗惊厥药。及时做好排便护理，保持大便通畅。

5. 心理护理

急性期尽量避免任何精神干扰，保持病室安静。急性期后常因留有后遗症、肢体功能和语言功能恢复慢，而易产生烦躁、抑郁情绪，从而影响治疗、护理及患者的生活质量，因此应鼓励患者增强生活的勇气与信心，消除不良心理反应。在康复护理时首先要求患者达到心理康复，向患者及家属说明时期锻炼的重要性，告知患者病情稳定后即尽早锻炼，越早疗效越好。告诉患者只要坚持功能锻炼，许多症状体征可在1～3年内逐渐改善，以免因心理压力而影响脑功能的恢复。

七、健康教育

1. 避免诱发因素

告知患者避免情绪激动和不良刺激，勿用力大便。生活规律，保证充足睡眠，适当锻炼，劳逸结合。

2. 饮食指导

饮食以清淡为主，多吃蔬菜和水果，戒烟、忌酒。

3. 积极治疗原发病

如高血压病、糖尿病、心脏病等；按医嘱服药，将血压控制在适当水平，以防脑出血再发。

4. 坚持康复训练

教会家属有关护理知识和改善后遗症的方法，尽量让患者做到日常生活自理，康复训练时注意克服急于求成的心理，做到循序渐进，持之以恒。

第四节　癫痫的护理

癫痫（epilepsy）是各种原因导致的脑部神经元高度同步化异常放电的临床综合征。根据异常放电神经元的部位和放电扩散的范围，痫性发作可表现为不同程度的运动、感觉、意识、精神、行为、自主神经障碍；或兼而有之。癫痫是神经系统疾病中仅次于脑卒中的第二大常见疾病。

一、病因与发病机制

1. 病因

（1）特发性癫痫：病因未明，与遗传密切相关。

（2）症状性癫痫：有各种明确中枢神经系统结构损伤或功能异常，如先天性脑积水、脑外伤（尤其是产伤，是新生儿、婴儿期癫痫常见病因）、感染、脑血管病、肿瘤、中毒、变性疾病等。

（3）隐源性癫痫：约占全部癫痫的60%～70%。临床表现提示为症状性癫痫，但目前的检查手段尚不能发现明确的病因。

此外，遗传因素、年龄、睡眠以及内环境改变（如内分泌失调、疲劳、饥饿、饮酒、便秘、情感冲动、闪光、音乐、惊吓等）均可影响其发病。

2. 发病机制

癫痫的发病机制至今尚未完全阐明，推测为异常神经元集合体高度同步化电活动的结果。

二、护理评估

（一）健康史

询问有无脑部疾病、药物中毒史、代谢障碍病史、癫痫家族史等。了解女患者有无妊娠或正在行经期，发作前有无睡眠不足、疲乏、饥饿、饮酒、便秘、情感冲动、闪光、音乐、惊吓等诱发因素。

（二）身体状况

癫痫的临床表现复杂多样，但发作多具有发作性、短暂性、重复性、刻板性的特点。

1. 部分性发作

是一侧大脑半球局部神经元的异常放电。

（1）单纯部分性发作：多见于症状性癫痫，无意识障碍。发作时间短，一般不超过1 min，以局部症状为特征。可表现为局部或一侧肢体及面部阵发性抽搐。抽搐可自一处开始，按大脑皮质运动区的分布顺序延伸。如杰克逊（Jackson）癫痫，表现为抽搐自一侧拇指沿手指、腕部、肘部、肩部扩展。

（2）复杂部分性发作：又称精神运动性发作，占成人癫痫发作的50%以上。有不同程度意识障碍。以发作性意识障碍、精神症状、自动症为特征。有的仅表现为意识障碍，有的表现为意识障碍和自动症，有的表现为意识障碍与运动症状。自动症指在癫痫发作时或发作后意识模糊状态下出现的具有一定协调性和适应性的无意识活动。

（3）部分性发作继发全面性发作：单纯部分性发作可发展为复杂部分性发作，单纯或复杂部分性发作均可泛化为全面性强直阵挛发作。

2. 全面性发作双侧大脑半球同时受累所致

（1）全面强直-阵挛发作（GTCS）：是最常见的发作类型之一，以意识丧失和双侧强直后出现阵挛为特征。发作可分3期：强直期表现为在心慌、头晕等特殊感觉后患者突然意识丧失，喉部痉挛，尖叫一声，跌倒在地，呼吸停止，双眼上翻或向上凝视，口先强张，而后突闭，可能咬破舌尖，口吐白沫或血沫，继而全身骨骼肌持续性收缩，颈部和躯干先屈曲而后反张，上肢先上举后旋转为内收旋前，下肢从屈曲转变为强烈伸直，强直期约持续10～20 s。阵挛期表现为肌肉呈一张一弛交替性抽动，阵挛频率由快变慢，松弛期逐渐延长，此期持续30 s至1 min或更长；最后一次强烈阵挛后，抽搐突然终止。在上述两期中可见呼吸暂停，心率加快，血压升高，舌咬伤，汗液、唾液和支气管等分泌物增多，瞳孔散大、光反射消失，病理反射阳性。惊厥后期表现为有短暂的痉挛，表现为牙关紧闭。全身肌肉松弛，大小便失禁；呼吸首先恢复，继而血压、心率、瞳孔等恢复正常，意识逐渐恢复。清醒后常感到头昏、头痛、全身酸痛和疲乏无力，对发作全无记忆。从发作开始至意识恢复历时5～15 min。

（2）强直性发作：弥漫性脑损害儿童多见，多发于睡眠中。主要表现为全身骨骼肌强直性收缩，常伴明显的自主神经症状。发作持续时间约数秒至数十秒。

（3）阵挛性发作：几乎均见于婴幼儿，以重复阵挛性抽动伴意识丧失为特征。之前无强直期，持续1 min至数分钟。

3. 失神发作

典型失神发作以突然短暂意识丧失（5～10 s）和运动中断为特征。双眼凝视，呼之不应，一般不会跌倒，事后立即清醒，继续原来的活动，醒后不能回忆。

4. 肌阵挛发作

常见于预后较好的特发性癫痫患者。表现为快速、短暂、触电样肌肉收缩，可遍及全身或仅局限于某个肌群或肢体。

5. 失张力发作

由于部分或全身肌肉张力突然丧失出现垂颈、张口、肢体下垂或躯干失张力跌倒，持续数秒到1 min，事后立即清醒和站起。

（三）辅助检查

1. 实验室检查

血常规、血糖、血钙、血寄生虫、脑脊液检查等有助于明确癫痫的病因。

2. 其他检查

（1）脑电图（EEG）：是诊断癫痫的重要检查。在患者发作间歇期，首次检查阳性率约50%以上，如采用过度换气、眼前闪光刺激等诱发试验，可将阳性率提高到80%。但由于少数正常人的脑电图也可呈异常改变，所以单凭一次检查结果不能确诊癫痫。

（2）神经影像学检查：头颅CT、MRI检查可确定脑结构性异常或损害。

（四）心理社会状况

癫痫某些类型发作有损自身形象，严重挫伤患者的自尊心。癫痫反复发作常使患者无法正常生活与工作，加重患者精神负担，出现紧张、焦虑、抑郁、激惹等情绪反应，对生活缺乏自信。

三、护理诊断及合作性问题

1. 有窒息的危险

与癫痫发作时意识丧失、喉头痉挛、气道分泌物增多等有关。

2. 有受伤的危险

与癫痫发作时全身肌肉抽搐及突然意识丧失有关。

3. 知识缺乏

缺乏自我保健知识。

4. 潜在并发症

脑水肿、酸中毒或水、电解质失衡。

四、治疗原则

1. 癫痫发作时治疗原则

在癫痫发作时治疗原则是预防外伤及其他并发症，而不是立即用药。

2. 发作间歇期的治疗

药物治疗的原则：①尽可能单药治疗、小剂量开始，逐渐增量。②当一种药物达到最大有效血药浓度仍不能控制发作时再加第二种药物。③偶尔发病、脑电图异常而临床无癫痫症状及每次发作均伴有发热的5岁以下儿童一般不用抗癫痫药物。④经治疗已发作已停止4～5年，脑电图随访痫性活动消失者可开始减量，但不能突然停药。合并用药者先改为单一用药，若单一用药者应逐渐减量，停药过程一般要达到6个月或以上。

常用的抗癫痫药物有苯妥英钠、卡马西平、苯巴比妥、丙戊酸、乙琥胺、扑痫酮、氯硝西泮等。根据痫性发作的类型选择相应的药物，如特发性首选丙戊酸钠，次选苯妥英钠；失神发作性首选乙琥胺，次选丙戊酸钠；单纯部分性发作首选卡马西平，次选苯妥英钠；复杂部分性发作首选卡马西平，次选苯妥英钠等。抗癫痫药物的常见不良反应有胃肠道反应、眩晕、嗜睡、共济失调等。

3. 癫痫持续状态的治疗

（1）迅速控制抽搐：地西泮 10～20 mg 静脉注射，推注速度不超过 2 mg/min。同时配合使用异戊巴比妥、苯妥英钠、水合氯醛等药物。

（2）对症处理：经常吸痰，保持呼吸道通畅，必要时气管切开、给氧。高热者采取物理降温。观察并纠正血象、血液酸碱度和电解质变化。脑水肿者予甘露醇和呋塞米，同时注意预防和控制感染。

4. 手术治疗

长时间正规单药治疗或先后用两种抗癫痫药达到最大耐受剂量或经一次正规的联合治疗仍无效者可予手术治疗。常用前颞叶切除术、癫痫病灶切除术、颞叶以外的脑皮质切除术等。

五、护理目标

（1）呼吸道通畅，未发生窒息。
（2）家属能说出发作时的应对措施，受伤的危险减小甚至不受伤。
（3）能知道并避免癫痫的诱发因素，能说出生活与工作中的自我保健方法。
（4）不发生脑水肿、酸中毒或水、电解质失衡。

六、护理措施

1. 一般护理

（1）嘱患者出现先兆时立即平卧，避免摔伤。

（2）对癫痫发作的患者（尤其 GTCS 或癫痫持续状态者）应取头低侧卧位，下颌稍向前，解开衣领和裤带，必要时使用吸引器或气管切开以保持呼吸道通畅；在保持呼吸道通畅的同时予吸氧；有义齿者取下，及时用牙垫或压舌板以防止咬伤舌头；抽搐时勿用力按压患者肢体以防止骨折或脱臼；癫痫持续状态者应专人守护，床旁加护栏，极度躁动者必要时予约束带限制活动。

（3）发作停止、意识恢复过程中仍应加强安全保护，防止自伤或伤人。

2. 病情观察

观察癫痫发生的类型、诱因、发作持续的时间及次数，发作时患者呼吸、神志的改变，发作时有无外伤、窒息等。

3. 用药护理

遵医嘱正确用药，注意观察药物的疗效和不良反应。用药前做血、尿一般检查和肝肾功能检查，已备对照。服药后定期体检，每月复查血象，每季做生化检查。

4. 心理护理

多关心患者的自觉症状，鼓励患者表达自己的感受，予情感支持，创造良好的护患关系。指导患者与家属之间的沟通，努力克服自卑心理，树立自信、自尊的良好心态。

七、健康教育

（1）生活有规律，保持心情愉快，戒烟酒，避免癫痫发作的诱因。
（2）保持良好的饮食习惯，食物以清淡且富含营养为宜，忌辛辣、过饱和兴奋性饮料。
（3）鼓励其适当参与体力和脑力劳动，禁止从事攀高、游泳、驾驶及电焊等带有危险的活动。
（4）强调按医嘱用药的重要性，不能随意增减或撤换，定期门诊复查。
（5）随身携带病情诊疗卡，注明姓名、家庭住址、联系电话、病史等，以备癫痫发作时能及时联系与处理。

第五章　消化系统疾病的护理

第一节　胃炎的护理

胃炎（gastritis）是由多种病因引起的胃黏膜炎性病变，是最常见的消化系统疾病之一。按临床发病的急缓和病程的长短分为急性胃炎和慢性胃炎。

一、急性胃炎患者的护理

急性胃炎（acute gastritis）是由多种病因引起的胃黏膜急性炎症，常表现为上腹部不适，胃镜检查可见胃黏膜充血、水肿、出血和糜烂，伴有浅表性溃疡等一过性改变。

（一）病因与发病机制

引起急性糜烂出血性胃炎常见病因。

1. 急性应激

如重要脏器衰竭、大手术、大面积烧伤、休克等，严重者可导致大出血或发生急性溃疡，称为"应激性溃疡"。Cushing溃疡（Cushing's ulcer），又称库欣溃疡，是指在颅脑损伤、脑病变或颅内手术后发生的应激性溃疡，溃疡可见于食管、胃与十二指肠。Curling溃疡（Curling's ulcer），又称柯林溃疡，是指中度、重度烧伤后继发的应激性溃疡，溃疡可见于食管、胃与十二指肠。Curling溃疡可分为两类，最常见的一类在烧伤后最初数天内发生，为急性多发性浅表性溃疡，位于胃底部；第二类发生较晚，常发生于烧伤恢复期，通常位于十二指肠，多为慢性，很少有穿孔。

2. 药物

阿司匹林、吲哚美辛等非甾体抗炎药（nonsteroidal antiinflammatory drugs，NSAIDs），肾上腺皮质激素，某些抗肿瘤药，口服氯化钾和铁剂等可直接损伤胃黏膜上皮细胞。非甾体抗炎药可干扰胃、十二指肠黏膜内前列腺素合成，使黏膜细胞因失去前列腺素的保护作用而发生出血、糜烂。

3. 乙醇

乙醇具有亲脂性和溶脂能力，高浓度乙醇可直接破坏黏膜屏障。

（二）临床表现

病因不同，临床表现亦不同。

1. 症状

多症状轻微或无症状，或症状被原发病所掩盖。少数患者有上腹部不适、腹胀、恶心、呕吐等消化道症状。急性应激或药物引起者多以突发呕血和黑粪为主，出血量不多时可自行停止。

2. 体征

急性期可有上腹轻压痛。

（三）实验室及其他检查

1. 胃镜检查

确诊依靠胃镜检查，内镜下可见特征性、弥漫分布的多发性糜烂、出血灶和浅表溃疡等胃黏膜病损。应激所造成的损害以胃体、胃底表现明显，药物、酒精所致者则以胃窦部病损为主。内镜检查宜在急性出血后24～48小时内进行，可确定出血的部位和病变程度并可采取镜下直视止血。

2. 粪便检查

粪潜血试验可为阳性。

（四）诊断要点

根据病史、临床表现可初步诊断，确诊需纤维胃镜检查。

（五）治疗要点

（1）急性应激引起的胃炎要积极治疗原发疾病，消除应激因素，常规应用H_2-受体拮抗剂或质子泵抑制剂，或应用胃黏膜保护药。

（2）停用损伤胃黏膜的药物，服用制酸剂。

（3）出现消化道大出血时及时处理。

（4）呕吐明显，不能进食者需静脉补液，补充水、电解质。

（5）明确为细菌感染者需应用抗菌药物治疗。

（六）常见护理诊断/问题

1. 知识缺乏

缺乏胃炎的病因及预防保健知识。

2. 潜在并发症

上消化道大出血。

（七）护理措施

1. 休息与体位

为患者提供良好的生活环境，减少活动，保证充足的睡眠。急性应激导致出血的患者嘱其卧床休息，避免病情加重。

2. 饮食护理

注意饮食卫生，少量多餐，给予少渣、温凉、易消化的半流质饮食。少量出血可给予牛奶、米汤等流质饮食以中和胃酸，利于胃黏膜修复；出血量大或频繁呕吐者应暂禁食。

3. 病情观察

观察上腹部不适、恶心、呕吐等症状是否缓解，观察患者呕吐物和大便的颜色、量，以便了解有无上消化道出血。合并上消化道出血的患者要注意生命体征的监测。

4. 对症护理

（1）帮助患者认识和去除诱因。

（2）腹痛监测：严密观察患者腹痛的变化情况，通过对神志、面容表情、生命体征等观察，判断疼痛的严重程度；对急性腹痛患者，应详细了解疼痛的特点，重点询问患者腹痛的部位、性质、程度、持续时间以及伴随症状。

（3）减轻疼痛的护理：协助患者采取有利于减轻疼痛的体位，应用转移注意力、音乐疗法、局部热敷、针灸等方法缓解疼痛，必要时遵医嘱合理应用镇痛药物。急性腹痛诊断未明者，不可随意使用镇痛药，以免掩盖症状、体征而延误病情。

5. 用药护理

按医嘱给予止血制酸药，注意观察药物不良反应。

6. 心理护理

急性胃炎并消化道出血的患者应加强心理护理，消除思想顾虑；解释病情，鼓励患者积极配合治疗，保持轻松愉快的心情，有利于促进疾病康复。

（八）健康指导

（1）向患者及家属讲解急性胃炎的病因和诱发因素，并提供指导。

（2）避免使用非甾体消炎药。

（3）注意饮食卫生，规律进食，少用或不用过冷、过热、刺激性食物，戒烟酒，防止损伤胃黏膜。

（4）嘱患者定期门诊复查，如有疼痛持续不缓解、排黑粪等应立即到医院检查。

二、慢性胃炎患者的护理

慢性胃炎（chronic gastritis）指各种病因所致胃黏膜的慢性非特异性炎症。我国目前采用新悉尼系统（update sydney system）的分类方法，根据病理组织学改变和病变部位，结合可能病因，将慢性胃炎分为非萎缩性（既往称浅表性，non-atrophic）、萎缩性（atrophic）、特殊类型（special forms）3大类。慢性非萎缩性胃炎不伴有黏膜萎缩，病变仅局限于黏膜层，以淋巴细胞和浆细胞的黏膜浸润为主，幽门螺杆菌感染是主要病因。慢性萎缩性胃炎胃黏膜发生萎缩性改变，常伴有肠上皮化生，又分为多灶萎缩性胃炎和自身免疫性胃炎两大类。

（一）病因与发病机制

1. 幽门螺杆菌（helicobacter pylori, H. pylori）感染

H.pylori 感染是慢性胃炎的主要病因。发病机制：①幽门螺杆菌具有鞭毛结构，可在胃内黏液层中自由活动，并依靠其黏附素与胃黏膜上皮细胞紧密接触，直接侵袭胃黏膜。②幽门螺杆菌分泌的尿素酶能分解尿素产生 NH_3，中和胃酸，形成有利于幽门螺杆菌定居和繁殖的中性环境，同时损伤上皮细胞膜。③幽门螺杆菌能产生细胞毒素使上皮细胞空泡变性，造成黏膜损害和炎症。④幽门螺杆菌的菌体胞壁还可作为抗原诱导自身免疫反应，后者损伤胃上皮细胞。

2. 自身免疫

自身免疫性胃炎病变以富含壁细胞的胃体黏膜萎缩为主。壁细胞可分泌盐酸和内因子，内因子与食物中的维生素 B_{12}（外因子）结合形成复合物，使之不能被消化，到达回肠后，维生素 B_{12} 得以吸收。壁细胞受损后能作为自身抗原刺激机体产生相应的壁细胞抗体和内因子抗体，破坏壁细胞，使之数量减少，导致胃酸分泌减少，内因子不能发挥正常功能，并影响维生素 B_{12} 吸收，从而产生恶性贫血。

3. 饮食和环境因素

研究发现，饮食中高盐和缺乏新鲜蔬菜水果与胃黏膜萎缩、肠化及胃癌的发生密切相关。

4. 其他因素

长期饮浓茶、咖啡，进食过热、过冷、粗糙食物，长期服用非甾体抗炎药（nonsteroidal anti inflammatory drug, NSAID），酗酒，肠液反流至胃等均会破坏胃黏膜屏障，损伤胃黏膜。

（二）临床表现

1. 症状

病程迁延，进展缓慢，无特异性症状。部分患者有上腹疼痛、食欲减退、腹胀、嗳气、恶心等，症状常与进食或食物种类有关。自身免疫性胃炎可伴有恶性贫血、体重减轻。

2. 体征

一般无明显体征，少数患者可见舌苔黄白色厚腻、舌乳头萎缩、上腹部有轻度压痛等。

（三）实验室及其他检查

1. 胃镜及活组织检查

最可靠的确诊方法，可通过活检确定胃炎类型。由于慢性胃炎病变可呈灶性分布，活检应多部位取材。

2. 幽门螺杆菌检查

侵入性方法有活检标本快速尿素酶实验、细菌培养、胃黏膜组织切片染色镜检；非侵入性方法常用 ^{13}C 或 ^{14}C 尿素呼气实验，敏感度和特异度均较高，为 Hp 检测的"金指标"方法之一，目前被广泛应用。

3. 血清学检查

自身免疫性胃炎时血清促胃液素含量明显升高，壁细胞抗体和内因子抗体均可测得；多灶萎缩性胃炎血清促胃液素正常或偏低，壁细胞抗体滴度低；胃窦萎缩者水平下降；全胃萎缩者两者均降低。

（四）诊断要点

因临床表现不典型，确诊必须依靠纤维胃镜检查及胃黏膜活组织病理检查。

（五）治疗要点

1. 根除幽门螺杆菌

对于幽门螺杆菌引起的慢性胃炎是否应常规根除幽门螺杆菌尚缺乏统一意见。根据2006年中国慢性胃炎共识意见，根除幽门螺杆菌的治疗特别适用于：①伴有胃黏膜糜烂、中至重度萎缩及肠化生、异型增生者。②有消化不良症状者。③有胃癌家族史者。目前常用方案：一种胶体铋剂（柠檬酸铋钾）或一种质子泵抑制剂（奥美拉唑、兰索拉唑等）加两种抗生素（阿莫西林、甲硝唑、克拉霉素、呋喃唑酮等），疗程7~14天。由于各地抗生素耐药情况不同，抗生素及疗程的选择依当地耐药情况而定。

2. 消化不良症状的治疗

给予抑酸或抗酸剂、促胃肠动力药、胃黏膜保护剂等经验性治疗。

3. 自身免疫性胃炎治疗

目前无特异治疗，给予维生素B_{12}治疗恶性贫血。

4. 异型增生的治疗

异型增生是胃癌的癌前病变，应高度重视。轻度异型增生的关键是定期随访，重度异型增生宜予预防性手术。

（六）常见护理诊断/问题

1. 疼痛：腹痛

与胃黏膜慢性炎症有关。

2. 营养失调（低于机体需要量）

与食欲不振、消化吸收不良有关。

3. 活动无耐力

与自身免疫性胃炎致恶性贫血有关。

4. 知识缺乏

缺乏对慢性胃炎病因和防治知识的了解。

（七）护理措施

1. 休息与体位

慢性胃炎急性发作时，患者需卧床休息；恢复期患者生活要有规律，避免过度劳累，注意劳逸结合。

2. 饮食护理

（1）饮食原则：鼓励患者养成良好的进食习惯，少量多餐、定时定量、细嚼慢咽，避免摄入粗糙、过咸、过甜、过辣的刺激性食物和饮料，戒除烟酒。

（2）食物选择：向患者说明摄取足够营养素的重要性，与患者共同制订饮食计划，以高热量、高蛋白、高维生素、易消化的饮食为主。指导患者及家属改善烹饪技术，粗粮细做，软硬适中，使食物色、香、味俱全，增进患者食欲。根据病情选择适宜的食物，如胃酸缺乏的患者食物应完全煮熟后食用，以利于消化吸收，并可选用刺激胃酸分泌的食物如肉汤、鸡汤等，或酌情食用酸性食物如山楂、食醋等；高胃酸者应避免进酸性及多脂肪食物，可食用牛奶、菜泥、面包等，口味要清淡，少盐。

3. 病情观察

密切观察腹痛的部位、性质等有无改变；观察患者每天进食的数量并定期测体重；观察用药前后患者症状是否改善。如果疼痛性质突然发生改变，且经一般对症处理，疼痛不仅不能减轻，反而加重，需警惕并发症的发生。

4. 对症护理

分散注意力缓解紧张情绪可减轻疼痛；用热水袋热敷上腹部，以解除痉挛，缓解疼痛；借助中医针灸疗法缓解疼痛。

5. 用药护理

多潘立酮的不良反应较少，偶可引起惊厥、肌肉震颤等锥体外系症状，宜饭前口服，栓剂最好在直肠排空后插入肛门；莫沙必利可有腹泻、腹痛、口干等不良反应，服用时间不宜过长，孕妇及哺乳期妇女应避免使用本品；应用2周后，消化道症状无改善，应停止服用。

6. 心理护理

护理人员应向患者说明及时治疗和护理能获得满意的疗效。患者应保持轻松、愉快的心情，紧张、焦虑情绪会诱发加重病情。解释异型增生经严密随访，即使有恶变，及时手术也可获得满意的疗效，使其树立治疗信心，配合治疗。

（八）健康指导

（1）向患者及家属讲明慢性胃炎的病因，某些药物对胃黏膜有损伤作用，要尽量避免使用，必须应用者要在医师指导下加用胃黏膜保护药。

（2）教育患者注意饮食卫生及养成良好的饮食习惯，进餐时要细嚼慢咽以使食物充分与胃酸混合。

（3）帮助患者制订戒烟、酒计划。

（4）介绍常用药物的名称、作用、疗程、服用的剂量和方法。

（5）慢性萎缩性胃炎有恶变的可能，嘱患者定期门诊复查。

第二节 消化性溃疡的护理

消化性溃疡（peptic ulcer）是指发生在胃和十二指肠的慢性溃疡，因溃疡形成与胃酸和胃蛋白酶的消化作用有关，故称消化性溃疡，根据发生部位不同分为胃溃疡（gastric ulcer，GU）和十二指肠溃疡（duodenal ulcer，DU）。

本病是全球常见病，约10%的人一生中患过此病。临床上十二指肠溃疡比胃溃疡多见，两者之比为3∶1，男性多于女性，十二指肠溃疡好发于青壮年，胃溃疡发病年龄较十二指肠溃疡约迟10年。

一、病因与发病机制

正常生理情况下，由于胃、十二指肠黏膜有一系列的防御和修复功能，因此，胃、十二指肠黏膜在消化和吸收食物营养成分的同时不被强侵蚀力的胃酸和胃蛋白酶损伤。概括起来，胃、十二指肠黏膜有3层保护。①黏膜上皮细胞前的黏液和碳酸氢盐：黏液层是一道对胃蛋白酶弥散的物理屏障，黏膜层与上皮细胞之间的碳酸氢盐层是保持胃液与中性黏液间高pH值梯度的缓冲层。②上皮细胞：上皮细胞分泌黏液与碳酸氢盐，维持上皮前的结构和功能，对胃酸起屏障作用，上皮细胞再生速度很快，可及时修复受损部位。③上皮后：胃黏膜有丰富的血液供应，为细胞的不断更新和分泌提供营养，并将弥散入黏膜的H^+带走。此外，前列腺素、表皮生长因子具有保护黏膜细胞的作用。当这一系列防御因素削弱，胃酸和胃蛋白酶才可侵袭黏膜发生溃疡。近年的研究表明，幽门螺杆菌和非甾体抗炎药可以损害胃、十二指肠黏膜屏障导致胃、十二指肠溃疡的发生。

1. 幽门螺杆菌（Hp）感染

近年大量研究表明，Hp感染是消化性溃疡的主要原因。基于两方面证据：①消化性溃疡患者幽门螺杆菌检出率显著高于普通人群，DU患者检出率约为90%，GU患者检出率为70%~80%。②成功根治幽门螺杆菌后，溃疡复发率明显下降；对常规抑制胃酸分泌药物疗效不佳的难治性溃疡，在有效根除Hp治疗后可痊愈。

2. 药物

NSAID是引起消化性溃疡的又一常见病因，可通过破坏黏膜屏障使黏膜防御和修复功能受损导致消化性溃疡的发生。NSAID引起的胃溃疡较十二指肠溃疡多见。溃疡的形成及其并发症的危险因素与服用NSAID的种类、剂量、疗程有关，与同时服用抗凝药物、糖皮质激素等因素有关。

3. 胃酸和胃蛋白酶

消化性溃疡的最终形成是胃酸和胃蛋白酶的自身消化作用所致，胃蛋白酶只有在 pH < 4 时才有活性，因此，胃酸是溃疡形成的直接和关键原因，胃酸的损害作用只有在胃、十二指肠黏膜的防御和修复机制遭破坏时才发生。综合研究表明，十二指肠溃疡患者中大多存在基础酸排量（basal acid output，BAO）、夜间酸分泌、最大酸排量（Maximum acid displacement，MAO）、十二指肠酸负荷增高现象，胃溃疡患者 BAO、MAO 多为正常或偏低，可能的原因是胃溃疡患者多伴有多灶萎缩性胃炎，影响壁细胞的泌酸功能，而十二指肠溃疡患者胃体黏膜损害轻微，壁细胞仍能保持旺盛的分泌能力。

4. 其他因素

①吸烟：吸烟影响溃疡愈合，增加溃疡的复发率，其发生机制还不十分明确，可能与吸烟增加胃酸分泌、减少十二指肠碳酸氢盐的分泌、影响胃十二指肠的正常运动、黏膜损害性氧自由基增加等因素有关。②急性应激：长期临床观察发现情绪应激是消化性溃疡的诱发因素，可能通过神经内分泌途径影响胃、十二指肠分泌、运动和黏膜血液供应，急性应激可引起应激性溃疡已被临床证实。③胃、十二指肠运动异常：十二指肠溃疡患者胃排空增快，影响食物与胃酸的充分混合，造成十二指肠酸负荷增高；胃溃疡患者胃排空减慢，可增加十二指肠液反流入胃，增加胃黏膜侵袭因素。④遗传因素：消化性溃疡发病有家族聚集现象，O 型血者易患 DU 等。

二、临床表现

十二指肠溃疡多发生在球部，胃溃疡多在胃角和胃窦小弯。

典型的消化性溃疡具有三大临床特点。①慢性过程：病程长，可达数年或数十年。②周期性发作：发作和缓解期交替出现，秋冬和早春季节是溃疡病的好发季节，精神因素和过度劳累可诱发。③节律性疼痛。

（一）症状

1. 上腹部疼痛

上腹部疼痛是消化性溃疡的主要症状，GU 疼痛多位于剑突下正中或偏左，DU 疼痛常在上腹正中或偏右；性质多为隐痛、胀痛、烧灼痛、钝痛、剧痛或饥饿样不适感；疼痛范围有手掌大小。疼痛具有节律性，与饮食关系密切，GU 患者疼痛常在进餐后 0.5～1 小时出现，持续 1～2 小时后逐渐缓解，至下次进餐前疼痛消失，其典型节律为进食 - 疼痛 - 缓解；DU 患者疼痛为饥饿痛、空腹痛或夜间痛，其疼痛节律为疼痛 - 进食 - 缓解。

2. 其他

患者常有反酸、嗳气、恶心、呕吐等胃肠道症状，可有失眠、多汗、脉缓等自主神经功能失调表现。临床上少数溃疡患者可无症状，首发症状多为呕血和黑粪。

（二）体征

活动期可有上腹部轻压痛，缓解期无明显体征。

（三）并发症

1. 出血

最常见，发生率为 10%～15%，以十二指肠溃疡并发出血较为多见。出血是由于溃疡侵蚀周围血管所致，临床表现视出血的部位、速度和出血量决定，一般可表现为呕血或（和）黑粪。

2. 穿孔

溃疡病灶向深部发展穿透浆膜层引起穿孔，发生率为 2%～7%，多见于十二指肠溃疡。急性穿孔表现为突发上腹部剧烈疼痛，如刀割样，可迅速遍及全腹，大汗淋漓、烦躁不安，服用抑酸剂不能缓解，是外科常见的急腹症之一。腹部检查可见腹肌紧张，呈板状腹，压痛及反跳痛，肠鸣音减弱或消失，部分患者出现休克。

3. 幽门梗阻

发生率为 2%～4%，多由十二指肠溃疡或幽门溃疡引起，分功能性梗阻和器质性梗阻。功能性梗阻是由溃疡周围组织炎性充血、水肿或幽门平滑肌痉挛所致，梗阻为暂时性，炎症消退即可好转，内科治疗有效；器质性梗阻是由溃疡愈合瘢痕收缩或粘连造成，梗阻为持久性，需外科手术治疗。临床表现为上腹持续性胀痛、嗳气、反酸，且餐后加重；呕吐大量酸腐味宿食，呕吐后腹部症状减轻，严重及频繁呕吐者可致失水、低氯、低钾、代谢性碱性中毒及营养不良等；腹部可见胃型、蠕动波，可闻及振水音。

4. 癌变

十二指肠溃疡极少发生癌变，胃溃疡癌变的概率在1%以下。临床上对年龄在45岁以上、有长期GU病史、溃疡顽固不愈、粪潜血试验持续阳性者要提高警惕，胃镜检查可帮助确诊，要取多点活组织做病理检查，必要时定期复查。

三、实验室及其他检查

1. 胃镜检查及胃黏膜活组织检查

这是确诊消化性溃疡的首选检查方法，是评定溃疡的活动程度、有无恶变以及疗效的最佳方法，并能取活体组织做病理检查。

2. X线钡餐检查

适用于胃镜检查有禁忌或不接受胃镜检查者，发现龛影是诊断溃疡的直接证据，对溃疡有确诊价值；局部压痛、胃大弯侧痉挛性切迹、十二指肠球部激惹和球部变形均为间接征象，仅提示有溃疡的可能。

3. 幽门螺杆菌检查

消化性溃疡诊断的常规检查项目，此项检查对消化性溃疡治疗方案的选择有指导意义。方法参见本章第一节"胃炎的护理"。

4. 粪潜血试验

活动期消化性溃疡常有少量渗血，粪潜血试验呈阳性，但应注意排除假阳性。

四、诊断要点

病史是诊断消化性溃疡的主要依据，根据本病具有慢性过程、周期性发作和节律性中上腹疼痛等特点，可做出初步诊断。最后确诊需要依靠胃镜检查和X线钡餐检查，胃镜检查可确定溃疡的部位、形态、大小和数目；X线检查发现龛影是可确诊的唯一依据，其他征象可作为参考。

五、治疗要点

治疗原则为消除病因，控制症状，促进愈合，预防复发和防治并发症。治疗消化性溃疡的药物可分为降低胃酸药物和保护胃黏膜药物两大类，同时还要根除幽门螺杆菌。

（一）降低胃酸药物

1. 抗酸药

可直接中和胃酸，迅速缓解疼痛症状。抗酸药不宜单独使用，只作为治疗消化性溃疡的辅助用药，常用药物有碳酸氢钠、碳酸钙、氢氧化铝等。

2. 抑制胃酸分泌的药物

（1）H_2-受体拮抗剂：阻止组胺与H_2-受体结合，抑制胃酸分泌，临床上特别适用于根除幽门螺杆菌疗程完成后的后续治疗及半量做长期维持治疗。常用药物有西咪替丁、雷尼替丁、法莫替丁，已证明全日量于睡前顿服与一日2~3次分服效果相仿。常规剂量十二指肠溃疡患者疗程4~6周，胃溃疡患者6~8周。服药后基础胃酸分泌量、食物刺激后胃酸分泌量及夜间胃酸分泌量均减少。

（2）质子泵抑制剂（H^+-K^+-ATP酶抑制剂）（proton pump inhibitor，PPI）：PPI是目前已知的抑制胃酸分泌作用最强的药物，可作用于壁细胞胃酸分泌终末过程的关键酶H^+-K^+-ATP酶，使其失去活性，并不可逆转。与H_2-受体拮抗剂相比，PPI促进溃疡愈合的速度快，溃疡愈合率较高，尤其适合非甾体类抗炎药所致溃疡患者不能停用非甾体消炎药时或难治性溃疡的治疗。PPI是根除幽门螺杆菌基础药物，常用奥美拉唑（洛赛克）20 mg，每日2次；兰索拉唑30 mg，每日1次；泮托拉唑40 mg，每日1次。

（二）保护胃黏膜药物

1. 肢体次柠檬酸铋（colloidal bismuth subcitrate，CBS）

除有硫糖铝的作用外，还有较强抑制幽门螺杆菌作用，疗程4～8周。

2. 硫糖铝

硫糖铝可黏附在溃疡表面阻止胃酸、胃蛋白酶的侵袭，促进内源性前列腺素合成，刺激表皮生长因子分泌。常规用量为每日1 g，分4次口服。

3. 前列腺素类药物

可抑制胃酸分泌，增加胃、十二指肠黏膜的黏液和碳酸氢盐分泌，增加黏膜血流，代表药物为米索前列醇。

（三）根除幽门螺杆菌

目前常采用PPI或胶体铋剂为基础加上两种抗菌药物的三联疗法。

六、常见护理诊断/问题

1. 疼痛：上腹痛

与消化道黏膜溃疡有关。

2. 营养失调（低于机体需要量）

与疼痛导致摄入量减少，消化吸收障碍有关。

3. 知识缺乏

缺乏溃疡病防治的知识。

4. 焦虑

与疼痛症状反复出现、病程迁延不愈有关。

5. 潜在并发症

上消化道大出血、胃穿孔。

七、护理措施

1. 休息与体位

轻症者适当休息，可参加轻体力活动，注意劳逸结合，避免过度劳累，溃疡活动粪潜血试验阳性患者应卧床休息1～2周。

2. 饮食护理

宜选用营养丰富、清淡、易消化的食物，以促进胃黏膜修复和提高抵抗力。急性活动期应少食多餐，每天5～6餐，少食多餐可中和胃酸，减少胃饥饿性蠕动，同时可避免过饱所引起的胃窦部扩张增加促胃液素的分泌。以牛奶、稀饭、面条等偏碱性食物为宜。由于蛋白质类食物具有中和胃酸的作用，可摄取适量脱脂牛奶，宜安排在两餐间饮用，但牛奶中的钙质反过来刺激胃酸分泌，故不宜多饮。脂肪到达十二指肠时虽能刺激小肠黏膜分泌肠抑胃蛋白酶，抑制胃酸分泌，但同时又可引起胃排空减慢、胃窦扩张，致胃酸分泌增多，故脂肪摄取也应适量。忌食辛辣、过冷、油炸、浓茶等刺激性食物及饮料，戒烟、酒。

3. 病情观察

观察患者腹痛的部位、性质、时间及节律；腹痛与饮食、气候、药物、情绪等的关系；定时测量生命体征，同时注意观察患者的面色，呕吐物、粪便的量、性状和颜色，以便及时发现和处理出血、穿孔、梗阻、癌变等并发症。

4. 对症护理

（1）帮助患者认识和去除诱因：讲解消化性溃疡疼痛的诱因，使患者能够在饮食、嗜好、情绪、生活节奏等方面多加注意,并做到坚持服药。

(2)腹痛监测:参见病情观察。

(3)减轻疼痛的护理:参见本章第一节"胃炎的护理"。

5. 用药护理

(1)H$_2$-受体拮抗剂:药物应在餐中或餐后即刻服用,也可一日剂量于夜间顿服。西咪替丁可通过血脑屏障,偶尔引起精神症状;与雄激素受体结合,影响性功能;与肝细胞色素P450结合,影响华法林、利多卡因等药物的肝内代谢,用药期间应注意监测肝、肾功能和血常规。雷尼替丁和法莫替丁不良反应较少。

(2)质子泵抑制剂:不良反应较少,可有头晕,初次应用应减少活动。

(3)胃黏膜保护药:此类药在酸性环境下有效。硫糖铝在餐前1小时给药,全身不良反应少,常引起便秘;本药含糖量高,糖尿病患者不宜应用。胶体铋剂在餐前0.5小时服用,短期服用可有舌苔和粪便变黑,长期服用可造成铋在体内大量堆积引起神经毒性,故不宜长期应用。米索前列醇的常见不良反应是腹泻,可引起子宫收缩,孕妇禁服。

(4)其他药物:抗酸药,如氢氧化铝凝胶等应在餐后1小时或睡前服用,以液体制剂效果最好,服用时要充分摇匀,服用片剂时应嚼服。其与奶制品相互作用可形成络合物,要避免同服。

6. 心理护理

不良的心理因素可诱发和加重病情,而消化性溃疡患者因疼痛刺激或并发出血,易产生紧张、焦虑等不良情绪,使胃黏膜保护因素减弱、损害因素增加而致病情加重,故应为患者创造安静、舒适的环境,减少不良刺激;多与患者交谈,使患者了解本病的诱发因素、疾病过程和治疗效果,增强治疗信心,克服焦虑、紧张心理。

八、健康指导

1. 活动与休息指导

指导患者合理安排休息时间,保证充足的睡眠,生活要有规律,劳逸结合,避免精神过度紧张,长时间脑力劳动后要适当活动,保持良好心态,在秋冬或冬春气候变化明显的季节要注意保暖。

2. 饮食指导

指导患者定时进餐,不宜过饱。生活要有规律,避免辛辣、咖啡、浓茶等刺激性食物及饮料,有烟、酒嗜好者应戒除。

3. 用药指导

嘱患者避免应用对胃、十二指肠黏膜有损害的药物,如阿司匹林、泼尼松、咖啡因、利舍平等。嘱患者遵医嘱按时、正确服药,学会观察不良反应,不随意停药,避免复发。

4. 心理指导

指导患者身心放松,保持乐观精神,促进溃疡愈合。

5. 出院指导

对患者及家属进一步讲解消化性溃疡的病因和诱发因素,嘱患者定期门诊复查,如有疼痛持续不缓解、疼痛规律性消失、排黑粪等应立即到门诊检查。

第三节 肠结核的护理

肠结核(intestinal tuberculosis)是结核分枝杆菌侵犯肠道引起的肠道慢性特异性感染。由于人们生活水平日益提高,预防保健意识增强,结核患病率下降,临床上肠结核的患病率也逐渐降低,但肺结核仍然常见,因此,仍应警惕肠结核的发生。肠结核的临床表现为腹痛、腹部肿块、腹泻与便秘交替及全身中毒症状,多见于青壮年,女性略多于男性。

一、病因与发病机制

病原菌主要为人型结核杆菌，约占90%以上，极少数为牛型结核杆菌。

结核分枝杆菌侵犯肠道主要是经口感染，患者多有开放性肺结核或喉结核，因经常吞咽含结核杆菌的痰液而导致发病；经常和开放性肺结核患者共餐，忽视餐具消毒，也可被感染。肠结核也可由血行播散引起，见于粟粒型肺结核；或由腹腔内结核病灶直接蔓延，如女性生殖器结核。

结核病的发病是人体与结核分枝杆菌相互作用的结果，经上述途径感染只是获得致病的条件，只有当人体抵抗力下降、肠道功能紊乱，侵入的结核分枝杆菌大量繁殖、数量增加、毒力增大时才会发病。

结核分枝杆菌入侵肠道后，多在回盲部引起结核病变，其他部位按发病率高低依次为升结肠、空肠、横结肠、降结肠、阑尾、十二指肠和乙状结肠等。易发生回盲部结核与以下两方面因素有关：①含结核分枝杆菌的食物在回盲部停留时间较长，增加感染机会。②结核分枝杆菌易侵犯淋巴组织，而回盲部淋巴组织丰富。

肠结核病变以炎症渗出为主，当感染菌量多、毒力大时，可发生干酪样坏死，形成溃疡，成为溃疡型肠结核；患者机体免疫状况良好，感染轻，表现为肉芽组织增生、纤维化成为增生型肠结核兼有两种者称为混合型肠结核。

二、临床表现

多数缓慢起病，病程长，具体表现如下。

（一）症状

1. 腹痛

多位于右下腹部，反映结核的好发部位在回盲部，也可牵涉到上腹部或脐周，引起相应部位疼痛。疼痛性质为钝痛或隐痛，进餐可诱发或加重腹痛伴有便意，排便后腹痛不同程度缓解，主要因为进餐后使病变肠曲痉挛或蠕动加强。并发肠梗阻时有腹绞痛，常位于右下腹或脐周，伴有腹胀、肠型及蠕动波，肠鸣音亢进。

2. 腹泻与便秘

为肠功能紊乱的表现。溃疡型肠结核主要表现为腹泻，每日排便2~4次，排便次数因病变严重程度和范围不同而异，病变严重而广泛时，腹泻次数增多，可达每日10余次。粪便为不含黏液、脓血的软便，无里急后重感。间断有便秘，大便呈羊粪状，隔数日又有腹泻。增生型肠结核多以便秘为主。

3. 腹部肿块

肿块位于右下腹，有压痛，比较固定，质地中等硬度。见于增生型肠结核，若溃疡型肠结核合并有局限性腹膜炎，病变肠曲与周围组织粘连时，或同时伴有肠系膜淋巴结结核也可出现肿块。

4. 全身症状和肠外结核表现

常有结核病毒血症表现，溃疡型肠结核较明显，有午后低热、不规则热，伴有乏力、自汗、消瘦、贫血，也可同时存在结核性腹膜炎、活动性肺结核的相关表现。增生型肠结核一般病程较长，偶有低热，多不伴有肠外结核。

（二）体征

慢性病容，消瘦、苍白、倦怠。增生型肠结核右下腹可触及包块，质地中等，较固定，伴有轻、中度压痛。溃疡性肠结核合并局限性腹膜炎、局部病变肠管与周围组织粘连或同时有肠系膜淋巴结结核时，也可出现腹部包块。

（三）并发症

并发症见于晚期患者，常有肠梗阻、结核性腹膜炎，偶见急性肠穿孔。结核性腹膜炎是由结核分枝杆菌引起的慢性、弥漫性腹膜感染，以青壮年女性多见，感染途径有：①腹腔内结核病灶直接蔓延。②血行播散。主要临床表现是腹痛、腹胀、腹泻与便秘交替出现及全身中毒症状。抗结核治疗有效，坚持早期、联合、规则及全程抗结核治疗，一般可用3~4种药物联合强化治疗。

三、实验室及其他检查

1. 血液检查

溃疡性结肠炎可有中度贫血，血沉明显加快，可作为估计结核病活动程度的指标之一。结核菌素试验呈强阳性对本病诊断有帮助。

2. 粪便检查

粪便一般无黏液、脓血，镜下可见少量脓细胞与红细胞。粪便浓缩找结核杆菌若获阳性，必须同时完成痰液找结核杆菌阳性，才有助诊断。

3. X线检查

胃肠钡餐造影或钡剂灌肠检查对肠结核诊断具有重要价值。溃疡型肠结核钡剂在病变肠段呈激惹征象，排空快，充盈不佳；增生型肠结核可见肠段增生性狭窄、收缩与变形，钡剂充盈缺损及肠壁僵硬等，并发肠梗阻时只宜做钡剂灌肠检查。

4. 纤维结肠镜检查

可观察升结肠、回盲部病变，确定病变范围及性质，并做活组织病理检查，对本病诊断有重要价值。

四、诊断要点

（1）有肠外结核病史，特别是青壮年有肺结核病史。
（2）有腹泻、右下腹疼痛、低热、自汗等典型肠结核临床表现。
（3）结合X线胃肠钡餐检查及纤维结肠镜检查有肠结核征象。

五、诊断要点

肠结核治疗目的是消除症状、改善全身情况、促进病灶愈合及防止并发症。肠结核早期病变可逆，因此强调早期治疗。

1. 休息与营养

活动期肠结核需卧床休息。给予高蛋白、高维生素、高热量饮食，必要时可静脉内高营养治疗。

2. 抗结核化学药物治疗

化疗是本病治疗的关键，多采用短程化疗，疗程为6～9个月，一般用异烟肼与利福平两种杀菌药联合。对严重肠结核可再加用链霉素或吡嗪酰胺等3药联合。

3. 对症治疗

腹痛可用颠茄、阿托品，摄入不足或腹泻严重者应补充水、电解质。对不完全性肠梗阻患者必要时可行胃肠减压，以缓解肠梗阻症状。

4. 手术治疗

适应证：①完全性肠梗阻。②急性肠穿孔或慢性肠穿孔、瘘管形成经内科治疗而未能闭合者。③肠道大量出血，经积极抢救不能有效止血者。④诊断困难须剖腹探查者。

六、常见护理诊断／问题

1. 疼痛

与结核分枝杆菌侵犯肠黏膜致炎性病变有关。

2. 营养失调（低于机体需要量）

与结核分枝杆菌感染、消化吸收障碍有关。

3. 腹泻

与肠结核所致肠功能紊乱有关。

4. 知识缺乏

缺乏肠结核病的预防和治疗知识。

5. 焦虑

与疾病病程长、治疗疗程长有关。

七、护理措施

1. 休息与体位

卧床休息。病情稳定后，可逐步增加活动量，以增强机体抵抗力。肠结核患者常有自汗，应注意及时更换床单、衣物，保持干爽。

2. 饮食护理

摄入高热量、高蛋白、高维生素、少渣又易消化的食物。有脂肪泻的患者应少食乳制品、易发酵的食物，如豆制品、富含脂肪及粗纤维的食物，以免加快肠蠕动。肠梗阻的患者应禁食。

3. 病情观察

注意观察患者的生命体征，腹痛的程度、性质及部位等，及早发现肠梗阻等并发症。每周测量患者体重，以了解营养状况。

4. 对症护理

（1）疼痛护理：①严密观察腹痛特点，评估病情进展程度。②与患者交谈，分散其注意力。③采用针灸、按摩等方法缓解疼痛。④按医嘱给予患者解痉、止痛药物，对肠梗阻所致疼痛，应行胃肠减压，无效者需手术治疗。⑤病情出现明显变化，如腹痛明显加重，便血，应立刻通知医师，并积极配合医师采取抢救措施。

（2）腹泻的护理：详见本章第四节"溃疡性结肠炎的护理"。

5. 用药护理

遵医嘱给予抗结核药物，让患者及家属了解有关抗结核药物的用法、作用及主要不良反应，若有不良反应出现时应及时报告医师。

6. 心理护理

向患者讲解低热、盗汗、腹痛、腹泻等症状出现的原因及有关结核病的知识，使患者认识到此病经过合理、全程化疗是可治愈的。护理人员要充分理解患者，帮助患者消除顾虑，创造一个良好的治疗环境，使患者树立战胜疾病的信心。

八、健康指导

（1）向患者及家属宣传坚持正规与全程治疗肠结核的重要性，帮助患者及家属制订切实可行的用药计划，按时服药，避免漏服，切忌自行间断用药或停药。定期门诊复查。

（2）肠结核预后取决于早期诊断与及时正规治疗，一般预后良好。

（3）肠结核的预防应重点在肠外结核，特别是肺结核的早期诊断与积极治疗。

（4）注意饮食卫生，如牛奶应消毒后饮用，提倡分餐制。

（5）肠结核患者的粪便要消毒处理，防止病原体传播。

（6）加强身体锻炼，合理营养，生活规律，保持良好心态。

第四节 溃疡性结肠炎的护理

溃疡性结肠炎（ulcerative colitis，UC）是一种病因不十分清楚的直肠和结肠慢性非特异性炎性疾病，病变主要限于大肠黏膜与黏膜下层，主要临床表现是腹泻、黏液脓血便、腹痛及里急后重，多见于20~40岁。病变位于大肠，多数在直肠和乙状结肠，可扩展至降结肠、横结肠，也可累及全结肠，病变呈连续性、弥漫性分布。

一、病因与发病机制

病因尚未完全清楚，多数研究认为与免疫、遗传及感染3大因素有关；精神神经因素、过敏反应可能与疾病的发生有关。本病由多因素相互作用所致。

1. 免疫因素

肠道黏膜免疫系统在UC肠道炎症发生、发展、转归过程中始终发挥作用。研究表明，UC的T细胞反应低下，除免疫细胞外，肠道上皮细胞、亦管内皮细胞等非免疫细胞也参与炎症反应，与局部免疫细胞相互影响而发挥免疫作用，免疫反应中释放多种肠道炎性反应的免疫因子和介质使肠道黏膜损伤。

2. 遗传因素

经系统家族调查，显示血缘家族的发病率较高，提示遗传因素在本病发病中起一定作用。目前认为UC是多基因病，也是遗传异质性疾病（不同人由不同基因引起），患者在一定环境因素下由于遗传易感而发病。

3. 感染因素

本病在病理变化与临床表现方面与细菌性痢疾相似，但迄今未检出致病微生物，因此，有人认为感染是诱发因素。

4. 环境因素

近几十年来，UC发病率持续增高，这一现象出现在社会经济高度发达的国家，首先是北美、北欧，继而是西欧、南欧，最近是日本、南美，表明环境因素的微妙变化对本病有很重要的作用。

5. 其他

吸烟、饮食、精神、过敏等因素也与本病的发生有关系。

二、临床表现

大多起病缓慢，偶有急性暴发起病。病程呈慢性经过，发作与缓解交替出现，饮食失调、劳累、精神因素、感染可使疾病复发或加重。

（一）消化系统表现

1. 腹泻、黏液脓血便

腹泻是最主要表现，见于绝大多数患者，主要与炎症导致结肠黏膜对水吸收障碍有关。黏液脓血便为炎症渗出、黏膜糜烂及溃疡所致，是本病活动期的重要表现。便血程度和大便次数反映病情严重程度。病变累及直肠、乙状结肠时伴有里急后重，可出现腹泻、便秘交替，此为病变引起直肠排空功能障碍所致。

2. 腹痛

缓解期及轻症者无或仅有腹部不适，活动期有轻至中度腹痛，系左下腹或下腹部阵痛，亦可全腹痛，有腹痛–便意–便后缓解的规律。若并发中毒性巨结肠、腹膜炎，则有剧烈腹痛，呈持续性。

3. 其他

严重者有食欲减退、恶心、呕吐、腹胀。

4. 体征

轻、中型者仅有左下腹压痛，偶可触及痉挛的降结肠、乙状结肠；重者常有明显压痛、鼓肠；如出现肠穿孔、中毒性巨结肠，则有腹肌紧张、反跳痛、肠鸣音减弱等表现。

（二）肠外表现

肠外表现如外周关节炎、结节性红斑、口腔多发性溃疡、坏疽性脓皮病等。

（三）全身表现

全身表现一般出现在中、重型患者，活动期常有低热或中度发热，高热提示有并发症或暴发型。重症者常出现衰弱、消瘦、低蛋白血症及水、电解质紊乱等。

（四）临床分型

根据疾病的病程、严重程度、范围及病期综合分型。

1. 临床分型

①初发型：无既往史的首次发作。②慢性复发型：最常见，发作与缓解交替。③慢性持续型：症状持续半年以上，间以症状加重。④急性暴发型：少见，起病急，病情重，全身毒血症状明显，可伴有各种并发症，易出血。上述各型可互相转化。

2. 根据病情程度

①轻度：每日腹泻少于4次，便血轻或无，无发热、脉速，贫血轻或无，血沉正常。②重度：腹泻每日6次以上，有明显黏液脓血便，体温高于37.5℃，至少持续2日以上，脉搏90次/分以上，血红蛋白、清蛋白下降，血沉升高，短期内体重明显下降。③中度：介于两者之间。

3. 根据病变范围

可分为直肠炎、直肠乙状结肠炎、左半结肠炎、广泛性或全结肠炎。

4. 根据病期分型

活动期和缓解期。

（五）并发症

1. 中毒性巨结肠

中毒性巨结肠多发生于暴发型或重症患者，临床表现为病情急剧恶化，毒血症明显，有脱水与电解质平衡紊乱，出现鼓肠、腹部压痛，肠鸣音消失。低钾、钡剂灌肠、使用抗胆碱能药物或阿片类制剂是其诱发因素。本并发症预后差，易致急性肠穿孔。

2. 直肠结肠癌变

多见于广泛性结肠炎、幼年起病而病程漫长者。

3. 其他并发症

肠大出血、肠穿孔、肠梗阻。

三、实验室及其他检查

1. 血液检查

可有贫血，白细胞增高、红细胞沉降率增快和C-反应蛋白增高是活动期的标志，病情严重而持久的患者血清清蛋白降低。

2. 粪便检查

肉眼观察可见黏液、脓血，镜下可见红、白细胞，粪便病原学检查需至少连续检查3次，目的是排除感染性结肠炎。

3. X线钡剂灌肠检查

结肠袋变浅或消失，肠腔狭窄，肠壁变硬，肠管缩短、变细，可呈铅管状，当有伪息肉形成时可见多发性充盈缺损。重型或暴发型患者不宜做钡剂灌肠检查，以免诱发中毒性巨结肠或加重病情。

4. 结肠镜检查

全结肠或乙状结肠镜检查对本病诊断有重要价值，是本病诊断和鉴别诊断的重要手段之一。在内镜下，可见黏膜多发性溃疡、充血、水肿，或黏膜表面粗糙呈颗粒状；黏膜血管模糊，脆且触之易出血；晚期可见假性息肉。

四、诊断要点

临床上反复或持续发作的黏液血便、腹痛、里急后重，伴有不同程度的全身中毒症状，在排除感染性肠炎、克罗恩病、缺血性肠炎、放射性肠炎等基础上，结合结肠镜检查以及X线钡剂灌肠检查可确诊。

五、治疗要点

治疗目的是控制急性发作，维持缓解，减少复发，防治并发症。

1. 一般治疗

急性期卧床休息，给流质饮食；患者需禁食者，给予静脉高营养。腹痛时给予解痉止痛药。

2. 氨基水杨酸制剂

柳氮磺胺吡啶（sulfasalazine，SSZ）为首选药物，适用于轻、中型及重型经治疗已有缓解者，发作时 4~6 g/d，分 4 次口服，病情缓解后改为 2 g/d 维持，疗程 1~2 年。

3. 肾上腺皮质激素

适用于暴发型或重型或应用磺胺吡啶类药物无效的患者，常用氢化可的松 200~300 mg/d 或地塞米松 10 mg/d 静脉滴注，7~14 天后改为口服泼尼松 60 mg/d。病情控制后逐渐减量，直至停药。

4. 免疫抑制剂

适用于对激素治疗效果不佳或对激素依赖的慢性持续型病例。

5. 手术治疗

适用于并发肠穿孔、大出血、重症患者，特别是合并中毒性巨结肠经积极的内科治疗无效者。

六、常见护理诊断/问题

1. 腹泻

与肠道炎性刺激致肠蠕动增加及肠内水、钠吸收障碍有关。

2. 腹痛

与肠道黏膜的炎性浸润有关。

3. 营养失调（低于机体需要量）

与频繁腹泻、吸收不良有关。

4. 焦虑

与频繁腹泻、疾病迁延不愈有关。

七、护理措施

1. 休息与体位

活动期患者应充分休息，减少精神和体力负担。给患者提供安静、舒适的休息环境，使患者得到身心全面的休息，以减少胃肠蠕动，减轻症状。

2. 饮食护理

给予易消化、少纤维素、高热量、高蛋白质、少渣软食。急性发作期和暴发型患者应进食无渣流质或半流质饮食，避免摄入生冷及含纤维素多的食物，忌食牛乳和乳制品。病情严重者应禁食并行胃肠外营养，使肠道得以休息以利于减轻炎症、控制症状。

3. 病情观察

观察患者腹泻的次数、量、性质，有无腹痛、发热、恶心、呕吐等伴随症状；观察有无口渴、疲乏无力、尿量减少等脱水表现；观察有无电解质紊乱、酸碱失衡的表现；还应观察进食情况，定期测量体重，监测粪便检查结果和生化指标变化。

4. 对症护理

针对腹泻护理。①休息：腹泻严重者需卧床休息，安排患者在离卫生间较近的房间，或室内留置便器。②饮食护理与病情观察：同前。③静脉营养：遵医嘱及时补充液体、电解质、营养物质。④肛周皮肤护理：指导患者和家属做好肛门及周围皮肤的护理，如手纸要柔软，擦拭动作宜轻柔，便后用肥皂与温水清洗肛门及周围皮肤，清洗后轻轻拭干局部，必要时局部涂抹无菌凡士林软膏或涂擦抗生素软膏以保护皮肤的完整。

5. 用药护理

护理人员应向患者及家属做好有关用药的解释工作，如药物的用法、作用、不良反应等。柳氮磺胺吡啶既可出现恶心、呕吐、食欲不振等消化系统不良反应，又可引起皮疹、粒细胞减少、自身免疫性溶血、再生障碍性贫血等，饭后服用可减少消化道症状，服药期间应定期复查血常规，出现不良反应要及时报告给医师。应用肾上腺皮质激素要注意激素用量和停药注意事项。对于采用灌肠疗法的患者，应指导患者尽量抬高臀部，从而延长药物在肠道内的停留时间。

6. 心理护理

由于溃疡性结肠炎病程较长，症状反复出现，患者缺乏战胜疾病的信心，思想顾虑较重，久而久之患者会有抑郁或焦虑。护理人员应耐心向患者做好宣传、解释工作，使其认识到积极配合治疗、良好的心态调节可使症状得到较好控制和长期缓解，帮助患者树立战胜疾病的信心和勇气。

八、健康指导

（1）指导患者从休息、饮食等方面加强自我护理以控制病情的发展，逐步缓解病情直至康复。生活要有规律，注意劳逸结合。轻型患者可从事一般工作。饮食上要摄入高热量、高营养、少纤维、少刺激的食物，补充营养并减少肠道刺激。服用牛奶导致腹泻加重者，应避免服用牛奶及奶制品。

（2）指导患者及家属正确认识疾病，以减轻患者心理压力，保持心情舒畅。

（3）告知患者及家属坚持用药的重要性，说明药物的具体服用方法及有关不良反应。告诫患者不要随意停药，服药期间要定期复查血常规。

第五节　肝硬化的护理

肝硬化（cirrhosis of liver）是由于一种或多种致病因素长期或反复作用于肝脏，造成以肝细胞坏死、肝组织弥漫性纤维化、假小叶和再生结节形成为特征的慢性肝病，门静脉高压和肝功能损害为主要临床表现，晚期可出现上消化道出血、肝性脑病、继发感染等严重并发症。

我国肝硬化患者占内科住院人数的4%～14%，发病年龄在35～50岁，男女比例为（4～8）：1。

一、病因与发病机制

引起肝硬化的病因很多，我国以病毒性肝炎最为常见，国外则以酒精中毒居多。

1. 病毒性肝炎

主要为乙型、丙型或乙型加丁型重叠感染，甲型和戊型病毒性肝炎不发展为肝硬化。一般认为肝硬化是经过慢性肝炎演变而来的。

2. 酒精中毒

长期大量酗酒引起酒精性肝炎，继而发展为肝硬化，主要是乙醇和其中间代谢产物乙醛对肝脏的毒性作用所致。

3. 循环障碍

慢性充血性心力衰竭、缩窄性心包炎、肝静脉和（或）下腔静脉阻塞，可使肝脏长期瘀血，肝细胞发生缺氧、坏死和结缔组织增生，最终演变为瘀血性肝硬化。

4. 胆汁淤积

持续存在肝外胆管阻塞或肝内胆汁淤积时，高浓度的胆汁酸和胆红素对肝细胞有损害作用，可导致肝硬化。

5. 遗传和代谢障碍

由于遗传或先天性酶缺陷，致使代谢产物积聚于肝脏，引起肝细胞坏死和结缔组织增生。

6. 工业毒物或药物

长期接触四氯化碳、磷、砷等或服用甲基多巴、四环素、双醋酚汀等，可引起中毒性肝炎，最终演变为肝硬化。

7. 营养障碍

食物中长期缺乏蛋白质、维生素，或脂肪堆积可引起吸收不良和营养失调、肝细胞脂肪变性和坏死以及降低肝对其他致病因素的抵抗力。

8. 血吸虫病

虫卵沉积于汇管区，引起纤维组织增生，导致窦前性门静脉高压。

9. 免疫紊乱

自身免疫性肝炎可演变为肝硬化。

10. 隐源性肝硬化

病因不明者占 5% ~ 10%，其中一部分可能由非酒精性脂肪性肝炎发展而成的。

二、临床表现

肝硬化起病隐匿，病程发展一般比较缓慢，病情亦较轻微，可潜伏 3 ~ 5 年或更长时间。临床上将肝硬化分为肝功能代偿期和失代偿期，两期的界限不明显。

（一）代偿期

症状轻，或无任何不适。早期以乏力、食欲不振较突出，可伴有上腹部不适、腹胀、恶心、腹泻、厌油腻等，症状经休息或治疗可缓解。肝脏轻度肿大，质偏硬，可有轻度压痛，脾脏轻、中度肿大。肝功能正常或轻度异常。

（二）失代偿期

症状显著，主要为肝功能减退和门静脉高压引起。

1. 肝功能减退的临床表现

（1）全身症状：患者一般情况及营养状况差，消瘦、乏力、面色灰暗、无光泽，精神不振，皮肤干而粗糙，有舌炎、口角炎，常有不规则低热及水肿。

（2）消化道症状：食欲明显减退，甚至厌食，进食后感上腹饱胀不适、恶心、呕吐等；对脂肪和蛋白质含量高的食物耐受差，稍进油腻食物即可引起腹泻；患者可因胃肠胀气和腹水终日腹胀。上述症状的产生与门静脉高压引起胃肠道瘀血、水肿、消化吸收障碍和胃肠道菌群失调有关。半数以上患者有轻度黄疸，少数可有中或重度黄疸，提示肝细胞有进行性或广泛坏死。

（3）出血倾向和贫血：可有鼻出血、牙龈出血、皮肤紫癜和胃肠出血倾向，系肝脏合成凝血因子减少、脾功能亢进和毛细血管脆性增加所致。患者常有不同程度贫血，是由于肠道吸收障碍、营养不良、胃肠失血以及脾功能亢进等因素引起。

（4）内分泌失调：肝脏对雌激素的灭活功能减退，雌激素水平增高，通过负反馈抑制腺垂体的分泌功能，从而影响垂体 – 性腺轴或垂体 – 肾上腺皮质轴的功能，致使雄激素和糖皮质激素减少。雌、雄激素平衡失调，男患者常表现为性欲减退、睾丸萎缩、毛发脱落及乳房发育；女患者有月经失调、闭经、不孕等。部分患者出现蜘蛛痣，主要分布在面颈部、上胸、肩背和上肢等上腔静脉引流区域；手掌大、小鱼际和指端、腹侧部位皮肤发红称为肝掌，肝掌和蜘蛛痣的形成与雌激素增多有关。肝功能减退时，肝脏对醛固酮及抗利尿激素灭活作用减弱，导致继发醛固酮及抗利尿激素增多，致钠、水潴留和水肿，促进和加重腹水的形成。肾上腺皮质功能减退，表现为面部和其他暴露部位皮肤色素沉着。

2. 门静脉高压的临床表现

门静脉系统阻力增加和门静脉血流增多是形成门静脉高压的发生机制，门静脉高压症的 3 大临床表现是脾肿大、侧支循环建立与开放、腹水。

（1）脾肿大、脾功能亢进：脾脏因长期瘀血而肿大，一般为轻、中度肿大，上消化道大出血时脾脏可暂时缩小。晚期脾肿大常出现白细胞、红细胞、血小板计数减少，称为脾功能亢进。

（2）侧支循环建立与开放：门静脉压力增高，超过 1.96 kPa（20 mmH$_2$O）时，正常来自消化器官和脾脏的回心血液至肝脏受阻，致使门静脉系统与腔静脉之间建立门 – 体侧支循环（图 5-1）。①食管和胃底静脉曲张：在门静脉压力持续增高的情况下，食管和胃底静脉曲张明显，常因恶心、呕吐、剧烈咳嗽等使腹腔压力增高，或因粗糙、坚硬食物机械损伤，或因胃酸反流腐蚀损伤时，导致曲张静脉破裂出血，表现为呕血和黑粪，严重者可有周围循环衰竭的表现。②腹壁静脉曲张，脐静脉重新开放，在脐周和腹壁可见以脐为中心向上及下腹延伸的迂曲静脉。脐周静脉曲张明显时，外观呈水母状。③痔静脉扩张，形成痔核，破裂时引起便血。

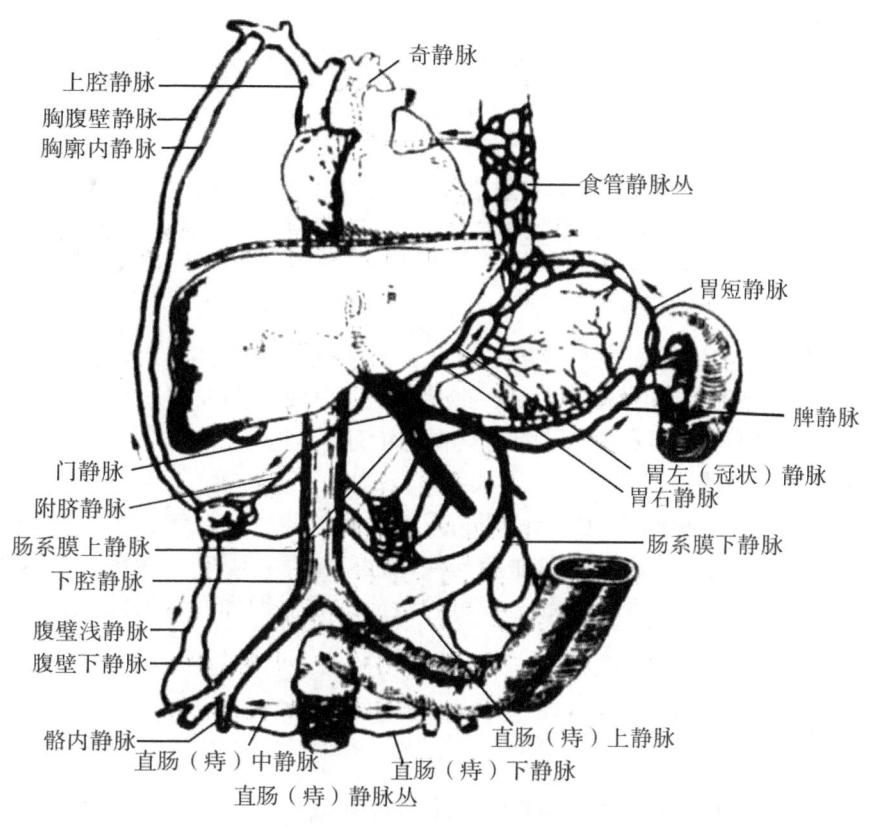

图5-1 门静脉回流受阻时，侧支循环血流方向示意图

（3）腹水：占75%以上，是肝硬化失代偿期最突出的临床表现，也是患者就医的主要原因。腹水形成与下列因素有关：①门静脉压力增高，使腹腔脏器毛细血管床静水压增高，组织间液回吸收减少而漏入腹腔；门静脉压力增高，肝静脉血流受阻，血浆自肝窦壁渗透致窦旁间隙，形成大量肝淋巴液，超过胸导管的引流能力，淋巴液自肝包膜表面和肝门淋巴管壁漏入腹腔。②血浆清蛋白降低，低于30 g/L时，血浆胶体渗透压降低，致使血液成分外渗。③有效循环血容量不足致肾血流量减少，肾小球滤过率降低，排尿减少。④抗利尿激素及继发醛固酮增多而引起水、钠重吸收增多。

（三）肝脏触诊

肝脏大小与肝内脂肪浸润、再生结节、纤维化的程度有关。质地坚硬，早期表面光滑，晚期可触及结节或颗粒状，一般无压痛，在肝细胞进行性坏死或炎症时可有轻压痛。

（四）并发症

1. 上消化道出血

上消化道出血最常见。多突然发生大量呕血或黑粪，出血原因为食管下段或胃底静脉曲张破裂或并发急性胃黏膜糜烂、消化性溃疡。出血量大可并发出血性休克或诱发肝性脑病，病死率高。

2. 肝性脑病

肝性脑病是晚期肝硬化的最严重并发症，也是最常见死因，主要临床表现为性格行为失常、意识障碍、昏迷。

3. 胆石症

肝硬化患者胆结石发生率增高，且随肝功能失代偿程度加重，胆石症发生率随之增高。胆囊及肝外胆管结石均较常见。

4. 感染

患者机体抵抗力低下，常并发肺炎、胆道感染、大肠埃希菌败血症和自发性腹膜炎等细菌感染。

5. 原发性肝癌

患者如短期内出现肝脏迅速增大、持续性肝区疼痛、肝表面发现肿块或腹水呈血性等，应考虑并发原发性肝癌，需做进一步检查。

6. 肝肾综合征

肝肾综合征又称功能性肾衰竭，表现为自发性少尿或无尿、氮质血症、稀释性低钠血症和低尿钠，但肾脏无明显器质性损害。引起肝肾综合征的关键环节是肾血管收缩，导致肾皮质血流量减少，肾小球滤过率持续下降。

7. 肝肺综合征

严重肝病、肺血管扩张和低氧血症组成的三联症。肝硬化时由于体内血管活性物质增多，使肺内毛细血管扩张，肺动、静脉分流，动脉氧合不足，造成通气/血流比例失调，临床表现为卧位呼吸和直立性低氧血症。尚无理想治疗药物，肝移植可能为其根本治疗措施。

8. 电解质和酸碱平衡失调

常见的电解质紊乱。①低钠血症：由于长期利尿、大量放腹水导致钠丢失，抗利尿激素增多致水潴留超过钠潴留，低盐饮食引起。②低钾低氯血症与代谢性碱中毒：呕吐、腹泻、摄入不足、长期应用利尿剂或高渗葡萄糖液、继发性醛固酮增多等，均可导致或加重血钾和血氯的降低，低钾低氯血症可导致代谢性碱中毒。

三、实验室及其他检查

1. 血常规检查

失代偿期可有贫血，脾功能亢进时白细胞和血小板计数减少。

2. 尿常规检查

并发肝肾综合征时可有管型、蛋白尿及血尿，有黄疸时可有胆红素和尿胆原增加。

3. 粪常规检查

门脉高压引起的慢性出血，粪潜血试验阳性；消化道出血时出现肉眼可见的黑粪。

4. 肝功能检查

代偿期正常或轻度异常。失代偿期患者肝功能检查有多项异常，血清谷丙转氨酶（GPT）增高明显，肝细胞严重坏死时则血清谷草转氨酶（GOT）活力常高于 GPT；血清总蛋白正常、降低或增高，清蛋白降低，γ-球蛋白增高；失代偿期凝血酶原时间延长；重症患者血清胆红素有不同程度的增高。

5. 免疫功能检查

血清 IgG、IgA 均可增高，一般以 IgG 增高最为显著，与 γ-球蛋白的升高相平行；部分患者还可出现抗核抗体、抗平滑肌抗体、抗线粒体抗体等非特异性自身抗体；半数患者 T 细胞数低于正常。

6. 腹水检查

腹水为漏出液，并发自发性腹膜炎、结核性腹膜炎、癌变时，腹水的性质也发生相应改变。

7. 食管 X 钡餐检查

可见食管下段或胃底静脉曲张，呈虫蚀样或蚯蚓状充盈缺损，纵行黏膜皱襞增宽，胃底静脉曲张时可见菊花样充盈缺损。

8. 超声检查

可显示肝脏大小和形态，脾脏大小；门静脉高压时可见门静脉、脾静脉直径增宽；有腹水时可见液性暗区。

9. 内镜检查

可直接看到静脉曲张的部位和程度。

10. 肝穿刺活组织检查

有假小叶形成，可确诊为肝硬化。

11. 腹腔镜检查

可直接观察肝脏情况，直视下可对病变明显处做肝穿刺活组织检查，对鉴别诊断很有帮助。

四、诊断要点

主要根据有病毒性肝炎病史、长期饮酒史，患者有肝功能减退和门静脉高压的临床表现，肝脏质地坚硬有结节感，肝功能检查异常，肝活组织检查有假小叶形成等诊断。

五、治疗要点

（一）保护或改善肝功能

1. 去除或减轻病因

（1）抗HBV治疗：治疗指征为HBV阳性的肝硬化失代偿期患者，HBV DNA阳性，无论ALT水平如何。无固定疗程，需长期应用。肝功能失代偿患者不宜使用干扰素。

（2）抗HCV治疗：适用于肝功能代偿的肝硬化患者，尽管对治疗的耐受性和效果有所降低，但为使病情稳定、延缓或阻止肝衰竭和肝细胞癌（hepatic cellular cancer，HCC）等并发症的发生，在严密观察下，使用聚乙二醇干扰素-α联合利巴韦林或普通干扰素联合利巴韦林等方案。

2. 营养支持

尽量维持肠内营养，肠内营养是机体获取能量的最好方式，应进食易消化的食物，以糖类为主，蛋白质摄入量以患者可耐受为宜，辅以多种维生素，可给予胰酶助消化。对于食欲减退、不能耐受食物者，可给予易消化的、蛋白已水解为小肽段的肠内营养剂。肝衰竭或有肝性脑病先兆者，应限制蛋白质的摄入。

3. 保护肝细胞

胆汁淤积时，微创方法解除胆道梗阻，可避免对肝功能的进一步损伤；也可口服熊去氧胆酸降低肝内鹅去氧胆酸的比例，减少其对肝细胞的破坏。其他保护肝细胞的药物有水飞蓟宾、多烯磷脂酰胆碱、还原型谷胱甘肽及甘草酸二胺。

4. 慎用损害肝脏的药物

避免使用疗效不明确的药物，以减轻肝脏代谢负担。

（二）腹水治疗

治疗腹水可减轻症状及防止在腹水基础上发展的一系列并发症如自发性腹膜炎（sponta-neous bacterial peritonitis，SBP）、肝肾综合征等。

1. 限制水、钠的摄入

钠摄入量限制在500～800 mg/d（相当于氯化钠1.2～2 g/d），摄入水量在500～1 000 mL/d。

2. 利尿剂

应用原则是联合、间歇、交替使用，常用保钾利尿剂螺内酯和呋塞米联合使用。利尿速度不宜过快、剂量不宜过大，以每天体重减轻不超过0.5 kg为宜，以免诱发肝性脑病等。

3. 经颈静脉肝内门体分流术（transjugular intrahepatic portosystemic shunt，TIPS）

TIPS以血管介入的方法在肝内的门静脉分支与肝静脉分支间建立分流通道，能有效降低门静脉压力，创伤小、安全性高，显著减少或消除腹水。如果能对因治疗，使肝功能稳定或有所改善，可较长期维持疗效，多数患者术后不需要限盐、限水及长期使用利尿剂，可减少肝移植。

4. 排放腹水并补充清蛋白

用于不具备TIPS技术、对TIPS禁忌及失去TIPS机会顽固性腹水的姑息治疗，一般每次放腹水

1 000 mL，同时输注清蛋白 80 g，该方法缓解症状时间短，易于诱发肝性脑病、肝肾综合征。

（三）肝移植手术

肝移植手术是终末期肝硬化治疗的最佳选择。

（四）并发症的治疗

1. 上消化道出血

参见本章第八节"上消化道大量出血的护理"。

2. 自发性腹膜炎

一旦确诊，应立即治疗，早期、足量、联合应用抗生素。主要选用针对革兰阴性杆菌的抗生素，如环丙沙星、氧氟沙星、丁胺卡那等，或选用广谱抗生素如头孢噻肟钠、头孢曲松、头孢哌酮等。通常选择 2～3 种抗生素联合应用，然后根据治疗的反应和细菌培养结果调整抗生素，用药时间不得少于两周。

3. 肝肾综合征

①控制上消化道大出血、感染等诱发肝肾综合征的因素。②严格控制输液量，纠正水、盐代谢紊乱和酸碱失衡等。③输入清蛋白、右旋糖酐 –70 或腹水回输，提高血容量、改善肾血流量，然后给予利尿剂。④特利加压素联合清蛋白治疗，特利加压素系加压素与甘氨酸的结合物。⑤避免单纯大量放腹水、大量利尿，避免使用肾毒性药物；应用血管活性药物如多巴胺、山莨菪碱等，改善肾血流量，增加肾小球滤过率。

六、护理评估

1. 健康史

详细询问患者有无肝炎或输血、心力衰竭、胆道疾病史；是否有在血吸虫病流行区生活史；有无长期化学毒物接触史；有无长期使用对肝脏有损害药物或嗜酒，其用量和持续时间。了解患者有无慢性肠道感染、消化不良、消瘦、黄疸、出血史。询问患者饮食及消化情况，如食欲、进食量及食物种类、饮食习惯及爱好。了解日常休息及活动量、活动耐力，既往及目前检查、用药和治疗情况。详细询问肝硬化的发生、发展及治疗情况，此次就诊的主要症状，腹水的程度，有无呕血、黑粪及神志变化等。

2. 身体评估

（1）意识状态：注意观察患者的精神状态，对人物、时间、地点的定向力，如有表情淡漠、性格改变或行为异常多为肝性脑病表现。

（2）营养状况：身高、体重及全身营养状况，是否消瘦及其程度，有无水肿；应注意当有腹水或皮下水肿时，不能以体重判断患者的营养状况。

（3）皮肤和黏膜：皮肤、黏膜有无黄染、出血点、蜘蛛痣、肝掌、腹壁静脉曲张。

（4）肝、脾：肝、脾触诊应注意其大小、质地、表面情况、有无压痛。

（5）腹水体征：检查腹式呼吸是否减弱，有无腹部膨隆、脐疝，有无移动性浊音，是否因呼吸困难、心悸而不能平卧。

（6）尿量及尿液的颜色：询问患者 24 小时的尿量、颜色。

3. 心理、社会状况

肝硬化病程较长，随着病情发展、加重，患者逐渐丧失工作能力，以及长期治病影响家庭生活、经济负担沉重等，使患者及其照顾者常出现各种心理问题和应对不良甚至无效。评估时应注意患者的心理状态，有无个性、行为的改变，有无焦虑、抑郁、易怒、悲观等情绪，应注意鉴别患者是心理问题或并发肝性脑病时的精神障碍表现。评估患者及家庭成员对疾病的认识程度及态度、家庭经济情况以及社会保障情况。

4. 实验室及其他检查

评估肝功能检查有无异常及其程度；全血细胞是否减少；有无电解质和酸碱平衡紊乱；腹水的颜色、性质；血氨是否增高，有无氮质血症；X 线钡餐检查有无食管下段和胃底静脉曲张；超声波检查有无脾大、门静脉高压征象。

七、常见护理诊断/问题

1. 营养失调（低于机体需要量）

与肝硬化所致的食欲下降及营养吸收障碍有关。

2. 体液过多

与肝硬化所致的门静脉高压、低蛋白血症及水、钠潴留有关。

3. 活动无耐力

与肝功能减退、大量腹水有关。

4. 有皮肤完整性受损的危险

与水肿、皮肤瘙痒、长期卧床有关。

5. 有感染的危险

与机体抵抗力低下有关。

八、护理目标

（1）患者能描述营养不良的病因，能遵循饮食计划，保证营养物质的摄入。

（2）能描述水肿的主要原因，腹水有所减轻，感觉舒适。

（3）自觉精神状态良好，体力有所恢复。

（4）皮肤无破损或感染，无其他部位感染。

九、护理措施

1. 休息与体位

病室环境整洁、安静、舒适，根据病情合理安排患者休息和活动，代偿期患者可适当从事轻体力活动，失代偿期则需卧床休息，降低肝脏的代谢活动，增加肝脏血流量，以利于肝脏功能的恢复。

2. 饮食护理

饮食原则为高热量、高蛋白、高维生素、易消化饮食，血氨偏高者限制或禁食蛋白质，待病情好转后逐渐增加蛋白质的摄入量。蛋白质来源以豆制品、鸡蛋、牛奶、鸡肉、鱼肉、瘦猪肉为主；有肝性脑病先兆或血氨增高时应限制或禁食蛋白质，主要以植物蛋白为主，如豆制品。补充足够维生素，尤其是脂溶性维生素，新鲜蔬菜和水果含有丰富的维生素。有腹水者应低盐或无盐饮食，钠限制在每日 500～800 mg（氯化钠 1.2～2.0 mg），少食含钠食物，如咸肉、酱菜、酱油、含钠味精等；谷物、瓜果含钠较少，水果、硬壳果、干豆、肉类、马铃薯含钾多。饮水量每日 1 000 mL 左右。戒烟酒。进餐时要细嚼慢咽，避免进食刺激性强、粗纤维多和较硬的食物，以防损伤曲张的食管、胃底静脉导致出血。

3. 病情观察

观察生命体征、尿量等情况，注意有无并发症发生，出现异常情况及时通知医师，以便采取紧急措施。

4. 对症护理

（1）腹水的护理。①体位：大量腹水患者取半卧位，以减轻呼吸困难；少量腹水患者取平卧位，以增加肝、肾血流量。注意预防压疮。②限制水、钠摄入：遵医嘱严格限制水、钠摄入，向患者及家属讲明其有利于腹水消退。遵医嘱使用利尿剂，并注意观察电解质及酸碱平衡情况。③准确记录 24 小时出入液量，定期测量腹围和体重，并教会患者正确测量和记录方法。④协助腹腔放液：术前向患者说明操作过程和注意事项，测量腹围、体重和生命体征，排空膀胱以免穿刺时损伤；术中及术后监测生命体征，观察不良反应；术毕用无菌敷料覆盖穿刺部位，并观察穿刺部位有无渗液，应缚紧腹带，防止腹腔穿刺后腹压骤降，记录腹水量、颜色、性质，及时送检标本。

（2）皮肤护理：肝硬化患者常伴有四肢水肿，皮肤干燥、瘙痒，机体抵抗力下降，因此应加强皮肤护理。每日可用温水擦浴,避免用力搓拭、使用刺激性的药皂或沐浴液、水温过高等;衣服宜柔软、宽松;床铺要平整、洁净;定时更换体位,以防局部组织长期受压、皮肤损伤发生压疮或感染;皮肤瘙痒时勿搔抓,可涂抹止痒剂,以免皮肤破损和继发感染;向患者解释发生压疮的危险因素和早期表现,指导患者及其家属学会预防的方法。

5. 用药护理

遵医嘱静脉补充营养,以提高血浆胶体渗透压。应用利尿剂时注意观察电解质情况。

6. 心理护理

肝硬化是慢性病,症状很难控制,预后不良,患者和家属容易产生悲观情绪,护理人员要同情和关心患者,及时解答患者提出的疑问,安慰、理解、开导患者,使患者及家属树立战胜疾病的信心。对有严重焦虑和抑郁的患者,应加强巡视并及时进行心理干预,以免发生意外。

十、评价

(1)患者能叙述不适宜的饮食,并能合理选择有利于健康的饮食;摄入足够的热量、蛋白质、维生素。

(2)腹水减少,由腹水引起的身体不适症状减轻;能叙述产生腹水的原因,正确记录出入量、腹围、体重。

(3)能下床适当活动,自觉体力有所恢复,精神较好。

(4)无皮肤破溃,能正确处理皮肤瘙痒,不搔抓。

十一、健康指导

1. 知识普及

护士应帮助患者和家属掌握本病的有关知识和自我护理方法,健康人群要避免酗酒、积极治疗病毒性肝炎以防止肝硬化发生。

2. 休息、活动指导

代偿期宜适当减少活动,参加较轻的工作,避免劳累;病情加重或合并腹水、食管胃底静脉曲张、肝性脑病时,应卧床休息,腹水者取半卧位。

3. 饮食指导

帮助患者制订合理的营养食谱,遵循饮食治疗原则,以高热量、高蛋白、丰富维生素、适当脂肪且易消化饮食为宜。对病情严重或血氨偏高者,根据病情限制蛋白质摄入;有腹水的患者应限制水、钠摄入。此外,忌酒,避免进食粗糙、坚硬或辛辣的刺激食物,以防食管胃底静脉曲张破裂出血。

4. 心理指导

告诉患者在疾病早期积极针对病因治疗和加强一般治疗,能使病情缓解及延长其代偿期。在失代偿期,积极对症治疗,让患者了解身心两方面休息对疾病的恢复很重要,要保持心情愉快,生活要有规律,提高生活质量,改善其身心状态,积极配合治疗。

5. 用药指导

按医嘱用药,勿擅自增减药物,教会患者观察药物疗效和不良反应,及时识别病情变化并及时就诊。

第六章 甲状腺、乳腺外科疾病的护理

第一节 甲状腺次全切除术的护理

一、应用解剖（图6-1）

（1）甲状腺位于甲状软骨下方、气管两旁，由中央峡部和左、右两个侧叶构成。峡部有时向上伸出一椎体叶，可藉纤维组织和甲状腺提肌与舌骨相连。峡部一般位于第2～4气管软骨的前面；两侧叶的上极通常平甲状软骨，下极多数位于第5～6气管环。甲状腺由两层被膜包绕并固定甲状腺于气管和环状软骨上。由于外层被膜易于剥离，因此又叫甲状腺外科被膜。两层膜间有疏松结缔组织、甲状腺的动脉、静脉及淋巴、神经和甲状旁腺。手术时分离甲状腺应在两层被膜之间进行。甲状腺借外层被膜固定于气管和环状软骨上，藉左、右两叶上极内侧的悬韧带悬吊于环状软骨上。吞咽时，甲状腺随之上、下移动。

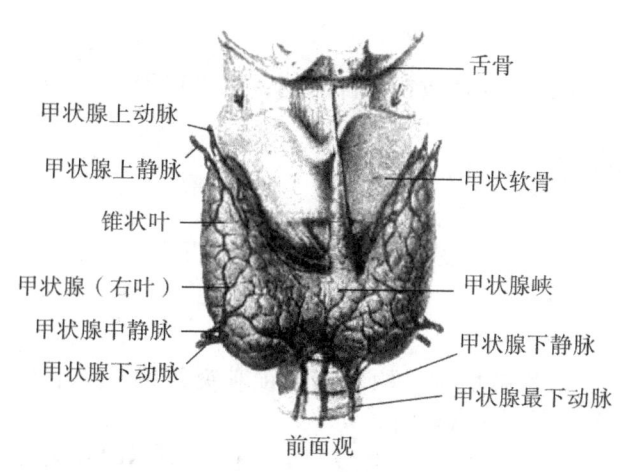

图6-1 甲状腺解剖图

（2）甲状腺血液供应主要由两侧的甲状腺上动脉和甲状腺下动脉供应。甲状腺上、下动脉的分支之间，以及甲状腺上、下动脉分支与咽喉部、气管、食管的动脉分支之间，都有广泛的吻合、沟通，故在手术时，虽将甲状腺上、下动脉全部结扎，但甲状腺残留部分或甲状旁腺仍有血液供应。甲状腺有3条主要静脉，即甲状腺上、中、下静脉，其中，甲状腺上、中静脉血液流入颈内静脉，甲状腺下静脉血液流入无名静脉。甲状腺的淋巴液流入沿颈内静脉排列的颈深淋巴结。

（3）声带的运动由来自迷走神经的喉返神经支配。喉返神经行走在气管、食管之间的沟内，多在甲状腺下动脉的分支间穿过。喉上神经亦来自迷走神经，分内支和外支：内支分布在喉黏膜上；外支与甲状腺上动脉贴近、同行，支配环甲肌，使声带紧张。

二、适应证

甲状腺肿瘤、甲状腺功能亢进。

三、麻醉方式

颈丛阻滞麻醉或全身麻醉。

四、手术体位

垂头仰卧位，肩部垫高，头后仰。

五、手术切口

在胸骨切迹上二横指沿颈部皮肤横纹作正中弧形切口。

六、手术用物

1. 器械类

甲状腺包。

2. 布类

布包、衣包。

3. 其他类

0号丝线、1号丝线、4号丝线、7号丝线、4-0可吸收线、吸引器、电刀、无菌灯罩、18~20号T管、负压引流球、医用封合胶、吸收性明胶海绵、标本袋、切口笔。

七、手术步骤与配合

1. 保护颈部两侧

递大纱垫两块，折成厚的小方块分别放在颈部两侧，用巾钳固定。

2. 常规消毒皮肤

递有齿镊夹取酒精棉球擦拭切口，用干纱垫擦干。

3. 切开皮肤、皮下组织、胸阔肌

递10号刀切开，纱布拭血，有齿镊提起皮肤电刀切开皮下组织，准备直钳或蚊式钳止血，1号丝线结扎。

4. 分离皮瓣

上至甲状软骨，下至胸骨颈静脉切迹，两侧达胸锁乳突肌缘。递组织钳提起皮缘，电刀分离颈阔肌，弯蚊式钳止血，电凝止血或1号丝线结扎。

5. 牵开颈阔肌，缝扎颈前静脉，切开颈白线，根据情况递小甲状腺拉钩或小双头拉钩牵开颈阔肌递无齿镊，6×17号圆针4号丝线缝扎颈前静脉，中弯钳两把提起正中线两侧筋膜，电刀切开颈白线。

6. 切断颈前肌（视甲状腺大小决定牵开或横行切断甲状腺前肌群）

递中弯钳一把从一侧颈前肌下方穿至对侧，递有齿直钳两把在中弯上、下各上一把，递10号刀切断或电刀切断。同法处理对侧。

7. 由上至下分离甲状腺组织

（1）缝扎甲状腺做牵引：递无齿镊、8×24圆针4号丝线缝扎一针，线不剪断，做牵引。

（2）分离甲状腺组织：递组织剪、蚊式钳或中弯钳逐步分离甲状腺组织。

（3）分离甲状腺上、下静脉及甲状腺中静脉，结扎后切断：递中弯钳分离、中弯带7号或4号丝线引过而结扎，远端用中弯钳两把夹住后将血管切断，4号丝线结扎；近端用6×17号圆针4号丝线缝扎。

8. 切断甲状腺峡部

递中弯钳贴气管壁前分离甲状腺峡部，用4号或7号丝线结扎后10号刀切断。

9. 切除甲状腺

递弯蚊式钳数把钳夹甲状腺周围，递 10 号刀沿钳上面切除甲状腺体，保留甲状腺后包膜。递蚊式钳在切面上止血，1 号丝线结扎，然后递无齿镊，6×17 圆针 4 号丝线间断缝合腺体残端止血。同法切除另一侧甲状腺。

10. 冲洗切口

递生理盐水冲洗，吸引器头吸尽，更换干净纱布，喷医用封合胶。去除肩部垫枕，清点器械、敷料、缝针等物品数目。

11. 缝合甲状腺前肌群

递无齿镊、8×24 号圆针 7 号丝线间断缝合。

12. 在两侧甲状腺前肌层下放引流管

递 18 号 T 管剪成"Y"形后放入引流，中弯钳协助置管。

13. 缝合颈阔肌

递无齿镊、6×17 号圆针 4 号丝线间断缝合。

14. 缝合皮下组织

递酒精棉球擦拭切口周围，递无齿镊、6×17 号圆针 0 号丝线缝合。

15. 皮内法缝合皮肤

递有齿镊、4-0 可吸收线行皮内缝合，清点器械、敷料、缝针等物品数目。

16. 覆盖切口

递有齿镊两把对合皮肤，有齿镊夹酒精棉球消毒皮肤，最后递纱布覆盖切口。

八、护理要点

（1）因甲状腺血运丰富，组织脆弱，易引起渗血、出血，故术中应快速准确地传递器械，备好钳带线，充分止血，并放好引流管。

（2）术毕，过手术床时，应用手托住患者头颈部，防止患者自行用力，引起出血，保护好引流管，防止引流管脱落。

（3）因甲状腺功能亢进患者基础代谢率高，颈部手术铺单时几乎覆盖了全身，甚至包括头部，因此，在手术消毒前应取走患者身上的被子，避免患者出汗导致体液的丢失。

（4）防止体位并发症，防止电灼伤。

第二节 甲状腺癌根治术的护理

一、应用解剖

详见"甲状腺次全切除术"。

二、适应证

甲状腺癌。

三、麻醉方式

全身麻醉。

四、手术体位

垂头仰卧位，头后仰偏向健侧，垫高肩部。

五、手术切口

"X"形或"L"形切口。

六、手术用物

1. 器械类

甲状腺包。

2. 布类

布包、衣包。

3. 其他类

0号丝线、1号丝线、4号丝线、7号丝线、4-0可吸收线、花生米、吸引器、电刀、无菌灯罩、18～20号T管、负压引流球、标本袋、医用封合胶、切口笔。

七、手术步骤与配合

1. 常规消毒皮肤

递折叠好的大纱垫两块放置在颈部两侧，再递有齿镊夹酒精棉球依次消毒皮肤。

2. 切开皮肤、皮下组织、颈阔肌

递10号刀切开，干纱布拭血，蚊式钳止血，1号丝线结扎或电凝止血。

3. 分离皮瓣

上至下颌骨下缘，下至锁骨，内至颈中线，外至斜方肌前缘。递组织钳提起皮缘，递20号刀或电刀上下分离皮瓣，中弯钳止血。1号丝线结扎或电凝止血，干纱布拭血。

4. 结扎颈外静脉

递小弯钳、小直角钳、梅氏剪分离出颈外静脉，递10号刀切断，4号丝线及1号丝线双重结扎。

5. 切断胸锁乳突肌、肩胛舌骨肌、气管前肌群及颈前肌群

递中弯钳、小直角钳分离，柯克钳钳夹，电刀一一切断，递8×24圆针4号丝线贯穿缝扎。

6. 标本内翻，解剖颈外侧区

递10号刀切断颈丛，弯蚊式钳钳夹出血点，0号丝线结扎。

7. 切开颈动脉鞘，确认颈内静脉、迷走神经和颈总动脉

递10号刀或梅氏剪切开，递"花生米"钝性分离。若癌肿浸润颈内静脉，则递小弯钳钳夹静脉，10号刀切断，4号线结扎，5×14圆针1号丝线结扎。

8. 解剖颌下区，分离颌下腺周围包膜连同附近淋巴结脂肪组织

递甲状腺拉钩牵开下颌舌骨肌，递中弯钳梅氏剪分离。

9. 解剖颌下三角区

递梅氏剪、中弯钳，花生米钝性剥离，暴露颌下三角区，小弯钳钳夹出血点，1号丝线结扎或电凝止血。

10. 清除迷走神经和颈动脉周围的脂肪淋巴组织

递中弯钳、直角钳分离、钳夹，梅氏剪逐个清除。

11. 切断带状肌，结扎甲状腺上下动脉

递中弯钳分离、钳夹，10号刀切断带状肌，4号丝线结扎血管。

12. 切除癌肿及周围组织

递电刀沿气管前壁切下标本。

13. 冲洗切口

递生理盐水冲洗，吸引器头吸引，更换干净纱布，清点器械、敷料、缝针等物品数目，去除肩部垫枕。

14. 于颌下锁骨内、上侧置引流管

递引流管两根，递 9×28 三角针 4 号丝线将引流管固定于皮肤。

15. 缝合颈阔肌

递无齿镊，6×17 圆针 1 号丝线缝合。

16. 缝合皮肤

递有齿镊，9×28 三角针 1 号丝线缝合，再次清点物品数目。

17. 覆盖切口

递有齿镊夹酒精棉球消毒皮肤，纱布覆盖切口。

八、护理要点

（1）同"甲状腺次全切除术"。

（2）准备术中送快速病理检查，在等待快速病理检查期间，应临时在头部垫一软枕，减轻患者的颈部牵拉。

第三节　急性乳腺炎的护理

急性乳腺炎是乳房的急性化脓性感染，绝大部分发生在产后哺乳的妇女，尤以初产妇多见，发病常在产后 3～4 周。属中医"乳痈"范畴。近年来，随着孕期和产褥期卫生知识的普及，哺乳期乳腺炎的发病率已呈下降趋势，而非哺乳期乳腺炎则呈上升趋势。所谓非哺乳期乳腺炎应包括婴儿期、青春期、绝经期和老年期。各个胜利时期均可发生乳腺炎症。婴儿期及青春期的乳腺炎常系体内激素的失衡。出现乳房肿胀、隐痛，或出现结节，是一种非细菌性，有自限与自愈过程的炎症表现。这里所指的非哺乳期乳腺炎则是指成人非哺乳期的乳腺炎过程。本病发病并不罕见，发病高峰年龄在 20～40 岁。

一、病因与病理

（一）哺乳期急性乳腺炎

除产后全身抵抗力下降外，尚有两大原因。

1. 乳汁淤积

此为发病的重要原因。淤积的乳汁为细菌生长繁殖提供了有利条件。乳汁淤积的原因有：乳头发育不良（过小或内陷）妨碍哺乳；乳汁过多或婴儿吸乳少，致乳汁不能完全排空；乳管不通，影响排乳。

2. 细菌侵入

乳头破裂，乳晕周围皮肤糜烂，致使细菌沿淋巴管侵入，这是感染的主要途径。婴儿口腔感染，吸乳或含乳头睡眠，致使细菌直接进入乳管引起感染。致病菌以金黄色葡萄球菌为主。

金黄色葡萄球菌侵入乳管，上行到腺小叶，腺小叶中若有乳汁潴留时，使细菌容易在局部大量繁殖，继而扩散到乳腺实质，蔓延到乳腺纤维间隔，形成多房性脓肿。链球菌由乳头表面的破损侵入，沿淋巴管蔓延到腺叶和小叶间的脂肪，纤维组织，引起蜂窝织炎。

（二）非哺乳期乳腺炎

非哺乳期乳腺炎病因不明，可能与以下几点有关。

1. 乳腺导管扩张

正常状态下，仅于乳腺导管开口处覆盖鳞状上皮，导管扩张的鳞状上皮可覆盖于导管内壁，其角化碎屑及脂质分泌物可以阻塞管腔，刺激管壁产生炎症反应。

2. 乳头内陷或畸形

因导管开口的异常、狭长或扩张，继发炎症感染。

3. 外伤性脂肪坏死

也有可能是由外伤性脂肪坏死引起。

4. 厌氧菌的特殊感染

厌氧菌的特殊感染可能是重要病因之一。

二、临床表现

1. 症状

（1）乳房肿痛：初期患者乳房肿胀疼痛，翻身或吸乳时加重，疼痛部位多在乳房外下象限。患处出现压痛性硬块，表面皮肤红热；炎症继续发展，红肿加重，疼痛呈搏动性，炎症肿块常在数日内软化形成脓肿。

（2）全身症状：初期患者可出现恶寒、发热、骨关节酸痛、恶心、呕吐；化脓时可有寒战、高热、脉搏加快；若感染严重，并发败血症。

2. 体征

初期患处出现压痛性硬块，表面皮肤红热，拒按；患侧腋淋巴结常肿大，并有压痛。炎症肿块常在数日内软化形成脓肿。表浅的脓肿有波动感。若病变部位较深，则皮肤发红及波动感均不明显。脓肿自外穿破皮肤，或破溃入乳管形成乳头溢脓。深部脓肿除缓慢向外破溃外，也可向深部穿至乳房与胸肌间的疏松组织中，形成乳房后脓肿。乳房脓肿可以是单房性的，也可因未及时引流而扩展为多房性。

（1）急性乳房脓肿型：患者突然出现乳房红、肿、热、痛及脓肿形成。体检常可扪及波动，部分病例脓肿可自行穿破、流脓。局部表现剧烈、急骤，但全身炎症反应较轻，中度发热或不发热。少数病例白细胞增多不明显。

（2）乳房肿块型：逐渐出现乳房肿块，微痛或无痛，皮肤无红肿，肿块边界尚清楚，无发热史。此型常被误诊为乳腺癌。

（3）慢性瘘管型：常有乳房反复炎症及疼痛史，部分病例可有手术引流史。瘘管可与乳头附近的输入管相通，经久不愈，严重者多发瘘管及乳房变形，且常有反复流脓及乳房内或在瘘管周围出现炎性肿块。

3. 血常规检查

白细胞计数及中性粒细胞计数比例有明显增高，白细胞总数常 $>10\times10^9/L$，中性粒细胞分类可达 $0.75\times10^9/L\sim0.85\times10^9/L$。

4. 穿刺

病变部位较深者穿刺抽脓，以确定脓肿的部位。

5. B超检查

B超检查：可见不均质肿块或中心有小脓肿形成或多发小脓腔。细针穿刺活检：可抽得脓液，实质性者行抽吸细胞检查，可见炎症细胞。病理检查：脓肿壁、瘘管壁及切除的完整肿块病理检查，可以确立诊断。凡青、中年人在非哺乳期出现乳房急性脓肿、炎性肿块及慢性反复发作的瘘管，经久不愈，即可诊断。

三、鉴别诊断

1. 炎性乳腺癌

好发于年轻妇女，多见于妊娠期或哺乳期；局部症状显著，皮肤水肿、潮红、发热、轻触痛，但无明显肿块可触及，患侧腋窝常出现转移性肿大的淋巴结；病变可迅速波及对侧乳房，全身炎症反应较轻；血液白细胞总数及中性粒细胞比例无明显升高；抗炎治疗无效；针吸细胞学病理检查可见癌细胞。本病病情严重，发展较快，甚至数月内死亡。

2. 肿块型乳腺癌

易与非哺乳期乳腺炎中的肿块型混淆，但乳腺癌患者多为中、老年人，病程呈进展性，肿块坚实，边界不清，常有皮肤粘连及乳头内陷，易有腋淋巴结转移，肿块局部皮肤无红肿及疼痛，不发生脓肿，常可鉴别。但个别病例，仍需依赖病理切片做最后确诊。

3. 乳腺导管扩张症

多有先天性乳头凹陷畸形，乳头孔有粉刺样或油脂样物溢出。主要表现为乳房红肿、疼痛，乳头溢液（浆液或脓液），乳头内陷，乳房肿块与皮肤粘连，溃后疮口经久不敛或愈合又复发，形成多个通向乳房皮肤的瘘管。本病与急性乳腺炎的鉴别主要有：①抗炎治疗无效；②乳腺导管造影显示乳腺导管扩张；③乳头或乳晕下触到增粗的导管。

4. 哺乳期外伤性乳房血肿

有乳房外伤史，局部可见红、肿、热、痛，偶可触及边缘不清的肿块，局部穿刺吸出物为血液。

四、治疗

（一）非哺乳期乳腺炎

非哺乳期乳腺炎是一类病因复杂、病程常常迁延不愈、容易复发的疾病。治疗上有一定困难，可针对病因进行治疗和根据疾病的不同阶段，选择相应的治疗方法。西医和中医对非哺乳期乳腺炎的治疗均有较多的经验，将两者有机地结合，可能缩短病程，减少复发，应该是预防和治疗本类疾病较为合理的方法。

1. 针对病因治疗

（1）导管周围乳腺炎（PDM）：指发生在乳头乳晕复合体大导管及其周围的炎症。吸烟可能对乳晕周围输乳管有直接的毒性作用，也可能间接通过激素作用影响导管上皮代谢，如吸烟的妇女血中β-胡萝卜素下降，引起导管的鳞状上皮化生，其化生产生的角质堆积和分泌物的淤滞可堵塞输乳管，管内压力增高，导管扩张，薄的柱状上皮内衬发生破裂，外周组织细菌可入侵，形成脓肿。脓液细菌分析中发现，革兰氏染色阳性菌和厌氧菌比较多见。在没有脓肿形成时，抗生素可能是一种有效的治疗。脓肿形成时应首先予以引流。急性炎症消退后应考虑切除感染的输乳管和慢性感染组织，可减少术后复发。停止吸烟或不吸烟对预防PDM非常重要。

（2）乳腺导管扩张症（MDE）：国内常称浆细胞乳腺炎（PCM），但国外文献少见有"浆细胞乳腺炎"之称。病因可能与年龄相关的退化有关，常不伴有细菌感染和吸烟。初始的过程是扩张的导管内聚积了"干酪样"分泌物，其成分为中性脂肪和脂质结晶。管腔排泄不畅，急性炎症使导管上皮破损，内容物扩散到纤维管壁及其下方结构，刺激多种炎症细胞和异物巨细胞积聚形成肉芽肿。乳管周围组织化学性炎症是本病的主要原因，可以继发细菌感染，形成急性炎症。对因治疗常不容易，目前难以做到。急性炎症时可使用抗生素。对于持久不愈或复发病例可用手术切除乳晕下病变导管，以及炎性肉芽肿和瘘管。

（3）特发性肉芽肿性小叶乳腺炎（IGM）：本病是发生在乳腺小叶的一种少见的乳腺炎性疾病。发病原因仍不清楚，有认为与创伤、感染、口服避孕药、近期分娩、种族因素、泌乳素增高等有关，并没有资料显示 IGM 与吸烟有关，在病因上与 PDM 不同。但多数认为本病是一种自身免疫性疾病，部分患者皮肤有结节性红斑，用免疫抑制剂如泼尼松、甲氨蝶呤等治疗可取得较好疗效。有作者强调通过组织标本建立的诊断一旦成立，皮质激素的应用是首选的治疗，其有效率可达77%。但是有合并明显的急性感染者，皮质激素应慎用，或与抗生素同用，不然可能出现炎症扩散。有报告在组织中找到棒状杆菌，因此也有作者认为与低毒性细菌感染有关，如分枝杆菌属，建议抗结核治疗，疗程约9个月左右，也可达到较好疗效，对于上述治疗后，肿块局限、缩小到2 cm左右，内科治疗效果差时，可采用手术切除。应该强调的是，皮质激素、甲氨蝶呤和抗结核治疗疗程较长、药物副作用较多，选择时应慎重并及时观察和处理药物副作用；一些乳腺炎症疾病经治疗后形成的慢性炎性肉芽肿，并非发生在乳腺小叶内，应不属于IGM，正确区分的目的是有利于合理地选择皮质激素或抗结核治疗，同时本病容易与乳腺恶性肿瘤混淆，特别是炎性乳腺癌，药物治疗前应排除恶性病变。另有一类其他肉芽肿性病变如结核肉芽肿、伯克氏肉样瘤（sarcoidosis）、真菌感染、wegener氏肉芽肿应予以鉴别。本病诊断主要依赖于肿块穿刺组织的病理组织学特征。

（4）乳头乳管发育不良、乳头内陷：中医认为人有先天禀赋，"人之始生，以母为基，以父为循，血气已和，营卫已通，五脏已成，神气舍于心，魂魄毕具，乃成为人"。这种体质差异就是发病的内因，乳头乳管发育不良、乳头内陷可导致乳腺导管引流不畅、阻塞、扩张、分泌物淤滞。用拔火罐的负压吸引法可逐渐矫正内陷的乳头和吸出乳管内的"干酪样"分泌物，可预防发生和减少复发。

（5）肝郁、痰凝、血瘀：中医认为"女子乳头属肝，乳房属胃"。肝失疏泄，气机不调，可引起肝郁气滞，乳络失畅；肝郁脾虚，脾失健运，痰浊内蕴，阻于乳络，久聚成块。胃为"水谷之海"，主受纳，腐熟水谷，胃失和降，传化失司，瘀滞胃中，久蕴生痰，循经上犯，乳络受之，引发乳病。肝郁气滞，痰凝阻络，日久致气血瘀滞，凝聚成块，郁久化热，蒸酿肉腐而为脓肿。对于非哺乳期乳腺炎，中医内治原则是局部有红、肿、热、痛，舌质红，苔薄黄，脉弦数，多属阳证，热毒蕴结，治以清热解毒、活血散结为主；当局部红肿消退，皮色黯红，留有瘘管及乳房硬块，质韧硬，瘘管外口有少量稀薄液体，舌淡黯，苔薄白或白腻，脉沉，属阴证或半阴半阳证，寒痰凝聚，以温阳散结为主。中医外治法包括脓肿引流、中药外敷、瘘管拖线、冲洗疗法、瘘管和肉芽组织切除等。

2. 针对疾病阶段治疗

非哺乳期乳腺炎可以由急性炎症转变为慢性炎症，也可以急性期和慢性期并存。临床可见一处已形成慢性肉芽肿，另一处又发生急性炎症。因此治疗上有一定难度。

（1）急性期局部红、肿、热、痛，在未形成脓肿前，估计为细菌感染，应予以抗生素治疗；脓肿形成时应予以引流。

（2）慢性期急性炎症控制后，局部常留下硬结、瘘管。手术切除的时机选择，常选择在炎症局部控制后。由于病灶边界不够清楚，手术的范围不好确定，切除不够容易复发，切除多了易致乳房局部缺损变形，影响美观。手术范围应包括肉芽肿和腺体内的病变组织、瘘管和瘘口周围皮肤以及病变导管。即使这样，仍有部分患者复发（局部）和再发（其他腺叶），因为导致炎症的病因未能完全消除，可能需要再次手术，甚至乳房切除。这种以手术切除为主的治疗方法将给患者带来较大的生理和心理上的影响，不适应于现代乳腺外科减少创伤、保留乳房美学的要求，而以包括中医药在内的内科治疗为主、必要时结合小手术的模式应该是非哺乳期乳腺炎治疗的发展方向。

（3）中医药治疗：按炎症分期进行辨证治疗及内外合治。

①溢液期：乳头溢出常常是非哺乳期乳腺炎的一种早期表现。乳头溢液常为乳灰白色物质，呈"挤牙膏样"，带有臭味，也可呈水样、脓性或血性，乳腺皮色不变，或伴胸胁、乳房胀痛，舌质淡红，苔薄白，脉弦。此期辨证多为肝郁脾虚证，治以疏肝理气，健脾利湿的中药内治，方选柴胡疏肝散加减。同时中医注重"治未病"，应用乳头负压吸引，如火罐拔吸出乳头分泌物，并对凹陷的乳头有一定程度的"拔伸"作用，对由先天性乳头凹陷和乳管排空不畅导致的非哺乳期乳腺炎，可以起到预防和治疗作用。

②肿块期：当乳房局部出现肿块，疼痛、红肿、灼热，或成脓未熟，或乳房皮肤水肿，同侧淋巴结肿大、压痛。全身症状不明显或伴有轻度发热症状，舌质红，苔薄黄或黄腻，脉弦数。此期辨证多为肝经郁热。治以疏肝清热，和营消肿。方药选柴胡清肝汤加减。外治首选金黄散水蜜外敷，也可选四黄水蜜外敷。有清热消肿止痛之效。本阶段中医药内外合治，可使肿块消散而愈。

③脓肿期：乳房肿块软化，形成脓肿，按之应指，皮肤红肿灼热，疼痛剧烈，破溃后流出的脓液中常夹杂粉刺样物质，常伴发热，溲赤便秘，舌红或红绛，苔黄腻，脉滑数或洪。此期辨证多为郁热壅盛，治以清热解毒，托里透脓，方选透脓散加减。外治可选针吸抽脓或火针洞式烙口术和提脓药捻引流。本阶段以中医外治为主，内治为辅，以达脓腐排出。

④慢性期脓肿自溃或切开后久不愈合，脓水淋漓，形成瘘管或窦道，或反复红肿溃破，局部结块僵硬。溃口周围皮肤颜色暗红，或呈湿疹样改变。全身症状不明显或伴有低热，舌质淡红，苔薄黄，脉细或滑数。此期辨证为气血两虚、余毒未清。治以扶正托毒，益气和营。方选托里消毒散加减。外治方面可选用捻腐、拖线、中药敷贴等多种方法同时并行的综合治疗。对于疮口已愈合，局部残留僵块者，用"四子散"药包热敷，以理气化痰、软坚散结，避免复发。本阶段以中医外治为主，内治为辅，具有创伤小，不易复发的优点。

（二）哺乳期乳腺炎

哺乳期乳腺炎主要是乳汁淤积，细菌侵入繁殖，排乳不畅引起，且起病较急，疼痛严重，影响正常哺乳，给产妇造成很大的生理不适和心理压力，影响母婴健康。哺乳期母亲通常缺乏乳腺炎的相关知识，发病后不知所措四处求医，错失医治时机，延误病情，因此做好对哺乳期乳腺炎预防和治疗非常重要。

1. 七招预防措施

（1）及时正确处理乳胀：产后可用橘核30克，水煎服，一般2~3剂可防止乳汁淤滞。原发性乳胀采取让婴儿勤吸吮的方法即可缓解。对继发性乳胀可采取喂奶前湿热敷、按摩乳房，而后再挤出部分乳汁以减轻乳胀，使婴儿较好地吸吮，喂奶后冷敷以减轻充血和疼痛，并避免紧张和焦虑。

（2）排出淤积的乳汁，疏通乳腺管：排出乳汁的方法很多，如手法挤奶，吸奶泵（或吸奶器）挤奶，针灸按摩排乳等，但无论采取哪种方法，都要尽量将淤积的乳汁排出，疏通乳腺管。常用的方法是手法挤奶，因此在帮助排乳的同时，要教会哺乳母亲掌握正确的挤奶方法，以便能及时解除乳胀，减少乳腺炎的发生。必要时可以通过配偶吸吮辅助排空乳房。

（3）坚持哺乳，不要终止喂奶：母乳是婴儿最佳的天然营养品，既方便经济、又营养安全，还能增进母子感情，所含抗体又能提高婴儿抗病能力。因此，即使发生急性乳腺炎，也不要轻易回奶，停止哺乳。急性乳腺炎若能尽早及时处理，使阻塞的乳腺管通畅，将淤积的乳汁排出，病情会很快好转，因此乳腺炎在没有形成脓肿前，应让婴儿多吸吮，勤吸吮可帮助排乳，疏通乳腺管。

（4）首先吸吮患侧乳房：婴儿由于饥饿，初始吸吮力相对较大，因此患乳腺炎的母亲哺乳时，要让婴儿首先吸吮患侧乳房，并尽量让婴儿吸空后，再换哺另一侧，这样有助于疏通阻塞的乳腺管。

（5）及时治疗乳头皲裂：乳头发生皲裂，细菌就会从皲裂处侵入，引起乳腺炎。另一方面由于乳头皲裂引起疼痛，影响正常哺乳而造成乳汁淤积，成为细菌的培养基，发生乳腺炎。因此发生乳头皲裂，要尽快处理，以防细菌侵入引发乳腺炎。

（6）按母婴需要哺乳：多数产妇仍受传统观念的影响，给婴儿定时定量哺乳，如果奶胀或长时间不哺乳，乳汁就容易淤积，诱发乳腺炎，因此哺乳期母亲要按需哺乳，随时排空乳房。

（7）注意乳头清洁卫生：妊娠后期常用温水清洗或用75%乙醇擦洗乳头；产后每次哺乳前后都要清洗乳头，并保持局部清洁干燥。

2. 治疗措施

原则为消除感染、排空乳汁。

（1）确保乳汁引流通畅：确保乳汁引流通畅，是治疗的关键。去除乳汁淤积因素。患侧乳房暂停哺乳，以免影响婴儿健康。

（2）理疗、热敷：局部理疗、热敷，有利于炎症早期消散；用乳罩上托乳房，水肿明显者可用25%硫酸镁湿热敷，每次20~30 min，每日3~4次。

（3）局部封闭：可用含有100万U青霉素的生理盐水20 mL在炎性肿块周围封闭，必要时可每4~6 h重复注射1次，亦可采用0.5%普鲁卡因溶液60~80 mL在乳房周围和乳房后做封闭，可促使早期炎症消散。

（4）抗菌药物治疗：急性炎症早期脓肿未形成时，应用抗菌药物可获得良好的疗效。因主要病原菌为金黄色葡萄球菌，首选青霉素或苯唑西林钠肌肉注射或静脉滴注。若患者对青霉素过敏，则用红霉素。如治疗后症状改善不明显，或有脓液形成，可根据细菌培养结果指导选用抗生素。四环素、氨基糖苷类抗生素、磺胺药和甲硝唑等可被分泌至乳汁，应避免使用。

（5）中医药治疗：以舒肝清热、化滞通乳为主，可用蒲公英、野菊花等清热解毒类药物。

（6）手术治疗：急性乳腺炎脓肿形成期，治疗要则是及时切开引流、排出积脓。切开引流注意要点：

①为避免手术损伤乳管而形成乳瘘，切口应放射状切开，至乳晕处为止；深部脓肿或乳房后脓肿，可沿乳房下缘做弧形切口，经乳房后间隙引流；既可避免乳管损伤，亦有利于引流排脓。乳晕下脓肿应

行沿乳晕边缘的弧形切口。

②若炎症明显而未见波动，不应消极等待，应在压痛最明显处进行穿刺，及早发现深部脓肿。

③脓肿切开后应以手指深入脓腔，轻轻分离其间的纤维间隔，以利引流彻底。

④为使引流通畅，可在探查脓腔时找到脓腔的最低部位做对口引流。

（7）停止乳汁分泌：由于乳汁是细菌的良好培养基，急性乳腺炎妇女应停止哺乳，以免感染扩散。但停止哺乳导致乳汁淤积并影响婴儿正常营养，故不宜作为常规治疗措施。只是在感染严重或脓肿引流后并发乳瘘时才予采用。用于终止乳汁分泌的方法有：

①炒麦芽60 g，用水煎后分2次服，每日1剂，连服2~3日。

②口服已烯雌酚1~2 mg，每日3次，共2~3日。

③肌肉注射苯甲雌二醇，每次2 mg，每日1次，至乳汁停止分泌为止。

五、护理措施

（一）急性哺乳期乳腺炎

1. 健康教育

预防急性哺乳期乳腺炎主要在于做好孕、产妇的乳腺保健知识宣传教育工作。

（1）保持乳头和乳腺清洁：孕妇定期用中性肥皂、温水清洗乳腺；产后每次哺乳前、后均应清洗乳头，以保持乳腺洁净。

（2）纠正乳头内陷：乳头内陷造成婴儿吸乳困难，发生乳汁淤积。乳头内陷者应于妊娠6个月开始每天挤捏、向外牵拉乳头，使乳头外突。

（3）养成良好的哺乳习惯：养成定时哺乳的习惯，每次哺乳让婴儿吸净乳汁，不能吸净时，用手法按摩或吸乳器排空乳汁；培养婴儿养成不含乳头睡眠的习惯；注意婴儿的口腔卫生。

（4）乳头破裂者的处理：应暂停哺乳，定时排空乳汁，局部用温水清洁后涂抗生素软膏，待伤口愈合后再行哺乳。

2. 一般护理

观察患乳的局部及全身表现情况，防止病变进一步发展。加强哺乳期护理，以增强抵抗力。

（1）饮食与休息：高热量、高蛋白、高维生素、低脂饮食；注意休息，适量运动。

（2）注意个人卫生：勤更衣、定期沐浴，保持乳腺清洁，养成良好的产褥期卫生习惯。

3. 急性乳腺炎早期护理

（1）患侧乳腺暂停哺乳，并用吸乳器吸空乳汁，防止乳汁淤积。

（2）用乳罩托起乳腺、制动，以减轻疼痛。

（3）做好局部药物外敷、物理疗法的护理，改善局部血液循环，促进炎症消散或局限。

（4）对有高热者予以物理降温，必要时，应用解热镇痛药物。

4. 手法按摩

嘱患者选取坐位，先用吸奶器吸引等负压吸引法以排尽剩乳，医者用双手指掌面紧贴住患者的乳房，从患者乳房的基底部至乳晕、乳头方向用推抚法做单方向均匀按摩，在乳房的四个象限处重复按摩多次，以帮助淤积的乳汁流出，然后再在患侧乳房涂适量的滑石粉，用捏挤法对乳房进行捏挤，以左拇指、食指轻轻牵拉乳头，其余手指拖住乳房，以肿块为中心用右手四指掌面，向乳晕方向进行按摩，最后用挤压法由外向内对乳房进行挤压，使乳液慢慢地流出。

5. 脓肿形成后护理

做好术前准备，及时进行脓肿切开引流术。术后及时更换渗湿的敷料，保持引流通畅。

6. 心理护理

因急性乳腺炎一般多发于哺乳期的妇女，其多会对乳房用药后会妨碍哺乳进行担心，且妊娠后的产妇常出现抑郁症，再加上乳腺炎症疼痛的刺激及哺养婴儿而导致休息欠佳等，导致患者的情绪异常，有一定的心理负担，此时需对患者进行一定程度的心理疏导，以消除患者的心理负担，帮助病情的恢复。

（二）非哺乳期女性预防乳腺炎

1. 预防措施

（1）首先要避免乳头不净或有损伤。当乳头卫生不良，或被摩擦、抓伤，或乳头内陷、乳头疖肿等时，极易感染乳腺炎。

（2）避免乳房受到挤压、碰撞：正处于发育时期少女乳房逐渐增大、丰满，发育逐渐成熟。要是睡姿不好挤压了乳房，或者是在劳动、玩耍、体育运动时碰撞了乳房，都有可能引起乳腺炎。

（3）内衣过紧、不洁也可能导致乳腺炎：如果少女的乳房发育过于丰满而佩戴的胸罩过紧或是经常穿紧身衣，内衣又定期清洗不洁的话，很有可能导致乳腺炎。因此，非哺乳期女性预防乳腺炎要注意内衣的选择和卫生。

2. 护理措施

（1）心理护理：本病多迁延难愈、病程长、容易复发、非哺乳期乳腺炎患者临床表现与乳腺癌相似，此类患者多为年轻女性，乳腺癌乳腺恶性肿瘤的担心，患者通常表现为恐惧、焦虑、抑或担心手术及疾病反复发作造成乳房外形的改变，或因反复发作及反复手术造成了悲观失望情绪。因此做好心理上的护理十分重要。首先要减少患者思想上的负面情绪，正确对待疾病本身，了解其转归，积极和医护配合，树立战胜疾病的信心和决心。其次护士在护理时要详细讲解如何对待此种疾病，加强宣传教育，在与患者沟通中及时去发现存在的心理问题，有针对性地及时进行疏导，如对疾病经久不愈、担心癌变及对切除乳房恐惧的患者，用事实告诉其此种疾病是良性疾病，不会癌变、即使切除乳房也有乳房重建、重塑美丽的机会，消除其对于手术造成乳房变形，甚至需要乳房切除的担心。通过让患者亲人与其沟通，让患者感受亲情关爱，使负面心理降到最低。

（2）生活指导：给患者进行饮食指导，嘱咐患者及家属禁食辛辣刺激性食物，忌烟酒，患者在伤口护理初期易食清淡流食，低盐低脂肪类食物，多吃新鲜水果和蔬菜，不易进食过饱。指导患者适当活动上肢，强度不易过大，避免手提重物。患者易穿宽松衣服，穿较宽松的棉质胸罩，勤换洗，勤清洁乳头分泌物，保持乳头干净，避免外力挤压刺激乳房。伤口护理期间，患者禁止乱服药，遵循医生指导，如有身体不适症状，及时报告医生，患者伤口治愈后定期做康复检查。

（3）切口护理。

①皮瓣血运观察：部分患者病变在乳头后方，手术需要切除乳晕乳头后方病变组织，有可能造成乳头乳晕区坏死。对于这类患者术后注意观察切口及乳头乳晕的色泽，有无发黑及皮肤颜色变暗，发现异常及时处理。对于单纯乳房切除患者注意切口及皮下有无积液情况。

②引流管护理：引流管放置患者为乳房象限切除及单纯乳房切除者，因创腔较大避免积液过多影响创口愈合，引流管接负压袋并保持其通畅，防止扭曲压迫引流不畅致积液发生。同时观察引流液的颜色、量及性状。正常情况，引流液 24 h 少于 20 mL 可予以拔出，放置时间不宜过长，以免增加感染机会，少量积液可自行吸收。

③疼痛护理：患者在住院观察三天后转移到门诊换药，在换药过程中会有不同程度的疼痛感，尤其在清创期表现更为明显，给患者造成心理阴影。因此，在伤口护理前先进行伤口评估，仔细观察伤口恢复情况，有无感染和出血现象，对患者的疼痛感进行 VAS 评分，换药前须对伤口进行消毒处理，换药人员用消毒液洗手，细致小心操作，切勿直接触碰伤口。嘱咐患者在换药过程不要左右晃动，有必要的情况下进行固定处理，尽量减少麻醉剂的使用，记录每次换药时伤口大小、创面情况、周围皮肤等局部情况，根据疼痛评分采取合适的方法减轻换药时的痛苦，疼痛感特别明显的患者使用相关止痛药处理伤口处复发。

④门诊换药注意事项：了解发病原因（如患者是否有先天性乳头凹陷或乳管扩张、乳头溢液等），认真评估患者伤口情况（伤口的长度、宽度、深度），采集资料及留取图片，换药结束后填写伤口评估及护理记录表；以后每次换药都要填写"伤口护理记录单"及留取图片，记录每次换药时伤口的局部情况，以便动态地了解伤口变化情况。及时发现影响患者伤口愈合因素。如患者有乳头内陷要及时纠正，每次换药要彻底清洗乳头；患者有乳头溢液，需要了解原因，查催乳素，并做涂片，要排除脑部垂体

瘤，然后遵医嘱服药。尽量去除或者减少不利于伤口愈合的因素，从而促进伤口愈合。伤口换药运用湿性愈合原理，正确选择敷料。在换药过程中每次都要将伤口清洗彻底，特别是清创期要清创彻底，以免有异物留在伤口内，影响伤口愈合。换药一定是让伤口从基底部长起，避免出现新的瘘管。严格无菌操作。了解每次伤口换药方法和护理都不是一成不变的。要根据伤口的具体情况来调整方案，这样才会更利于伤口愈合。伤口敷料的选择：康惠尔清创胶是一种无色透明的水胶体敷料，具有提供白溶性无痛清创术。德湿银有强大的杀菌能力，控制感染，持续作用 3～4 d，不会粘连伤口。康惠尔藻酸盐填充条可以快速、大量吸收渗液，并形成凝胶，形成湿性愈合环境，促进肉芽生长，具有清创作用。德湿可主要特点是：有一层防水和防菌作用的半通透性膜，当敷料中的水胶体吸收伤口渗液后会膨胀形成凝胶并保持湿润，加快了创面的愈合。曼多夫是高吸收性伤口敷垫，透气，具有良好的缓冲作用。

第四节　乳腺纤维腺瘤的护理

乳腺纤维腺瘤（fibroadenoma）是乳腺疾病中最常见的良性肿瘤，可发生于青春期后的任何年龄，多在 20～30 岁之间。其发生与雌激素刺激有关，所以很少发生在月经来潮前或绝经期后的妇女，为乳腺良性肿瘤，少数可发生恶变。一般为单发，但有 15%～20% 的病例可以多发。单侧或双侧均可发生。

一、病因与病理

本病的发生与雌激素过度刺激有关。乳腺小叶内纤维细胞对雌激素的敏感性异常增高可能与纤维细胞所含雌激素受体的质和量异常有关，故多见于 20～25 岁性功能旺盛期女性。妊娠、哺乳期或绝经前期，由于雌激素大量分泌，可使肿瘤迅速生长。动物实验亦证实，大量雌激素可诱发肿瘤生成。

乳腺及其附属组织发生的良性肿瘤，依据肿瘤组织来源、发生部位、细胞种类、形态及排列有许多种类，如上皮源性良性肿瘤和良性间质上皮混合瘤。其病理可分为 3 种类型。

1. 管内型

管内型也称管型纤维腺瘤，为乳管和腺泡上皮下纤维组织增生，可累及 1 个或多个乳管系统，呈弥漫性增生。增生组织逐渐向乳管突入、充填挤压，腺上皮呈紧贴的两排，上皮下平滑肌组织也参与生长，无弹力纤维成分。

2. 管周型

管周型也称乳管及腺泡周围型纤维腺瘤。病变主要为乳管和腺泡周围弹力纤维层外的纤维组织增生，其中弹力纤维也增生，但无平滑肌，也不呈黏液性变，乳腺小叶结构部分或全部消失。

3. 腺瘤型

其病理特点是腺管增生明显，腺体间纤维层外的纤维组织增生，而腺体形态仍保持管泡状结构。此型青春期患者多见。

二、临床表现

1. 症状

（1）乳房肿块：无痛性孤立肿块，多在无意中偶然发现；好发于外上象限，且多数（约75%）为单发，少数为多发。月经周期对肿瘤大小无影响，亦无异常乳头溢液。生长比较缓慢，数年内无变化，但在妊娠期或哺乳期可迅速增大，除此之外短期内肿物突然迅速增大，应考虑有恶变的可能。

（2）乳房轻微胀痛：大多数患者乳房无疼痛，少数可有轻微的刺痛或胀痛。

2. 体征

乳房内可触及圆形或椭圆形肿块，直径多在 1～5 cm 之间，大小不等，个别直径可 >7 cm，称为巨型纤维腺瘤。肿块表面光滑、边界清楚、质地坚韧，与皮肤和周围组织无粘连，极易被推动。腋淋巴结不肿大。

三、实验室与其他检查

1. X 线钼靶摄片

显示肿瘤阴影为圆形或卵圆形，形态规则，边缘整齐，密度较周围组织稍增高，有时阴影周围可见一薄层透亮区。

2. B 超检查

显示为一质地均匀、边界清楚的低回声肿块。

3. 活检病理检查

将乳腺肿块切除后常规行活检病理检查以明确诊断。

四、治疗

1. 手术治疗

乳房纤维腺瘤虽属良性，但有恶变可能，目前尚无理想的药物治疗能将肿块消除，故手术切除是治疗纤维腺瘤唯一有效的方法。25 岁以前的多发性乳房纤维腺瘤患者若能排除癌变，可以观察，暂不手术治疗，25 岁以后再考虑手术切除。25 岁以上已婚女性，或 30 岁以上女性，一旦发现肿块，都应手术切除。另外，由于乳房纤维腺瘤在妊娠期或哺乳期迅速增大，故在怀孕前应行手术切除为宜。

手术可在局部麻醉下进行。在肿块表面皮肤做放射状切口，显露肿瘤后将瘤体连同其包膜整块切除，并常规送病理检查，以排除恶性病变的可能。若术前就怀疑肿块有恶变，在手术中行快速冰冻切片，如为恶性变，应按乳腺癌治疗原则处理。

2. 中医治疗

疏肝解郁闷、化痰散结等中药对多发性或复发性纤维腺瘤可控制肿瘤生长，减少肿瘤复发，甚至有消除肿块的作用。

五、护理

（一）术前护理

1. 心理护理

消除患者紧张恐惧情绪。

2. 术前检查准备

完善术前各项检查，确定病变部位。

3. 术前一日的准备

（1）饮食指导。

（2）手术区域皮肤准备：上缘至下颌水平，下缘至肋弓水平，左右两侧分别为健侧锁骨中线（包含健侧乳头）、患侧腋后线（包含腋窝及乳头、乳晕）。

4. 术日晨的准备

（1）术晨监测生命体征：若患者体温升高或女患者月经来潮，及时通知医师；高血压、糖尿病患者需口服药物者，术日晨 6：00 饮 5 mL 温水将药物吞服。

（2）协助患者更衣，检查假牙是否取下，避免佩戴手表及饰物。

（3）与手术室做好患者及物品交接。

（二）术后护理常规

1. 术后体位

协助半卧位，抬高床头 15°～30°。

2. 病情观察

观察生命体征变化，监测心率、血压等情况。

3. 伤口护理

注意保护切口，观察敷料是否干燥，如有大量渗血及时通知医师给予处理，术后第二天即可佩戴文胸，以减轻切口张力。

4. 并发症的预防和护理

严密观察伤口局部有无渗血、渗液，伤口周围有无瘀斑，患者有无主诉局部胀痛等。

5. 心理护理

保持心情开朗，学会自我调整，积极参加社会活动。

（三）健康教育

1. 休息与运动

麻醉清醒后即可下床活动，1周后正常生活。

2. 饮食指导

清醒后嘱患者进普通饭或治疗饮食，宜清淡，多样化，鼓励多饮水。

3. 用药指导

对于特殊用药，按时遵医嘱服药。

4. 心理指导

保持心情开朗，学会自我调整，积极参加社会活动。

5. 康复指导

掌握乳房自检方法，保持切口敷料干燥，特别在夏季要避免出汗。

6. 复诊须知

术后3天切口换药，一周后复查切口愈合情况。

（四）出院指导

（1）保持切口敷料清洁干燥，按时回院换药。

（2）定期复查和乳房自查，以便及时发现恶性变。

（3）术后不要乱用药物和保健品。

（4）生活规律，少接触辐射，饮食健康，锻炼身体，保持心情舒畅。

第七章 胃肠外科的护理

第一节 肠造口护理

肠造口（intestinal stomas）手术是外科最常施行的手术之一，手术改变了正常排便途径，术后患者不能随意控制粪便的排出。我国估计每年新增结肠造口10万例，累计约100万例；肠造口术后患者在社会、心理、生理上都承受着巨大的压力，生活质量受到影响。造口术后并发症的发生率高，文献报道国内结肠造口术后并发症发生率为16.3%~53.8%。造口术虽然挽救了患者的生命，但是也带给患者很大的困惑。

一、造口术前评估

造口术后患者不能控制粪便的排泄，患者需靠粘贴造口袋来收集排泄物，术前护士必须综合评估患者的情况，以便能更好地制订出有针对性的护理计划。

1. 生活自理能力

生活自理能力强者，术后很快能学会自我护理的方法，他们想尽快掌握造口护理方法，减少对他人的麻烦；生活自理能力差者，依赖性较强，日后往往需要有人帮助他护理造口，对生活自理能力差者，护士在术前指导患者确定护理人选，以便对其进行指导。

2. 视力

视力弱者，术后可选择透明的造口袋，以便观察排泄物的情况和造口袋的粘贴，底板可选择合适的预开孔造口袋或由家人裁剪好少量底板备用，底板的内圈可稍大些。失明者必须确定好护理人选。

3. 手的功能

术前了解患者是否有影响手的功能的疾病，如卒中后肢体偏瘫、强直性关节炎、帕金森病、外伤后遗症等。对手的灵活性差的患者，可选择一件式造口袋，方便操作。

4. 皮肤情况

观察患者造口周围的皮肤是否平整，有无皮肤褶皱、瘢痕、破损，有无银屑病、过敏性皮炎等全身性皮肤病。有全身性皮肤病时可请皮肤科医生会诊，给予治疗。过敏体质患者术前应做皮肤贴布试验，方法：在患者腹部粘贴2 cm×2 cm大小的一块造口底板材质，48小时后剥离，并在刚刚剥离、1小时、24小时的3个时段进行判断。结果判定：在刚刚剥离、1小时、24小时均无皮肤变化者为阴性。刚刚剥离后发红，1小时后消失则为剥离反应阳性。刚刚剥离后、1小时后发红，24小时后消失则为一时性刺激。刚刚剥离后、1小时后、24小时后不消失或严重者为过敏反应。注意：试验期间禁洗澡，禁剧烈体力活动，以免出汗。剥离反应阳性和一时性刺激可谨慎使用原产品底板，过敏反应时应更换造口袋品牌，也要做贴布试验。

5. 体型

肥胖患者的腹部易挡住患者的视线，术前造口定位时，造口位置应偏上，患者能自己看见造口，便于自我护理。身材矮小者选择造口袋不宜过长。

6. 教育状况

对教育程度高者，要想到各个细节，预计今后可能出现的问题，可用文字性的材料来补充指导内容。对教育程度低，尤其老年人要用最简便的方法来指导造口护理，使患者便于掌握。

7. 文化背景

要充分尊重个人信仰和风俗习惯，如印度人喜欢将造口定在左边，伊斯兰教徒认为腰围以上是清洁的，腰围以下是脏的，造口应定在腰围以下。

8. 职业特点

对年轻患者要考虑到患者康复后的工作，根据其职业特点选择合适的造口位置。如电工腰间需佩戴工具带、警察腰间佩戴枪带、体育教练常弯腰下蹲等，要从多方面考虑，最后确定位置。

9. 家庭

对于生活不能自理、视力障碍、手功能障碍、过度肥胖患者，术前由患者自己确定一位家庭成员负责其术后的造口护理，专科护士要对确定者进行指导，包括对患者的心理支持，家庭成员对造口者的支持非常重要。

10. 心理状况

因为造口术后失去了对排便的控制，这种失控严重影响到患者的自尊心。一旦患者知道自己必须行造口术时，会产生不同程度的心理创伤。造口治疗师应在术前安排足够的时间与患者沟通，了解患者的心理创伤程度，有针对性地行心理指导，可减轻患者的担忧，有接受手术的良好心态。必要时可安排造口者访视。

二、造口定位

1. 造口定位的要求

①患者取不同体位都能看到造口部位；②造口周围皮肤平整，便于粘贴造口袋；③造口位于腹直肌上，可预防术后造口旁疝、造口脱垂等并发症的发生；④不影响造口者的穿戴与生活习惯。

2. 术前造口定位的意义

（1）不同体位腹部皮肤皱褶有差异，平卧位时认为是理想的造口位置皮肤区域，不等于其他体位时该皮肤区域平整。坐位时皱褶较明显。

（2）开腹后解剖结构改变，术中定造口位置与术后造口位置差异较大。

（3）术前可与患者交流，造口的位置可满足患者的生活习惯。术中造口时患者处于全身麻醉状态，无法与其沟通。

3. 造口定位的方法

（1）预计造口位置：术前1日，患者取平卧位，暴露腹部皮肤，注意保暖。回肠造口或横结肠造口定位时操作者站在患者右侧，乙状结肠造口定位时操作者站在患者左侧。腹部造口位置区域为脐向左、右髂前上棘画连线，再由左、右髂前上棘向耻骨划连线联合形成的菱形区为最佳造口位置区。

以乙状结肠造口为例，先确定腹直肌位置，患者仰卧位，双膝伸直，双手平放在身体两侧，让患者看自己的脚尖，操作者用双手的尺侧在患者腹部感觉腹直肌的边缘，用笔画虚线标出患者的腹直肌；操作者再用右手示指和拇指，将脐与左髂前上棘连线三等份，取脐和髂前上棘连线中上1/3交界处为预计造口位置。用直径为2.5 cm红色圆形粘纸贴在预计造口处，预计造口位置必须在腹直肌上，经过调整后才是实际造口位置。

（2）实际造口位置：确定预计造口位置后，再让患者取半卧位、坐位、站立位、下蹲位观看自己造口，以能看清楚造口为原则，操作者观察造口与不同体位的关系，调整粘贴纸的位置。为了明确造口与周围皮肤、解剖标志之间的关系，用10 cm×10 cm的透明造口底板模型观察底板与脐、切口、皮肤皱褶、髂前上棘、腰带的关系。在观察过程中，上下左右调整粘贴纸位置。确定造口位置必须在腹直肌处。

（3）造口标记：选用油性记号笔在造口处做标记，为了标记清楚，还可以用甲紫固定，待干后喷上保护膜，并记录在病历上。如果术前发现标记不清者，再用甲紫加深。

回肠造口定位与乙状结肠造口相似，只需用同样的方法将在左下腹的乙状结肠造口改定在右下腹回肠造口。横结肠造口一般是襻式造口，位于右上腹，大致在肋缘下 5～8 cm，脐旁开 5～8 cm 的位置，应避开肋缘，周围皮肤平坦。尿路造口位置与回肠造口位置相同。

双造口（肠造口及尿路造口）的患者，防止粪便对尿路造口的污染，尿路造口应该略高，在右腹直肌处，肠造口在左侧，两个造口之间留有底板粘贴的余地。回肠和结肠双造口时，回肠造口应偏上。定位过程中有特殊情况，如肥胖者造口位置在脐上；瘦小者造口位置靠近正中线；多次手术者造口位置偏外侧等，应在术前与医师联系。

三、造口术后护理

（一）造口患者术后评估

造口术后早期，护理人员对造口及周围皮肤进行严密的观察与评估，并做好护理记录，是造口护理的重要部分。通过观察与评估，能了解造口及周围皮肤的情况，预防造口早期并发症的发生。

1. 造口的评估

（1）造口的颜色：红色或粉红色为正常的造口黏膜颜色，且有光泽，富有弹性；贫血患者的造口黏膜颜色呈苍白色；造口黏膜缺血时呈暗红色或暗紫色；黏膜局部发黑表明造口黏膜发生局部坏死。

（2）造口的高度：造口的正常高度为 1～2 cm，造口黏膜的高度在皮肤的同一水平为平坦，造口黏膜的高度低于周围皮肤为造口回缩，造口黏膜高于皮肤 5 cm 以上为造口脱垂。造口高度可记录为平坦、回缩、突出或脱垂等。

（3）造口的形状及大小：造口的形状可记录为圆形、椭圆形或不规则形。造口的大小，可用造口测量尺量出造口的基底部而确定。圆形造口测量直径，椭圆形的造口将测量最宽点和最窄点，不规则的造口可用图形来表示。造口的大小在术后 4～8 周会有变化，应每周评估并做好记录。

（4）造口的位置：记录造口的位置可以用右上腹、右下腹、左上腹、左下腹、伤口正中或脐部等术语来描述。

（5）造口的类型：术后应根据手术记录确认造口的类型，如横结肠造口、乙状结肠造口、回肠造口等。

（6）造口的模式：肠造口的模式是根据造口的形成结构来描述的。①单腔造口（end stoma）：肠管切断后，近端肠管被拉出腹腔，肠管外翻后缝合在腹壁上形成一个末端功能性单腔造口。多为永久性造口，如乙状结肠造口、回肠造口等。②襻式造口（loop stoma）：肠管未被切断，整段肠襻被拉出腹腔，用支架管穿过肠系膜支撑于腹壁，防止肠管回缩，然后沿肠管纵行切开肠管而不是切断肠管，襻式造口有近端和远端两个开口，近端开口具有排泄功能，远端开口由于能分泌黏液称为黏液瘘管。③双口式造口（double-barrel stoma）：肠管切断后，两个断端均被拉出腹腔，两个开口作为一个整体固定于腹壁上，又称为"肩并肩"式的造口。④分离造口（divided stoma）：两个造口完全分开，分别固定于腹壁的不同位置。近端造口具有排泄功能，必须选择适当的造口器材。远端造口仅分泌黏液，只需覆盖油纱布即可。

2. 皮肤黏膜缝线的评估

一般在手术后 48 小时要更换一次造口袋，观察造口黏膜与皮肤缝线情况：如果造口黏膜与皮肤缝线处有碘纺纱或凡士林纱条保护者，应给予拆除后观察。造口黏膜与皮肤分离，记录为：时钟位 3 点至 5 点处有皮肤黏膜分离，有 1.5 cm×0.5 cm×0.5 cm 大小，或用图形表示。有变化时要随时做好记录。有患者可能对缝线过敏，缝线处出现红肿，患者主诉局部疼痛。皮肤黏膜缝线处也可能出现局部感染。

3. 造口周围皮肤的评估

在每次更换造口袋时评估，观察造口周围皮肤有无异常，导致最常见皮肤损害的原因有化学刺激、感染、过敏及外伤。①化学刺激常见于因粪水外溢导致的造口周围皮炎。表现为局部皮肤发红，表皮脱落、糜烂或溃疡。②造口周围皮肤感染最常见的是白念珠菌感染，症状为局部瘙痒及烧灼样疼痛，可见局限性环状红斑，周围有卫星状丘疹和脓疱；体癣也可发生在造口旁的皮肤上，表现为网形红斑疹；造口旁皮肤还可发生毛囊炎，特别见于体毛较多的患者，表现为毛囊周围点状红斑脓疱。③造口周围皮肤过敏大多为接触性过敏，可能对造口用品有关，常表现为皮肤红斑和水疱，皮疹的部位仅限于过敏源接触的部位，患者感觉局部瘙痒及烧灼感。④外伤多由于更换造口袋时撕下粘胶用力过猛或更换频率过高，创伤的早期表现为皮肤发红，继之可出现表皮脱落、糜烂甚至溃疡。

4. 造口功能恢复的评估

（1）回肠造口：一般在术后48小时开始排泄，最初排泄物量少，呈墨绿色。一般72小时后肠蠕动恢复，可能出现高排量阶段，每天的排出量可为1 500～2 000 mL，要特别注意患者的水、电解质平衡，随着患者进食开始尤其是进半流饮食后，造口排出量会慢慢减少，排出物呈糊状。

（2）结肠造口：在术后72小时内有少量血性液流出，72小时后肠蠕动慢慢恢复，造口袋内有气体排除，造口袋会鼓起，这是肠功能恢复的标志。随着患者进食流质，造口排出粪水，进食半流饮食，造口排出糊状粪便。患者进食普食后可排出成形大便。

（二）造口术后护理程序

1. 指导患者及家属更换造口袋的方法

肠造口术后，发给患者《造口护理手册》，让患者或家属通过手册了解造口袋的更换程序。首先术后48小时更换造口袋，指导患者及家属如何排放造口袋内气体和粪水，造口袋夹的使用方法。以后每隔3日更换1次造口袋，示范更换造口袋的整个程序，边操作边指导患者及家属如何清洗和测量造口大小，介绍去除造口底板、裁剪和粘贴造口袋的技巧和注意事项。出院前，患者可自行或与家人一同实习造口袋的更换，造口治疗师评估患者或家属的换袋技能，并给予纠正。

2. 造口袋的更换

（1）目的：收集排泄物，观察其性状，记录排出量；观察造口黏膜、周围缝线及周围皮肤情况，观察有无并发症的发生；清洗造口周围皮肤，减轻异味，以增加患者的舒适。及时更换造口袋，防止粪水经底板渗漏污染腹部切口。

（2）评估：评估造口的大小、类型及并发症情况，评估患者的体力恢复情况及学习能力，评估患者视力、手的灵活性等。

（3）物品准备：根据评估情况选择合适的造口袋，术后早期选择两件式透明造口袋，透明造口袋易观察造口黏膜，两件式造口袋方便打开造口袋处理造口水肿；横结肠造口较大，可选择较软的一件式或大底板造口袋；还需准备剪刀、造口测量尺、温水、棉球及擦手纸，造口护肤粉、防漏膏。术后早期造口周围有缝线或造口周围有伤口时，要准备生理盐水棉球。

（4）环境准备：患者卧床期间，将床边隔帘拉上，或围上屏风保护患者的隐私；患者可以下床活动时，也可以选择在换药室更换造口袋。冬天要开空调或取暖设备。

（5）更换造口袋的时间：选择在餐前半小时或餐后2小时，肠造口内排出物相对较少，方便造口袋的更换。尤其是回肠造口患者，如果选择在餐后短时间内换袋，不断有粪水排出，造成贴袋困难，有时刚换好的造口袋又发生渗漏的现象。尽量避开进餐时间换袋，因更换造口袋散发出的异味会影响同一病房患者的食欲。

（6）操作步骤。

①准备：将准备好的用物携至床边，将物品放置于易取的位置；向患者及家属解释更换造口袋的目的。环境准备：拉床帘或屏风，必要时关好门窗；协助患者取合适的体位，术后早期取半卧位；解开腹部的衣物及腹带，露出造口，注意保暖，同侧铺上尿垫。

②除袋：两件式造口袋要将底板连同造口袋除去，撕离时注意保护皮肤，一手用湿棉球或纸巾按压皮肤，另一手轻揭底板，当去除底板有困难时，要慢慢湿润后再去除，勿用力撕扯造成皮肤机械性损伤。

③观察溶胶：根据底板溶胶的情况决定造口袋更换的频率，如果溶胶已到达底板的边缘，要增加更换的频率，反之，可减少更换的频率。

④清洗：用软纸初步清洁后，再用温水清洁造口及周围皮肤，顺序应由外到内。术后早期或造口旁有切口时选用生理盐水棉球清洁，切忌用乙醇、碘酊或其他消毒液，因为会刺激造口周围皮肤，破坏皮肤的保护屏障。

⑤观察造口黏膜及周围皮肤：观察造口黏膜的色泽，有无水肿等。观察有无皮肤黏膜分离、造口周围皮肤有无破损、过敏等情况。

⑥测量：将造口的大小测量并将尺寸用笔划在造口底板上。a. 圆形造口：用造口测量尺测量造口的大小。b. 椭圆形造口：测量长和宽。c. 不规则造口：可用描摹的方法，将透明的塑料纸盖在造口上，用圆珠笔在塑料纸上画出造口的形状与大小，剪去中间的部分，将塑料纸中间的空缺部分划于造口底板上。两件式的底板要考虑使用腰带，扣环的位置必须在两侧腰部，一件式造口袋要注意开口的方向，卧位时开口向一侧，下床活动后造口袋开口朝下。在底板上划时，还要考虑到造口与腹部切口的关系，造口离腹部切口近时，向切口一侧倾斜，以免造口袋盖住切口。

⑦裁剪底板：用剪刀尖部沿着记号比测出的造口大小大 1~2 mm 处剪下。因为开孔过小，会影响到造口黏膜的血供，患者活动时易摩擦造口黏膜引起损伤或出血；开孔过大则皮肤外露，排泄物持续刺激并损伤皮肤。再次清洗并擦干造口黏膜及周围皮肤：在测量造口大小及裁剪造口底板时，造口处可能会有排泄物排出，需再次清洗并擦干造口黏膜及周围皮肤，选用软纸轻轻擦拭，勿选用粗糙质硬的草纸，以免损伤黏膜引起出血，一旦出血，用棉球或软纸轻压一会即可。

⑧洒造口护肤粉：造口周围皮肤有损伤时，在擦干皮肤后，撒上造口护肤粉，护肤粉会粘在皮损处起保护作用，并能吸收少许渗液，促进愈合。但必须将多余的护肤粉擦拭掉，否则会影响造口袋的粘贴。

⑨涂防漏膏：当造口周围皮肤不平整时，使用防漏膏可以将皮肤填平，防止粪水渗漏至底板下。回肠造口因排出大量碱性小肠液，对皮肤腐蚀性大，应常规使用防漏膏。直接涂在皮肤凹陷或不平处，取湿棉球轻轻压平。由于防漏膏内含有乙醇成分，对皮肤破损处有刺激，患者感觉疼痛，在使用护肤粉后喷洒皮肤保护膜隔离可有效减轻疼痛。

⑩粘贴：粘贴造口底板时，把底板保护纸撕下，按照造口位置由下而上粘贴，轻压内侧周围，再由内向外侧加压，使造口底板能紧贴在皮肤上。两件式造口袋要及时扣上，确保扣紧，防止从衔接处渗漏。使用开口袋，勿忘夹上夹子，将造口袋开口处反折后拉平，再夹上夹子。使用腰带者，松紧要适宜，在硬质扣环下垫纱布保护，防止皮肤损伤。贴好造口袋后，让患者用自己的手掌轻轻按压造口处10~20分钟，通过手掌的温度增加底板的黏性。

⑪整理与记录：处理污物，在护理病历上记录排泄物的性质、颜色、量、气味，造口周围皮肤情况，患者的反应及接受能力。

（7）注意事项：术后早期更换造口袋时，动作要轻柔，勿按压腹部切口引起疼痛；腹带松紧适宜，防止过紧挤压造口袋，造成渗漏；开口袋中的粪便超过1/3时就要排放。当粪便超过1/2时，因重力的牵拉会导致造口底板的脱落。当造口袋明显胀气时，要及时排放，以免造成造口袋胀破，甚至发生底板的渗漏。

3. 心理护理

在术后早期，有的患者不愿观看更换造口袋的过程，造口治疗师要对其进行个体化的指导，耐心地给予心理护理，对于术后不能接受造口的患者，先教会患者家属更换造口袋的方法，可以邀请造口访问者现身说法，鼓励患者观看和触摸自己的造口，使患者逐渐接受造口并掌握自我护理的方法。

4. 出院指导

（1）随诊：告知患者造口护理门诊的时间和地点。患者出院后每 2~3 个月复诊 1 次，发现问题随时就诊。最好到原就诊医院造口门诊复查。造口边缘的缝线一般不用拆除，会自动溶解而脱落。但在术后 1 个月后仍未脱落，要到造口门诊处理。出院时带有造口支撑棒的患者，须告知拔管的具体时间及地点。

（2）造口用品的选择：介绍造口袋种类、特性和价格，指导患者选用合适的造口袋。介绍其他造用品，如炭片、护肤粉、防漏膏、清香剂等，帮助患者选用合适的造口产品，提高患者的生活质量。

（3）造口用品的购买：造口用品有使用期限，勿一次性购买过多，以免失效。可以到就近医院的造口门诊购买，也可以到医药商店购买，还可以邮购等。

（4）造口袋的储存：要存放于阴凉干燥处，勿靠近取暖设备或阳光直射处，防止受热后影响粘贴。将造口用品集中放置，方便取用。造口会在手术后1~2周开始收缩，6~8周停止收缩。在此期间，每次更换造口袋要测量造口袋大小，不能一次裁剪好多个造口袋，以免造成浪费。尤其是老年人，子女与老人分开两处住，又担心老人视力差或由于关节疾病无法使用剪刀，为了方便老人使用而预先剪好造口袋。

（5）造口的清洗：切勿选用任何消毒液清洁造口黏膜及周围皮肤，可能会造成黏膜及皮肤的损伤，也不需用温开水或冷开水清洁，只需用温水清洗便可。在清洗造口时发生黏膜出血不用太紧张，用湿纸巾轻按一会便可止血。但若造口排泄物有血，或血从造口内流出，需立即到医院就诊。

（6）造口黏膜的观察：要注意观察造口黏膜的颜色，如果出现暗红色、暗紫色或黑色，是紧急情况，要立即到医院的急诊就诊。

（7）开口式造口袋的清洁：打开造口袋的夹子，将粪便排放后用装有温水的冲洗器从开口处伸入冲洗造口袋。注意勿将水冲至造口黏膜处，防止水渗漏至底板下影响造口袋的粘贴。

（8）废弃造口袋的处理：现在市面上绝大部分厂家新生产的造口用品是不能溶于水的，所以每次更换下来的造口用品最好用报纸或胶袋装好放在垃圾桶，不能将其丢在厕所用水冲走，避免堵塞厕所。

（9）饮食指导：原则为均衡膳食。①适量的膳食纤维，尤其是曾有便秘的造口者，增加高膳食纤维的食物的摄入，能增加粪便量，促进肠蠕动，减轻排出困难。对于造口狭窄的患者，防止造口梗阻，应减少粗纤维食物的摄入，注意将高膳食纤维食物切细剁碎后烹调，并补充足够的水分软化大便。含膳食纤维较高的食物有：根茎类（如芹菜、韭菜）、玉米、南瓜、红薯、竹笋、卷心菜、莴笋、豆芽等。②避免进食不易消化的食物：如柿子、糯米类（如粽子、汤网、年糕、糍饭）等，这些食物进食后易引起肠梗阻。③少进食易产生异味的食物：如洋葱、蒜类、韭菜、红薯、花椰菜、芦笋、卷心菜、芝士、鸡蛋、鱼类及香辛的调味品（如辣椒、花椒、咖喱等）。④少进食易产生气体的食物：如豆类（如黄豆、赤豆、绿豆等）、瓜子、花生、萝卜、碳酸饮料、啤酒、豆浆、牛奶等。⑤补充充足的水分：每日补充水分1 500~2 000 mL，保持排便通畅。⑥尝试新品种的食物时，先少吃些，无腹泻等不适再加量。⑦出现腹痛、腹胀、恶心、呕吐等症状时，适当进行饮食调整，必要时到医院就诊。

回肠造口者的饮食指导。①防止造口堵塞：由于回肠造口的管径较小，高纤维的食物有可能会阻塞造口。②防止水电解质紊乱：回肠造口出现腹泻表现为排出大量无渣的粪水或水样便。注意少吃油腻的食物。在天气热时，增加水分的摄入，每日饮水量2 000~2 500 mL，8~12杯水、汤或果汁，排汗增多时每天喝3 000~4 000 mL水，其中1 000 mL为盐水，补充丢失的钠和氯，防止出现水电解质紊乱。③服用药物的注意事项：某些坚硬或有胶囊包裹的药物，如避孕药，可能会不被吸收而由回肠造口排出，可以将药片磨碎或将胶囊去除后服用，但有些缓释药磨碎或去除胶囊后会影响药物的作用。一般的抗生素可能会导致稀粪或腹泻。而有些抑制胃酸分泌的药物也会引起腹泻或便秘，故不可随意服用。

（10）日常生活指导。①沐浴：当腹部手术切口的缝线拆除，切口完全愈合后，便可以沐浴。沐浴时，可贴着造口袋，也可以将袋除去，水分是不会由造口进入身体内的。如果当日正好要换袋，那么先除去旧的造口袋或底板沐浴，洗净擦干后换上新的底板。如果不需要换袋，或采用两件式的造口袋，沐浴时可用防水胶纸贴在造口底板的四周，避免水分渗入底板内而脱离。沐浴时最好选用中性沐浴液，防止损伤造口周围皮肤。沐浴后勿用油性润肤露涂抹造口周围皮肤，以免影响造口袋的粘贴。②穿着：造口者的衣着与平常无异，不需要重新制作，穿回手术前的服装即可。但要避免穿过紧的衣裤，腰带或皮带不能紧压造口，以免摩擦或压迫造口，影响肠造口的血液循环。③工作：一般在术后半年，当造口者身体及体力恢复后，便可以回到工作岗位，但最好避免搬运重物，以防增加腹内压而导致造口旁疝的发生，必要时可佩戴专用的造口腹带预防。④社交活动：当造口者体力恢复并掌握造口的护理方法后，就可以参与社交活动。患者应多参加造口联谊会，结识一些造口朋友，交流造口护理的经验和体会，使造口者减轻孤独感，树立积极的生活态度。⑤运动：肠造口者可以根据术前的爱好与身体的耐受力，选择一些力所能及的运动如散步、跑步等。某些球类运动或会有轻微碰撞的运动，如壁球、篮球等，可能需要佩戴肠造口护罩来保护造口，以免损伤肠造口。避免剧烈及有撞击性的运动，如拳击、摔跤等。⑥旅游：肠造口者在体力恢复后，可以外出旅游，应注意饮食卫生，防止腹泻，并随身携带常用的止泻药和抗生素；外出时要带足够的造口用品，途中无法清洗，可丢弃；造口袋应备一些在随身的行李中，不要全部托运，以便随时更换；在飞机上由于压力的变化，胃肠气会多一些，宜选用开口袋或带有过滤炭片的造口袋；随身自备一瓶矿泉水，可以保证饮水，在意外时可以冲洗。⑦性生活：在性行为之前，先清洁造口及更换一新的造口袋，以减少异味。此外，造口袋的选择上注意选择不透明的小型造口袋，也可以给造口袋套上一些漂亮的袋套，减少视觉上的刺激。必要时可寻求心理咨询。⑧生育：很多年轻女性在接受造口手术后仍可怀孕及生育，但应由产科及外科医生详细商量后决定。

四、肠造口并发症及护理

1. 造口黏膜水肿

（1）原因：可能与造口支撑棒放置或造口袋剪裁过小，使黏膜血液循环受限致黏膜组织水肿有关。

（2）临床表现：造口肿大，呈淡粉色、半透明状。

（3）处理方法：轻度水肿属于造口术后正常表现，可以继续观察，术后6～8周可自行缓解；重度水肿可更换为两件式造口袋，内圈略剪大，水肿黏膜用3%氯化钠或50%硫酸镁湿敷，每日2～3次。

2. 造口处出血

多发生于术后48小时。

（1）原因：造口处血管未结扎或结扎线脱落，造口黏膜受到摩擦，服用抗凝药物或伴有出血性疾病。

（2）临床表现：可表现为黏膜出血或造口黏膜与皮肤交界处渗血。

（3）处理方法：先去除造口袋，出血量少或渗血时取纱布压迫止血；出血量多时，用1‰肾上腺素湿纱布压迫或云南白药粉外敷后纱布压迫；有活动性出血时，结扎血管；黏膜摩擦出血时，可用护肤粉喷洒并压迫止血；服用抗凝药物者应停用抗凝药物，治疗出血性疾病。

3. 造口黏膜缺血坏死

多发生于术后48小时内。

（1）原因：手术损伤结肠边缘动脉；提出肠管时张力过大，扭曲或压迫肠系膜血管；造口开口太小或缝合过紧。

（2）临床表现：造口黏膜缺血坏死分为轻、中、重度。轻度为暗红色或微紫色，不超过黏膜外1/3，无分泌物，摩擦黏膜有出血点，造口无改变；中度为紫黑色，造口黏膜外中2/3，有分泌物及异味，坏死在腹壁筋膜上；重度为整个造口呈漆黑色，有大量分泌物及异常臭味，摩擦黏膜无出血点，坏死程度在腹壁筋膜下，可有腹膜炎出现。

（3）处理方法：拆除围绕造口的纱条，检查肠管的血供，坏死的深度；换袋时在黏膜上洒护肤粉，促进自溶清创；清除坏死组织；有腹膜炎症状者必须行剖腹探查，切除坏死的肠管，造口重建。检查肠管的血供，坏死的深度可采用试管法：从造口处轻轻插入一根直径小的清洁玻璃试管，用手电筒从试管外照射，透过光线检查，若能看到光线透过则说明黏膜的坏死较浅，可以继续观察，以后坏死的黏膜脱落后可能会发生造口回缩或狭窄；若不能透出光线则说明腹腔内肠管可能发生坏死，必须紧急手术，一旦延误治疗会发生粪水性腹膜炎。

4. 造口回缩

（1）原因：多因黏膜坏死脱落后肠管回缩；肠管张力大，外翻长度不够；造口处缝线过早脱落；襻式造口支撑棒过早拔除；术后体重猛增。

（2）临床表现：造口高度低于周围皮肤；造口开口低于皮肤水平；粪水易渗漏，造口周围皮肤受损，造口袋粘贴困难。

（3）处理方法：回肠造口回缩者用凸面底盘加腰带，皮肤受损者用皮肤保护膜、护肤粉及防漏膏保护；结肠造口回缩者可选用灌洗的方法，过度肥胖者要减轻体重，必要时手指扩张预防造口狭窄。

5. 造口脱垂

造口脱垂指造口高于皮肤 5 cm 以上，造口黏膜脱出过长，脱出的肠管很像男性生殖器，有时肠管渗血，又像女性的月经来潮，给患者造成严重的心理压力。

（1）原因：腹壁肌肉薄弱，腹壁基层开口过大，腹部长期用力导致腹内压过大，结肠太松弛。

（2）临床表现：肠管全层经造口处突出体外，一般多见于襻式造口，单腔造口也有。突出的肠管黏膜可出现水肿、出血、溃疡或嵌顿等症状。造口脱垂常伴有造口旁疝。

（3）护理措施：结肠造口脱垂者，粪便排空后可用腹带固定；回肠或横结肠造口脱垂者，可在脱垂回纳后用腹带固定，但必须定时开放，一般固定 2 小时，开放 30 分钟；避免剧烈运动造成肠管损伤；选用一件式造口袋，能容纳脱垂的肠管，底盘内圈的裁剪以突出肠管最大的直径为准。

6. 造口狭窄

造口狭窄指造口直径 < 1.5 cm。

（1）原因：手术时皮肤或腹壁内肌层开口太小，造口术后黏膜缺血、坏死、回缩、皮肤黏膜分离后肉芽组织增生，瘢痕收缩，局部肿瘤复发。

（2）临床表现：肠腔或造口腔的缩窄或紧缩。浅度狭窄者狭窄发生在皮肤水平，外观皮肤开口缩小而看不见黏膜；深度狭窄者，狭窄发生在筋膜水平，外观看起来像正常造口，指检时肠管周围组织紧缩，手指难于插入，排泄物排空不畅、粪便变细，严重者可发生不全性肠梗阻症状。

（3）护理措施：用充分润滑的手指仔细探查。小指能通过者可采用手指扩张法：戴手套后小指涂液状石蜡，轻轻插入造口内，插入深度为 2～3 cm，保持 5～6 分钟，每日 1 次，直至示指能通过。注意动作轻柔，避免出血和疼痛，忌用锐器扩张，防止肠穿孔的发生。避免食用粗纤维食物，出现肠梗阻症状时应及时就医。对黏膜缺血、坏死、回缩、皮肤黏膜分离者术后应定时随访，可行预防性造口扩张，每次更换造口袋时扩张一次。当小指无法通过时，应考虑手术治疗。

7. 造口黏膜与皮肤分离

常发生于术后 1 周内。

（1）原因：造口周围凡士林纱条未及时去除或造口处过早拆线，患者有低蛋白血症，愈合不良。

（2）临床表现：部分分离为造口底部裂开，部分造口回缩或低于皮肤表面；完全分离为整个造口底部松弛。有的只涉及皮肤问题，有的已达筋膜层，应观察有无腹膜炎的发生。

（3）护理措施：对于部分、浅层分离，擦干创面后洒护肤粉，涂防漏膏后再贴造口袋；对于完全、深层分离，用藻酸盐敷料填充伤口，再用防漏膏或水胶体敷料覆盖伤口后粘贴造口袋；完全分离合并造口回缩者，选用凸面底盘加腰带固定。造口底盘一般每 2 日 1 次，渗液多者每日更换。血糖高的患者，通过饮食或药物控制血糖，并监测血糖变化。

8. 粪水性皮炎

多见于回肠造口，因回肠造口排泄物中含大量的消化酶，一旦与皮肤接触，短时间内可引起红斑，数小时可发生皮肤表面溃疡。

（1）原因：造口位置不合适，回肠造口平坦或回缩，底盘内圈裁剪过大，底盘粘贴时间过长，底盘粘贴后过早改变体位等。

（2）临床表现：皮肤发红、表皮破溃、渗液明显、疼痛等。

（3）护理措施：造口平坦而周围皮肤不平者，造口袋粘贴后体位保持不变 15～20 分钟，并用自己的手轻压在造口处，通过手的温热增加底板的牢度；造口回缩者可选择凸面底盘，以抬高造口基底方便排泄物的收集。

9. 过敏性皮炎

（1）原因：过敏体质者，对造口用品过敏，对造口底盘粘附剂过敏者最多见。偶有对造口辅助用品过敏者，如对防漏膏过敏。

（2）临床表现：皮损范围与底盘的形状一致，过敏源接触部位皮肤出现红斑及水疱，皮肤瘙痒及烧灼感。皮肤有渗出时造口袋粘贴困难。

（3）护理措施：询问过敏史，明确过敏源，更换造口用品品牌。局部可外涂类固醇软膏，保留15～20分钟，清水洗净，擦干后贴袋。必要时口服抗过敏药物，过敏体质者，可先行皮肤贴布试验。

10. 毛囊炎

（1）原因：毛发稠密，更换底盘时，造口底盘粘贴处毛囊损伤，金黄色葡萄球菌感染。

（2）临床表现：毛囊周围点状红斑、脓疱。

（3）护理措施：用剪刀剪除或电动刀剃除毛发，不能拔除，也不能用剃刀或脱毛剂，因剃刀易造成皮肤破损，脱毛剂易引起过敏。造口底盘粘贴时间不能过长，一般不超过7日。

11. 造口旁疝

与造口有关的腹壁切口疝，由各种原因使肠管经造口侧方突出所致。

（1）原因：造口位于腹直肌外，腹壁筋膜开口过大，腹壁薄弱，肥胖、老年、多次手术，持续腹内压增高，慢性咳嗽、经常抬举重物、前列腺肥大。

（2）临床表现：腹部不对称，造口侧腹部膨隆，造口周围不适或胀痛。造口旁有肿块，用手按住肿块并嘱患者咳嗽有膨胀性冲击感，并能扪及造口旁缺损。

（3）护理措施：永久性造口患者应定期自查造口两侧腹部是否对称。使用造口专用腹带注意事项：①下床前佩戴。②腹带先垫于腰部，造口袋从造口圈开口处拉出。③腹带松紧以不影响呼吸为宜，腹带过紧，可平卧将腹带松动。④佩戴腹带前尽可能使肠管完全回纳。⑤进餐及餐后1小时内可去除腹带。⑥加强腹肌锻炼，嘱患者均匀地做收缩腹肌的动作，吸气时收紧腹肌，稍停顿，呼气时放松腹肌。每日2次，每次30分钟。⑦限制剧烈活动及抬举重物，尤其造口后1年内。⑧治疗慢性咳嗽，咳嗽时用手按压造口处。⑨治疗前列腺疾病，解除尿路梗阻。⑩发生造口旁疝后造口灌洗者应停止灌洗，凡有嵌顿、较窄、梗阻、穿孔者，应立即手术。

第二节　急性上消化道出血的护理

一、疾病介绍

急性上消化道出血是急诊和危重症病科室常见的消化系统急症之一。在我国急性上消化道出血的最常见的"三大"病因依次是消化性溃疡、急性胃黏膜病变和食管－胃底静脉曲张破裂。患者以呕血和（或）黑便为主要症状，病情严重者，如不及时抢救，可危及生命。血流动力学不稳定、反复呕血或者便血、无法胃内灌洗、年龄60岁以上和合并多器官系统疾病等因素与死亡率增加有相关性。

1. 定义

上消化道出血是指屈氏韧带以上的消化道包括食管、胃、十二指肠、胆管及胰管的出血，也包括胃－空肠吻合术后的空肠上段出血。大量出血是指在短时间内出血量超过1 000 mL或达到血容量20%的出血。

2. 病因

上消化道出血的最常见的病因依次为：消化性溃疡、急性胃黏膜病变、食管－胃底静脉曲张破裂出血、肿瘤所致的出血等。非甾体抗炎药引起的胃出血日益增多，少数病例的消化道出血可能是全身性疾病在消化道局部的表现。根据病变部位分类，引起出血的疾病主要包括以下几种。

（1）食管疾病：如食管炎、食管癌、食管酸碱化学伤、食管黏膜撕裂综合征、异物或放射性损伤等。

（2）胃、十二指肠疾病：消化性溃疡、糜烂出血性胃炎、胃癌、胃血管畸形、血管瘤、肿瘤、胃黏膜脱垂等。

（3）门静脉高压：食管胃底静脉曲张破裂出血、门脉高压性胃病。

（4）其他：胆管出血、胰腺疾病累及十二指肠、主动脉瘤破裂（破入食管、胃或十二指肠）、纵隔肿瘤或脓肿破入食管、全身性疾病出血（过敏性紫癜、白血病、DIC等）、血液病、尿毒症、结缔组织病、急性感染（流行性出血热、钩端螺旋体病）、应激性胃出血等。

3. 病理生理

（1）循环血容量减少：在老年人中多有心、脑、肾等重要器官的动脉硬化，不太严重的循环血容量减少即可引起这些重要器官明显的缺血表现，甚至加重原有基础疾病，引起一个或多个重要器官的功能异常甚至衰竭，大量出血则更易导致周围循环衰竭和多器官功能衰竭。

（2）血液蛋白分解产物吸收：肠道中血液的蛋白质经肠道吸收可引起肠源性氮质血症。

（3）发热：以往认为血液分解产物吸收可引起"吸收热"，现认为消化道出血后的发热与循环血容量减少引起体温调节中枢功能障碍有关。

（4）机体的代偿与修复。

①循环系统：心率加快，周围循环阻力增加，以维持重要器官的血流灌注。

②内分泌系统：醛固酮和垂体后叶素分泌增加，减少水分丢失以维持血容量。

③造血系统：骨髓造血活跃，网织红细胞增多，红细胞和血红蛋白量逐渐恢复。

4. 临床表现

典型的临床表现为呕血、黑便或血便，常伴失血性周围循环衰竭。

（1）呕血：为上消化道出血的特征性症状，呕吐物的颜色主要取决于出血量的大小和是否经过胃酸的作用。出血量小，在胃内停留时间较长，呕吐物多棕褐色呈咖啡渣样；出血量大、出血速度快、在胃内停留时间短，呕吐物呈鲜红或有血凝块。有呕血者一般都伴有黑便，通常幽门以上大量出血表现为呕血。

（2）黑便或便血：上、下消化道出血均可表现为黑便。黑便色泽受血液在肠道内停留时间长短的影响。通常黑便或柏油样便是血红蛋白中的铁经肠内硫化物作用形成硫化铁所致；出血量大、速度快、肠蠕动亢进时，粪便可呈暗红色甚至鲜红色，类似下消化道出血。有黑便者不一定伴有呕血。通常幽门以下出血表现为黑便。如果幽门以下出血量大、出血速度快，血液反流至胃，可兼有呕血；反之，如果幽门以上出血量小、出血速度慢，可不出现呕血仅见黑便。

（3）失血性周围循环衰竭：程度轻重与出血量及速度有关。

少量出血可因机体的自我代偿而不出现临床症状。中等量以上的出血常表现为头昏、心悸、冷汗、恶心、口渴，体检可发现面色苍白、皮肤湿冷、心率加快、血压下降。大量出血可出现黑蒙、晕厥，甚至休克。

（4）其他。

①发热：出血后24 h内常出现低热，持续数日至1周。少数大量出血的患者可出现难以控制的高热，提示病情严重。原因不明，可能与失血后导致体温调节中枢的功能障碍有关。

②氮质血症：分为肠源性、肾前性和肾性。24～48 h达高峰，一般不超过14.3 mmol/L（40 mg/dL），3～4 d降至正常。若同时检测血肌酐水平正常，出血后血尿素氮浓度持续升高或一度下降后又升高，常提示活动性出血或止血后再出血。

③贫血和血常规变化：急性大量出血后均有失血性贫血，但在出血早期，血红蛋白浓度、红细胞计数与血细胞比容可无明显变化。上消化道大量出血2～5 h，白细胞计数升高，止血后2～3 d可恢复正常。但肝硬化患者如同时有脾功能亢进，则白细胞计数可不增高。

5. 治疗要点

（1）严密监测病情变化：患者应卧位休息，保持安静，保持呼吸道通畅，避免呕血使血液阻塞呼吸道而引起窒息。

（2）积极抗休克：尽快补充血容量是最主要的措施。

①应立即配血。

②有输血指征时，即满足脉搏>110次/分，红细胞<3×10^{12}/L，血红蛋白<70 g/L，收缩压<12

kPa（90 mmHg）可以考虑输血。

③在输血之前可先输入生理盐水、林格液、右旋糖酐或其他血浆代用品。

④输液速度和种类最好根据中心静脉压和每小时尿量来调节。

（3）控制出血。

①提高胃内 pH 值：常用的药物有组胺 H_2 受体拮抗剂，如雷尼替丁、法莫替丁、西咪替丁等，以及作用更强的质子泵抑制剂，如奥美拉唑、泮托拉唑肠溶片（潘妥洛克）等。

②局部止血措施。

A. 胃内灌洗：10～14℃水反复灌洗胃腔，可使胃血管收缩，血流减少并使胃分泌和消化液受抑制，胃纤溶酶活力减弱，从而达到止血目的。

B. 口服止血剂：去甲肾上腺素 8 mg 加于生理盐水或冰盐水 150 mL，分次口服（老年人勿用），凝血酶分次口服。

C. 内镜止血：局部喷洒或注射止血药物；凝固止血法，常用 YAG 激光、微波、热探头和高频电凝。机械止血法：如球囊压迫或结扎法。

D. 三腔二囊管压迫止血：用于食管－胃底静脉曲张破裂出血。成功的关键在于放管位置要准确；充气要足，胃囊充气 150～200 mL，食管囊压力维持在 6.7 kPa（50 mmHg）；牵拉固定要确切；定时放气和抽吸胃内容物和食管囊上方的分泌物。止血后放气管观察 1 天，总插管时间控制在 3～5 d，不宜过长。

E. 减少内脏血流量及门静脉压力的药物：生长抑素类，如奥曲肽、施他宁；垂体后叶素和血管升压素。生长抑素对食管静脉曲张破裂出血有迅速止血作用，近期疗效与硬化剂注射、三腔二囊管压迫相似，且不良反应较少，患者易于耐受。

（4）手术治疗：在出血原因和出血部位不明确的情况下，不主张盲目行剖腹探查，若有下列情况可考虑剖腹探查。严重出血经内科积极治疗 24 h 仍不止血，或止血后短期内又再次大出血，血压难以维持正常；年龄 50 岁以上，伴动脉硬化，经治疗 24 h 出血不止；以往有多次大量出血，短期内又再出血；合并幽门梗阻、穿孔，或怀疑有恶变。诊断为胃底－食管静脉曲张破裂出血，应尽量避免手术。

二、护理评估与观察要点

1. 护理评估。

（1）病史评估：询问有无食管、胃、十二指肠、肝胆胰等消化性疾病史；判断病情严重程度及病程长短，有无剧烈呕吐、饮食失调、情绪不安、疲劳过度等诱发因素；观察有无上腹部不适、恶心、呕吐等前驱症状；询问呕血的颜色及量等。

（2）再出血或继续出血的评估：如出现以下症状则应怀疑有继续出血或者再出血。

①呕血或者黑便次数增加，呕出的血液转为暗红色。

②持续腹胀，肠鸣音亢进。

③血压、脉搏不稳定，中心静脉压暂时恢复而又下降者。

④经补足血容量，休克表现未见好转而又恶化者。

⑤血红蛋白浓度、红细胞计数、血细胞比容等继续下降，网织红细胞升高。

⑥补液量与尿量足够的情况下，血尿素氮继续升高或再次升高。

（3）出血量的评估：由于出血大部分积存在胃肠道，单凭呕血或排出血量估计出血量可能相差甚远。临床经验表明，以下指标对临床估计出血量是可行的。出血在 5 mL 以上，便可产生粪隐血试验阳性；上消化道出血约 50 mL 以上可出现黑便；300 mL 以上可致呕血；400 mL 以下常无周围循环衰竭的临床表现；出血在 500～1 000 mL 时可产生循环代偿现象（如心悸、脉快有力、血压正常或收缩压偏高）；出血量在 1 000 mL 以上或失血量达循环血量 20% 以上时，常有循环失代偿的表现。病史上如有晕倒、直立昏厥、呕吐物含血凝块、黑便频繁或较暗红者为大小血征象。体征上如有四肢湿冷、苍白、心率加速、血压下降等休克或代偿性表现亦为大出血表现。

2. 观察要点

①记录呕血、黑便和便血的频度、颜色、性质、次数和总量。

②观察意识状态、血压、脉搏、肢体温度、皮肤和甲床色泽、周围静脉充盈情况、尿量等，意识障碍和排尿困难者需留置尿管。大出血时，每 15～30 min 测量一次脉搏、血压，病情严重者常需心电、血氧饱和度和呼吸监护。危重大出血者必要时进行中心静脉压、血清乳酸测定。

③注意腹部情况，记录黑便或便血次数、数量，定期复查血红蛋白、红细胞计数、红细胞比容、尿常规、血尿素氮、肌酐、电解质、肝功能等。

④有头晕、心悸、出冷汗等休克表现时，报告医师对症处理并做好记录。

三、急诊救治流程

急性上消化道出血急诊救治流程详见图 7-1。

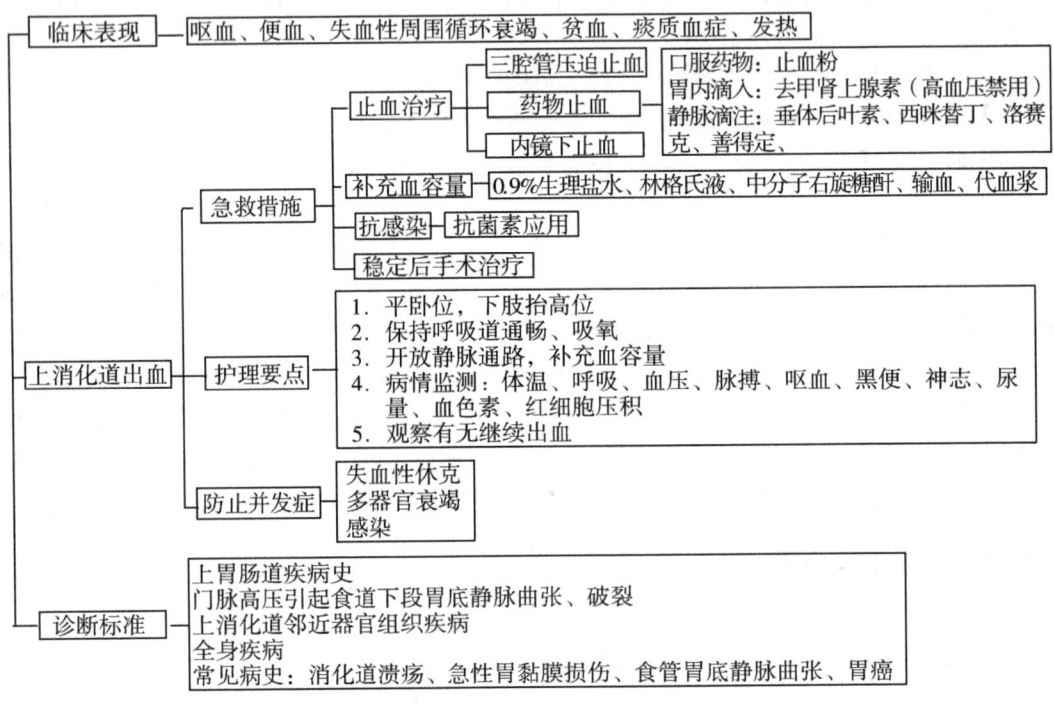

图 7-1 急性上消化道出血急诊救治流程图

第三节 大肠癌护理

大肠癌是结肠癌（carcinoma of colon）及直肠癌（carcinoma of rectum）的总称，为常见的消化道恶性肿瘤之一。据我国 2001 年的统计，其发病率在我国位于恶性肿瘤第 3 位，位于恶性肿瘤致死原因的第 5 位。大肠癌的发生有以下流行病学特点：①世界范围内，结肠癌发病率呈明显上升趋势，直肠癌的发病基本稳定；②不同地区大肠癌的发病率有所差异，如美国、加拿大、丹麦等发达国家的大肠癌发病率最高，且城市居民的发病率高于农村；③大肠癌的发病率随年龄的增加而逐步上升，尤其以 60 岁以后大肠癌的发病率及病死率均显著增加；④男性大肠癌的发病率及病死率略高于女性；⑤结肠癌根治性切除术后 5 年生存率一般为 60%～80%，直肠癌为 50%～70%。此外，我国直肠癌比结肠癌发病率略高，比例为 1.2∶1～1.5∶1；中低位直肠癌所占直肠癌比例高，约为 70%；青年人（<30 岁）比例较高，占 12%～15%。

一、病因

大肠癌发生的确切病因尚未阐明，据流行病学调查结果和临床观察分析，可能与以下因素有关。

1. 饮食习惯

大肠癌的发生与高脂肪、高蛋白和低纤维饮食有一定相关性；此外，过多摄入腌制及油煎炸食品可增加肠道中致癌物质，诱发大肠癌；而维生素、微量元素及矿物质的缺乏均可能增加大肠癌的发病概率。

2. 遗传因素

10%～15%的大肠癌患者为遗传性结直肠肿瘤，常见的有家族性腺瘤性息肉病（familial adenomatous polyposis，FAP）及遗传性非息肉病性结肠癌，在散发性大肠癌患者家族成员中，大肠癌的发病率高于一般人群。

3. 癌前病变

多数大肠癌来自腺瘤癌变，其中以绒毛状腺瘤及家族性肠息肉病癌变率最高；而近年来大肠的某些慢性炎症改变，如溃疡性结肠炎、克罗恩病及血吸虫性肉芽肿也已被列为癌前病变。

二、病理

1. 形态学分类　大肠癌从形态学上一般分为下述四类。

（1）隆起型：肿瘤主体向肠腔内突出，呈结节状、菜花状或息肉状隆起，大的肿块表面易发生溃疡。

（2）溃疡型：最为常见。肿瘤中央形成较深的溃疡，溃疡底部深达或超过肌层。根据溃疡外形及生长情况又可分为2个亚型：①局限溃疡型，其外观呈火山口状，明显隆起于肠黏膜表面；②浸润溃疡型，主要向肠壁浸润性生长使肠壁增厚，继而肿瘤中央坏死脱落形成凹陷型溃疡，溃疡四周为覆盖有肠黏膜的肿瘤组织，略呈斜坡状隆起。

（3）浸润型：肿瘤沿肠壁各层呈浸润生长，局部肠壁增厚，表面黏膜皱襞增粗、不规则或消失变平。早期一般不发生溃疡，后期可出现浅表溃疡。如肿瘤累及肠管全周，可因肿瘤引起肠壁环形增厚及伴随的纤维组织增生使肠管狭窄，发生肠梗阻症状。

（4）胶样型：部分黏液腺癌的肿瘤组织可形成大量黏液，使得肿瘤剖面呈半透明的胶状，故称为胶样型。其外形不一，可隆起呈巨块状，也可形成溃疡或以浸润为主。

2. 组织学分类

①腺癌：可进一步分为管状腺癌、乳头状腺癌、黏液腺癌、印戒细胞癌及未分化癌等，其中最常见的组织学类型为管状腺癌。②腺鳞癌：肿瘤由腺癌细胞和鳞癌细胞构成，其分化多为中度至低度。腺鳞癌和鳞癌主要见于直肠下段和肛管，较少见。大肠癌可以一个肿瘤中出现2种或2种以上的组织类型，且分化程度并非完全一致，这是大肠癌的组织学特征。

3. 恶性程度

通常按Broders分级，按癌细胞分化程度分为4级。Ⅰ级：75%以上癌细胞分化良好，属高分化癌，低度恶性。Ⅱ级：25%～75%癌细胞分化良好，属中度分化癌，中度恶性。Ⅲ级：分化良好的癌细胞不到25%，属低分化癌，高度恶性。Ⅳ级：未分化癌，恶性程度最高。

4. 扩散和转移方式

主要为直接浸润和淋巴转移。

（1）直接浸润：癌细胞可向3个方向浸润扩散，即环状浸润、肠壁深层及沿纵轴浸润。直接浸润可穿透浆膜层侵蚀邻近器官，如膀胱、子宫、肝、肾等。下段直肠癌由于缺乏浆膜层的屏障作用，易向四周浸润，侵犯输尿管、前列腺等。

（2）淋巴转移：是大肠癌最常见的转移途径。

①结肠癌：即可沿结肠上淋巴结、结肠旁淋巴结、系膜血管周围的中间淋巴结和系膜血管根部的中央淋巴结顺次转移，晚期患者可出现左锁骨上淋巴结转移。

②直肠癌。直肠癌的淋巴转移分3个方向：向上沿直肠上动脉、腹主动脉周围的淋巴结转移，向侧方经直肠下动脉旁淋巴结引流到盆腔侧壁的髂内淋巴结，向下沿肛管动脉、阴部内动脉旁淋巴结到达髂内淋巴结。研究表明直肠癌主要以向上、侧方转移为主。齿状线以下的淋巴引流可向周围沿闭孔动脉旁引流到髂内淋巴结，向下经外阴及大腿内侧皮下注入腹股沟浅淋巴结。

（3）血行转移：癌肿向深层浸润后，常侵入肠系膜血管。常见为癌肿沿门静脉系统转移至肝，甚至进入体循环向远处转移至肺，甚至可转移至脑或骨骼。

（4）种植转移：结肠癌穿透肠壁后，脱落的癌细胞可种植于腹膜或其他器官表面。最常见为大网膜结节和肿瘤周围壁腹膜的散在沙粒状结节，亦可融合成团。在卵巢种植生长的继发性肿瘤，称Krukenberg肿瘤。发生广泛腹膜种植转移时，患者可出现血性腹腔积液，并可在腹腔积液中找到癌细胞。直肠癌患者发生种植转移的机会较少。

5. 临床病理分期

目前常用的是国际抗癌联盟（UICC）和美国肿瘤联合会（AJCC）于2003年修改的TNM分期及我国1984年提出的Dukes改良分期，以后者更为简化，应用方便（表7-1）。

（1）Dukes改良分期：分为A、B、C、D四期。

A期：癌肿局限于肠壁，未突出浆膜层，又分为3期。A_1：癌肿侵及黏膜或黏膜下层。A_2：癌肿侵及肠壁浅肌层。A_3：癌肿侵及肠壁深肌层。

B期：癌肿侵入浆膜或浆膜外组织、器官，未发生淋巴结转移。

C期：癌肿侵及肠壁任何一层，但有淋巴结转移，可分为两期。C_1：淋巴转移仅限于癌肿附近。C_2：淋巴转移到系膜及其根部淋巴结。

D期：已发生远处转移或腹腔转移或广泛侵及邻近脏器。

（2）TNM分期：分为T、N、M三期。

T代表原发肿瘤，T_x为无法估计原发肿瘤；T_0为无原发肿瘤的证据；T_{is}为原位癌；T_1为肿瘤侵犯黏膜下层；T_2为肿瘤侵犯固有肌层；T_3为肿瘤穿透固有肌层至浆膜层，或浸润未被腹膜覆盖的结直肠周围组织；T_4为肿瘤直接侵犯其他脏器或组织，或（和）穿透脏腹膜。

N代表区域淋巴结，N_x为区域淋巴结无法评估，N_0为无区域淋巴结转移，N_1为有1～3个区域淋巴结转移，N_2为≥4个区域淋巴结转移。

M代表远处转移，M_x为远处转移无法估计，M_0为无远处转移，M_1为有远处转移。

表7-1　TNM分期与Dukes分期比较

	TNM分期	Dukes分期
$T_{is}N_0M_0$	0	
$T_{1～2}N_0M_0$	Ⅰ	A
$T_3N_0M_0$	ⅡA	B
$T_4N_0M_0$	ⅡB	
$T_{1～2}N_1M_0$	ⅢA	C_1
$T_{3～4}N_1M_0$	ⅢB	C_1
任何T、N_2M_0	Ⅲc	C_2
任何T 任何N/M_1	Ⅳ	D

三、临床表现

1. 结肠癌

早期多无明显特异性表现或症状，易被忽视。其常见症状如下。

（1）排便习惯和粪便性状改变常为首先出现的症状，多表现为大便次数增多、粪便不成形或稀便；当病情发展出现部分肠梗阻时，可出现腹泻与便秘交替现象。由于癌肿表面易发生溃疡、出血及感染，故常表现为血性、脓性或黏液性粪便。便血的颜色随癌肿位置而异：癌肿的位置越低，血液在体内存留的时间越短，颜色越鲜红。

（2）腹痛：也是常见的早期症状。疼痛部位常不确切，程度多较轻，为持续性隐痛或仅为腹部不适或腹胀感；当癌肿并发感染或肠梗阻时腹痛加剧，甚至出现阵发性绞痛。

（3）腹部肿块：以右半结肠癌多见，位于横结肠或乙状结肠的癌肿可有一定活动度。若癌肿穿透肠壁并发感染，可表现为固定压痛的肿块。

（4）肠梗阻：多为晚期症状。一般呈慢性、低位、不完全性肠梗阻，表现为便秘、腹胀，有时伴腹部胀痛或阵发性绞痛，进食后症状加重。当发生完全性梗阻时，症状加剧，部分患者可出现呕吐，呕吐物含粪渣。

（5）全身症状：由于长期慢性失血、癌肿破溃、感染以及毒素吸收等，患者可出现贫血、消瘦、乏力、低热等全身性表现。晚期可出现肝大、黄疸、水肿、腹腔积液、锁骨上淋巴结肿大及恶病质等。

因癌肿部位及病理类型不同，结肠癌的临床表现存在差异：①右半结肠肠腔较大，癌肿多呈肿块型，突出于肠腔，粪便稀薄，患者往往腹泻、便秘交替出现，便血与粪便混合；临床特点是贫血、腹部包块、消瘦乏力，肠梗阻症状不明显。②左半结肠肠腔相对较小，癌肿多倾向于浸润型生长引起环状缩窄，且肠腔中水分已经基本吸收，粪便成形，故临床以肠梗阻症状较多见；肿瘤破溃时，可有便血或黏液。

2. 直肠癌

早期仅有少量便血或排便习惯改变，易被忽视。

（1）症状：当病程发展或伴感染时，才出现显著症状。①直肠刺激症状：癌肿刺激直肠产生频繁便意，引起排便习惯改变，便前常有肛门下坠、里急后重和排便不尽感；晚期可出现下腹痛。②黏液血便：为直肠癌患者最常见的临床症状，80%～90%患者可发现便血，癌肿破溃后，可出现血性和（或）黏液性大便，多附于粪便表面；严重感染时可出现脓血便。③肠腔狭窄症状：癌肿增大和（或）累及肠管全周引起肠腔缩窄，初始大便变形、变细，之后可有腹痛、腹胀、排便困难等慢性肠梗阻症状。④转移症状：当癌肿穿透肠壁，侵犯前列腺、膀胱时可发生尿路刺激征、血尿、排尿困难等；浸润骶前神经则发生骶尾部、会阴部持续性剧痛、坠胀感；女性直肠癌可侵及阴道后壁，引起白带增多；若穿透阴道后壁，则可导致直肠阴道瘘，可见粪质及血性分泌物从阴道排出；发生远处脏器转移时，可出现相应脏器的病理生理改变及临床症状。

（2）体征：在我国多数直肠癌患者可通过直肠指诊在直肠管壁扪及肿块，多质硬，不可推动，同时还能初步了解癌肿与肛缘的距离、大小、硬度、形态及其与周围组织的关系。直肠指诊也是诊断直肠癌的最直接和主要的方法。

四、辅助检查

1. 直肠指诊

直肠指诊是诊断直肠癌的最主要和直接的方法之一。通过直肠指诊可初步了解癌肿与肛缘的距离、大小、硬度、形态及其与周围组织的关系。女性直肠癌患者应行阴道检查及双合诊检查。

2. 实验室检查

实验室检查主要检查大便隐血和癌胚抗原。

（1）大便隐血试验：可作为高危人群的初筛方法及普查手段。持续阳性者应行进一步检查。

（2）肿瘤标记物：癌胚抗原（carcino-embryonic antigen，CEA）测定对大肠癌的诊断和术后监测较有意义，但CEA用于诊断早期直肠癌价值不大。主要用于监测大肠癌的复发，但对术前不伴有CEA升高的大肠癌患者术后监测复发无重要意义。

3. 影像学检查

影像学检查主要采用钡剂灌肠、B超和CT。

（1）钡剂灌肠检查：是结肠癌的重要检查方法，可观察到结肠壁僵硬、皱襞消失、存在充盈缺损及小龛影。但对直肠癌诊断价值不大。

（2）B超和CT检查：有助了解直肠癌的浸润深度及淋巴转移情况，还可提示有无腹腔种植转移、是否侵犯邻近组织器官或肝、肺转移灶等。

（3）MRI检查：对直肠癌的T分期及术后盆腔、会阴部复发的诊断较CT优越。

（4）PET-CT检查：即正电子发射体层显像与X线计算机断层成像相结合。在对病灶进行定性的同时还能准确定位，大大提高了诊断的准确性及临床实用价值。

4. 内镜检查

内镜检查可通过直肠镜、乙状结肠镜或纤维结肠镜检查，观察病灶的部位、大小、形态、肠腔狭窄的程度等，并可在直视下获取活组织行病理学检查，是诊断大肠癌最有效、可靠的方法。有泌尿系统症状的男性患者，则应行膀胱镜检查，以了解肿瘤浸润程度。

五、处理原则

（一）手术治疗

1. 根治性手术

手术切除是大肠癌的主要治疗方法，同时配合化疗、放疗等综合治疗可在一定程度上提高疗效。

（1）结肠癌根治术：切除范围包括癌肿在内的足够的两端肠段，一般要求距肿瘤边缘10 cm，还包括所属系膜和区域淋巴结。①右半结肠切除术：适用于盲肠、升结肠、结肠肝曲癌。切除范围包括10～20 cm的末端回肠、盲肠、升结肠、横结肠右半部和大网膜，以及相应的系膜、淋巴结。②横结肠切除术：适用于横结肠中部癌。切除范围为全部横结肠、部分升结肠、降结肠及其系膜、血管和淋巴结、大网膜。③左半结肠切除术：适用于结肠脾曲癌、降结肠癌和乙状结肠癌。切除范围包括横结肠左半部、降结肠和乙状结肠及相应系膜、左半大网膜、淋巴结。④单纯乙状结肠切除术：适用于乙状结肠癌，癌肿小，位于乙状结肠中部，而且乙状结肠较长者。

（2）直肠癌根治术：切除范围包括癌肿及其两端足够肠段、受累器官的全部或部分、周围可能被浸润的组织及全直肠系膜。直肠癌根据其部位、大小、活动度、细胞分化程度等，手术方式各异。

①局部切除术：适用于瘤体直径≤2 cm、分化程度高、局限于黏膜或黏膜下层的早期直肠癌。手术方式包括经肛门途径、经骶后径路及经前路括约肌途径局部切除术。

②腹会阴联合直肠癌根治术：即Miles手术，原则上适用于腹膜反折以下的直肠癌。切除范围包括乙状结肠远端及其系膜、全部直肠、肠系膜下动脉及其区域淋巴结、全直肠系膜、肛提肌、坐骨直肠窝内脂肪、肛管与肛门周围约5 cm直径的皮肤、皮下组织及全部肛管括约肌，于左下腹行永久性结肠造口。

③直肠低位前切除术：或称经腹腔直肠癌切除术，即Dixon手术，原则上适用于腹膜反折以上的直肠癌，但是大样本的临床病理学研究提示，只有不到3%的直肠癌向远端浸润超过2 cm，因而是否选择Dixon手术需依具体情况而定。一般要求癌肿距齿状线5 cm以上，远端切缘距癌肿下缘2 cm以上。

④经腹直肠癌切除、近端造口、远端封闭术（Hartmann手术）：适用于全身情况差，无法耐受Miles手术或因急性肠梗阻不宜行Dixon手术的患者。

⑤其他：直肠癌侵犯子宫时，一并切除受侵犯的子宫，称为后盆腔脏器清扫；若直肠癌浸润膀胱，可行直肠和膀胱（男性）或直肠、子宫和膀胱切除，称为全盆腔清扫。

（3）大肠癌腹腔镜根治术：可减小创伤，减轻患者痛苦，减少术后并发症，加快愈合，且经远期随访研究认为其具备与传统手术相同的局部复发率及5年生存率，已逐步在临床推广应用，但对术者要求较高。

2. 姑息性手术

适用于局部癌肿尚能切除，但已发生远处转移的晚期癌肿患者。若体内存在孤立转移灶，可一期切除原发灶及转移灶；若转移灶为多发，仅切除癌肿所在的局部肠段，辅以局部或全身化、放疗。无法切除的晚期结肠癌，可行梗阻近、远端肠管短路手术，或将梗阻近端的结肠拉出行造口术，以解除梗阻。晚期直肠癌患者若并发肠梗阻，则行乙状结肠双腔造口。

3. 结肠癌并发急性肠梗阻的处理

结肠癌患者并发急性闭襻性肠梗阻时，需在完善胃肠减压、纠正水电解质紊乱及酸碱平衡紊乱等积极术前准备后行紧急手术，解除梗阻。若为右半结肠癌可行一期切除；若患者全身情况差，可先行肿瘤切除、盲肠造瘘或短路手术以解除梗阻，待病情稳定后再行二期根治性手术；若为左半结肠癌致梗阻，多先行癌肿切除，近端做横结肠造瘘，待肠道充分准备后，再行二期根治性手术。

（二）非手术治疗

1. 放疗

术前辅助放疗可缩小癌肿体积、降低癌细胞活力，使原本无法手术切除的癌肿得到手术治疗的机会，提高手术切除率，降低术后复发率。术后放疗多用于晚期癌肿、手术无法根治或局部复发者。

2. 化疗

术前辅助化疗有助于缩小原发灶，使肿瘤降期，降低术后转移发生率，并有利于术后化疗方案的制定及评价预后，但不适用于Ⅰ期大肠癌；术后化疗则可杀灭残余肿瘤细胞。常用的给药途径有区域动脉灌注、门静脉给药、静脉给药、术后腹腔置管灌注、肠腔内化疗给药等，化疗方案包括以氟尿嘧啶为基础的联合用药。大量文献报道，Ⅲ、Ⅳ期大肠癌患者应用术前新辅助化疗和术后辅助化疗疗效显著；而对中低位、中晚期直肠癌建议术前应用新辅助放化疗。

3. 其他治疗

①中医治疗：应用补益脾肾、调理脏腑、清肠解毒的中药制剂，配合放、化疗或手术后治疗，可减轻不良反应。②局部治疗：对于不能手术切除且发生肠管缩窄的大肠癌患者，可局部放置金属支架扩张肠腔；对直肠癌患者亦可用电灼，液氮冷冻和激光烧灼等治疗，以改善症状。③目前尚处初步开发和研究阶段的还有基因治疗、分子靶向治疗、生物免疫治疗、干细胞研究等。

六、护理评估

（一）术前评估

1. 健康史

了解患者一般资料，有无家族遗传史和既往病史。

（1）一般资料：了解患者年龄、性别、饮食习惯、有无烟酒、饮茶嗜好，如需行肠造口则要了解患者的职业、沟通能力、视力情况及手的灵活性。

（2）家族史：了解家族成员中有无家族腺瘤性息肉病、遗传性非息肉病性结肠癌、大肠癌或其他肿瘤患者。

（3）既往史：患者是否有过腺瘤病、溃疡性结肠炎、克罗恩病、结肠血吸虫肉芽肿等疾病史或手术史，是否并发高血压、糖尿病等。如需行肠造口则要了解患者是否有皮肤过敏史。

2. 身体状况

对患者症状和体征进行全面正确的评估。

（1）症状：评估患者排便习惯有无改变，是否出现腹泻、便秘、腹痛、腹胀、肛门停止排气、排便等肠梗阻症状，有无大便表面带血、黏液和脓液的情况。患者全身营养状况，有无肝大、腹腔积液、黄疸、消瘦、贫血等。

（2）体征：腹部触诊和直肠指诊有无扪及肿块以及肿块大小、部位、硬度、活动度、有无局部压痛等。

（3）辅助检查：癌胚抗原测定、粪便隐血试验、影像学检查和内镜检查有无异常发现，有无重要器官功能检查结果异常及肿瘤转移情况等。

3. 心理-社会状况

评估患者和家属对所患疾病的认知程度，有无过度焦虑、恐惧等影响康复的心理反应；了解患者及其家属能否接受制定的治疗护理方案，对治疗及未来的生活是否充满信心，能否积极寻求社会及他人的帮助；对结肠造口知识及手术前配合知识掌握程度；对即将进行的手术及手术可能导致的并发症、应用人工结肠袋所造成的不便和生理机能改变是否表现出恐慌、焦虑，有无足够的心理承受能力；了解家庭对患者手术及进一步治疗的经济承受能力和支持程度。

（二）术后评估

1. 手术情况

了解患者术中采取的手术、麻醉方式，手术过程是否顺利，术中有无输血及其量。

2. 康复状况

观察患者生命体征是否平稳，营养状况是否得以维持或改善，引流是否通畅，引流液的颜色、性质、量及切口愈合情况等。评估患者术后有无发生出血、切口感染、吻合口瘘、造口缺血坏死或狭窄及造口周围皮肤糜烂等并发症。

3. 心理-社会状况

了解行永久性人工肛门手术患者术后心理适应程度，能否与周围人群正常交往。术后患者生活能否自理，生活质量有无下降。

七、常见护理诊断/问题

1. 焦虑

与对癌症治疗缺乏信心及担心结肠造口影响生活、工作有关。

2. 营养失调：低于机体需要量

与癌肿慢性消耗、手术创伤、放化疗反应等有关。

3. 自我形象紊乱

与行肠造口后排便方式改变有关。

4. 知识缺乏

缺乏有关术前准备知识及结肠造口术后的护理知识。

5. 潜在并发症

切口感染、吻合口瘘、泌尿系统损伤及感染、造口并发症及肠粘连等。

八、护理目标

（1）患者未发生过度焦虑，或焦虑减轻。

（2）患者的营养状况得以维持或改善。

（3）患者能适应新的排便方式，并自我认可。

（4）患者能复述疾病相关知识，并能配合治疗和护理。

（5）患者术后未发生并发症，或并发症得到及时发现和处理。

九、护理措施

（一）术前护理

1. 心理护理

大肠癌患者往往对治疗存在许多顾虑，对疾病的康复缺乏信心。关心体贴患者，指导患者及其家属通过各种途径了解疾病的发生、发展及治疗护理方面的新进展，树立与疾病斗争的勇气及信心。需行肠造口者，术前通过图片、模型及电视录像等向患者解释造口的目的、部位、功能、术后可能出现的情况以及相应的处理方法；必要时，可介绍数位恢复良好、心理健康的术后患者与其交流，使其了解只要护理得当，肠造口并不会对其日常生活、工作造成太大影响，以消除其恐慌情绪，增强治疗疾病的信心，提高适应能力。同时争取家人与亲友的积极配合，从多方面给患者以关怀和心理支持。

2. 营养支持

术前补充高蛋白、高热量、高维生素、易于消化的营养丰富的少渣饮食，如鱼、瘦肉、乳制品等。必要时，少量多次输血、输清蛋白等，以纠正贫血和低蛋白血症。若患者出现明显脱水及急性肠梗阻，遵医嘱及早纠正机体水、电解质及酸碱失衡，提高其对手术的耐受性。

3. 肠道准备

充分的肠道准备可减少或避免术中污染、术后感染，预防吻合口瘘，增加手术的成功率。具体包括以下几方面。

（1）饮食准备：主要包括传统饮食准备和肠内营养准备。

①传统饮食准备：术前3日进少渣半流质饮食，如稀饭、蒸蛋；术前1~2日起进无渣流质饮食，并给予蓖麻油30 mL，每日上午1次，以减少、软化粪便。但具体应用时应视患者有无长期便秘史及肠道梗阻等进行调整。

②肠内营养：一般术前3日口服全营养素，每日4~6次，至术前12小时。此方法既可满足机体的营养需求，又可减少肠腔粪渣形成，同时有利于肠黏膜的增生、修复，保护肠道黏膜屏障，避免术后肠源性感染并发症。

（2）肠道清洁：一般于术前1日进行肠道清洁，目前临床多主张采用全肠道灌洗法，若患者年老体弱无法耐受或存在心、肾功能不全或灌洗不充分时，可考虑配合灌肠法，应洗至粪便清水样，肉眼无粪渣为止。

①导泻法。a. 高渗性导泻：常用制剂为甘露醇、硫酸镁、磷酸钠盐等。由于其在肠道中几乎不吸收，口服后使肠腔内渗透压升高，吸收肠壁水分，使肠内容物剧增，刺激肠蠕动增加，导致腹泻。使用过程中应注意甘露醇在天气寒冷时会结晶，使用温水充分溶解，且应注意甘露醇可被肠道中的细菌酵解，若冲洗不净，术中使用电刀时可能引起爆炸；硫酸镁味苦涩，易诱发呕吐，且需要口服液体量较甘露醇、磷酸钠盐多。此外，高渗性导泻可导致肠梗阻的患者出现急性肠穿孔，应注意观察患者是否出现腹痛、腹胀、恶心呕吐等，一旦发生立即停止口服液体，予禁食、胃肠减压、纠正水、电解质、酸碱失衡等，必要时做好急诊手术的准备。b. 等渗性导泻：临床常用复方聚乙二醇电解质散溶液。聚乙二醇是一种等渗、非吸收性、非爆炸性液体，通过分子中的氢键与肠腔内水分子结合，增加粪便含水量及灌洗液的渗透浓度，刺激小肠蠕动增加。c. 中药导泻：常用番泻叶泡茶饮用及口服蓖麻油，前者主要成分为含蒽甙类，有泻热导滞的作用。

②灌肠法：可用1%~2%肥皂水、磷酸钠灌肠剂及甘油灌肠剂等。其中肥皂水灌肠由于护理工作量大、效果差、易致肠黏膜充血等，已逐渐被其他方法取代。直肠癌肠腔狭窄者，灌肠时应在直肠指诊引导下（或直肠镜直视下），选用适宜管径的肛管，轻柔通过肠腔狭窄部位，切忌动作粗暴。高位直肠癌应避免采用高压灌肠，以防癌细胞扩散。

（3）口服肠道抗生素：多采用肠道不吸收药物，如新霉素、甲硝唑、庆大霉素等；同时由于控制饮食及服用肠道杀菌剂，维生素K的合成及吸收减少，需适当补充。

4. 肠造口腹部定位

定位要求：①根据手术方式及患者生活习惯选择造口位置；②患者自己能看清造口位置；③肠造口位于腹直肌内；④造口所在位置应避开瘢痕、皮肤凹陷、皱褶、皮肤慢性病变处、系腰带处及骨突处。确定方法：医师/造口治疗师选定造口位置后做好标记，用透明薄膜覆盖，嘱患者改变体位时观察预选位置是否满足上述要求，以便及时调整。

5. 阴道冲洗

女性患者为减少或避免术中污染、术后感染，尤其癌肿侵犯阴道后壁时，术前3日每晚需行阴道冲洗。

6. 术晨置胃管及导尿管

有梗阻症状的患者应及早放置胃管，减轻腹胀。术晨放置气囊导尿管，可维持膀胱排空，预防手术时损伤输尿管或膀胱及因直肠切除后膀胱后倾或骶神经损伤所致的尿潴留。

（二）术后护理

1. 病情观察

术后每半小时测量血压、脉搏、呼吸，测量4~6次，病情平稳后改为每小时1次；术后24小时病情平稳后延长间隔时间。

2. 体位

病情平稳者，可改半卧位，以利腹腔引流。

3. 饮食

注意补充高热量、高蛋白、低脂、维生素丰富的食品，应用肠内全营养。

（1）传统方法：术后早期禁食、胃肠减压，经静脉补充水、电解质及营养物质。术后48～72小时肛门排气或结肠造口开放后，若无腹胀、恶心、呕吐等不良反应，即可拔除胃管，经口进流质饮食，但早期切忌进食易引起胀气的食物；术后1周可进少渣半流质饮食，2周左右可进普食。

（2）肠内营养：目前大量研究表明，术后早期（约6小时）开始应用肠内全营养制剂可促进肠功能的恢复，维持并修复肠黏膜屏障，改善患者的营养状况，减少术后并发症。

4. 活动

术后早期，可鼓励患者在床上多翻身、活动四肢；2日后患者情况许可时，协助患者下床活动，以促进肠蠕动的恢复，减轻腹胀，避免肠粘连。活动时注意保护伤口，避免牵拉。

5. 引流管护理

主要采用留置导尿和腹腔引流。

（1）留置导尿管：注意保持尿道口清洁，并清洗会阴部。留置期间注意保持导尿管通畅；观察尿液性质，若出现脓尿、血尿等应及时处理。导尿管放置时间约为1～2周，拔管前先试行夹管，可每4～6小时或有尿意时开放，以训练膀胱舒缩功能，防止排尿功能障碍。拔管后若有排尿困难，可予热敷、诱导排尿、针灸、按摩等处理。

（2）腹腔引流管：保持腹腔引流管通畅，避免受压、扭曲、堵塞，观察并记录引流液的色、质、量。根据需要接负压装置，并根据引流液的性状调整压力大小，防止压力过大损伤局部组织，或负压过小导致渗血、渗液积。5～7日后，待引流液量少、色转清即可拔除引流管。保持引流管口周围皮肤清洁、干燥，定时更换敷料。

6. 肠造口护理

观察造瘘口肠黏膜的血液循环，注意有无肠段回缩、出血、坏死等。

（1）造口开放前护理：肠造口周围用凡士林纱条保护，一般术后3日予以拆除凡士林纱条，及时擦洗肠管分泌物、渗液等，更换敷料，避免感染。

（2）肠造口观察。①活力：正常肠造口颜色呈新鲜牛肉红色，表面光滑湿润。术后早期肠黏膜轻度水肿属正常现象，1周左右水肿消退。如果肠造口出现暗红色或淡紫色提示胃肠造口黏膜缺血；若局部或全部肠管变黑，则提示肠管缺血坏死。②高度：肠造口高度一般突出皮肤表面1～2 cm，利于排泄物排入造口袋内。③形状与大小：肠造口一般呈圆形或椭圆形，结肠造口比回肠造口直径大。

（3）指导结肠造口护理用品使用方法：常用的有人工肛门袋。

①常用的人工肛门袋：有一件式及两件式之分。一件式肛门袋的底盘与便袋合一，只需将底盘上的胶质贴面直接贴于皮肤上即可；其用法简单，但其反复撕脱的频率较高，易出现撕脱性皮炎，清洁不方便。两件式肛门袋的底盘与便袋分离，先将底盘固定于造口周围皮肤，再将便袋安装在底盘上；便袋可随时取下来清洗。此外，可通过防漏药膏，防臭粉等提高防漏、防臭效果。

②造口袋的正确使用与更换。一件式造口袋：a. 取下造口袋，动作轻柔，以免损伤皮肤。b. 清洁造口及周围皮肤，使用生理盐水或温水彻底清洗造口及周围皮肤，不用乙醇等消毒剂以免刺激造口黏膜，用清洁柔软的毛巾或纱布轻柔擦拭并抹干，同时观察造口颜色及周围皮肤情况。c. 裁剪造口袋底板，用造口测量板测量造口的大小、形状，在底板上裁剪合适大小的开口，造口底板孔径大于造口直径0.2 cm。d. 粘贴造口袋，撕去底板的粘贴保护纸，将造口袋底板平整地粘贴在造口周围皮肤上，用手均匀按压造口底板边缘各处，使其与皮肤贴合紧密。e. 扣好造口袋尾部袋夹。两件式造口袋：因其底板和袋子是分开的，因此在粘贴好造口袋底板后，将袋子沿着浮动环扣好于底板上，并确保连接紧密。两件造口袋便于清洁。

（4）饮食指导：①食进易消化的熟食，防止因饮食不洁导致细菌性肠炎等引起腹泻；②调节饮食，避免食用过多的粗纤维食物以及洋葱、大蒜、豆类、山芋等可产生刺激性气味或胀气的食物；③以高热量、高蛋白、丰富维生素的少渣食物为主，以使大便干燥成形；④少吃辛辣刺激食物，多饮水。

（5）预防造口及其周围常见并发症：大量出血时需缝扎止血，皮肤黏膜分离应该紧急处理。

①造口出血：多由于肠造口黏膜与皮肤连接处的毛细血管及小静脉出血或肠系膜小动脉未结扎或结扎线脱落所致。出血量少时可用棉球和纱布稍加压迫，出血较多时可用1%肾上腺素溶液浸湿的纱布压迫或用云南白药粉外敷。

②造口缺血坏死：多由于造口血运不良，张力过大引起。术后72小时内应严密观察造口肠段的血运并解除一切可能对造口产生压迫的因素。正常造口应为粉色，若色泽变暗、发黑，及时向医师汇报。

③皮肤黏膜分离：造成皮肤黏膜分离常见的原因为造口局部坏死、缝线脱落或缝合处感染，对于较浅分离，可给予溃疡粉后再用防漏膏阻隔后贴上造口袋，对于较深的分离，因渗液较多，多选用吸收性敷料如藻酸盐类敷料填塞后再贴上造口袋。

④结肠造口狭窄：术后由于瘢痕挛缩，可引起造口狭窄。可在造口处拆线愈合后，将示指、中指缓慢插入造口肠管，以扩张造口，每日1次。同时观察患者是否出现腹痛、腹胀、恶心、呕吐、停止排气、排便等肠梗阻症状。

⑤造口回缩：正常造口应突出体表，如肠管内陷，可能是造口肠段系膜牵拉回缩、造口感染等因素所致，需手术重建造口。

⑥造口脱垂：大多由于乙状结肠保留过长、肠段固定欠牢固、腹壁肌层开口过大、术后腹内压升高等因素引起。轻度脱垂，无须特殊处理；中度脱垂，可手法复位并用腹带稍加压包扎；重症者需手术处理。

⑦粪水性皮炎：多由于造口位置差难贴造口袋、自我护理时底板开口裁剪过大等导致粪便长时间刺激皮肤所致。针对患者情况，指导患者使用合适的造口用品及正确护理造口。

⑧造口旁疝：主要原因为造口位于腹直肌外或腹部肌肉力量薄弱及持续腹压增高等，护理上指导患者避免增加腹压，如避免提举重物、治疗慢性咳嗽、停止结肠灌洗，并佩戴特制的疝气带，旁疝严重者需行手术修补。

（6）帮助患者接纳并主动参与造口的护理：虽然多数患者对造口已有一定的认识和思想准备，但在术后真实面对造口时仍会表现出悲哀、绝望的消极情绪。因此术后应鼓励和帮助患者尽快适应。①与患者热情交谈，鼓励患者说出内心的真实感受，及时发现其消极情绪反应，针对性地解决。可通过组织讲座、定期举办病友联谊会等方式，让患者及家属多与相同病种的患者或志愿者交流，以排解其孤立、无助感，促使其以积极乐观的态度面对造口。②在进行换药、更换人工肛门袋等护理操作前，应予屏风适当遮挡，以维护患者的尊严，尊重其隐私。③在进行造口护理时，可鼓励患者家属在床边协助，以消除其厌恶情绪。④正确引导患者，确立其自信心，与患者及家属共同讨论进行造口自理时可能出现的问题及解决方法，并适时予以鼓励，促使其逐步获得独立护理造口的能力。⑤当患者及家属熟练掌握造口自理技术后，进一步引导其达到自我认可，以逐渐恢复正常生活，参加适量的运动和社交活动。但应注意掌握活动强度，避免过度增加腹压而致造口脱垂或造口旁疝。⑥避免频繁更换肛门袋影响日常生活、工作。

7. 预防和处理术后并发症

切口感染和吻合口瘘是术后常见的并发症，应积极预防和及时处理。

（1）切口感染：有肠造口者，术后2~3日内取造口侧卧位，腹壁切口与造瘘口间用塑料薄膜隔开，及时更换渗湿的敷料，避免造口肠管的排泄物污染腹壁切口，并密切观察切口有无充血、水肿、剧烈疼痛及生命体征的变化；对会阴部切口，可于术后4~7日以1:5 000高锰酸钾温水坐浴，2次/日；预防性应用抗生素。合理安排换药顺序，先腹部伤口后会阴部伤口；若发生感染，则开放伤口，彻底引流，应用抗生素。

(2) 吻合口瘘：术中误伤、吻合口缝合过紧影响血供、术前肠道准备不充分、患者营养状况不良、术后护理不当等都可导致吻合口瘘。为避免刺激手术伤口，影响愈合，术后7～10日内切忌灌肠。术后严密观察患者有无吻合口瘘的表现，如突起腹痛或腹痛加重，部分患者可有明显腹膜炎体征，甚至能触及腹部包块，若留置有吻合口引流管者可观察到引流出略浑浊液体。一旦发生，应禁食、胃肠减压，行盆腔持续滴注、负压吸引，同时给予肠外营养支持。必要时做好急诊手术的准备。

（三）健康教育

1. 社区宣教

①建议定期进行粪便潜血试验、乙状结肠镜检、纤维结肠镜检等检查，做到早诊断，早治疗；②警惕家族性腺瘤性息肉病及遗传性非息肉病性结肠癌；③积极预防和治疗结直肠的各种慢性炎症及癌前病变，如结直肠息肉、腺瘤、溃疡性结肠炎、克罗恩病等；④注意饮食及个人卫生，预防和治疗血吸虫病；⑤多进食新鲜蔬菜、水果等高纤维、高维生素饮食，减少食物中动物性脂肪摄入量。

2. 饮食调整

根据患者情况调节饮食，保肛手术者应多吃新鲜蔬菜、水果，多饮水，避免高脂肪及辛辣、刺激性食物；行肠造口者则需注意控制过多粗纤维食物，及过稀、可致胀气的食物。

3. 活动

参加适度的体育锻炼，生活规律，保持心情舒畅。避免自我封闭，应尽可能地融入正常的生活、工作和社交活动中。有条件者，可参加造口患者联谊会，学习交流彼此的经验和体会，重拾自信。

4. 指导患者正确进行结肠造口灌洗

其目的是洗出肠内积气、粪便，养成定时排便习惯。连接好灌洗装置，在集水袋内装入500～1 000 mL约37～40℃温水，经灌洗管道缓慢灌入造口内，灌洗时间约10分钟左右。灌洗液完全注入后，在体内尽可能保留10～20分钟，再开放灌洗袋，排空肠内容物。灌洗期间注意观察，若感腹部膨胀或腹痛时，放慢灌洗速度或暂停灌洗。灌洗间隔时间可每日1次或每2日1次，时间应相对固定。定时结肠灌洗可以训练有规律的肠道蠕动，使两次灌洗之间无粪便排出，从而达到人为控制排便，养成类似于常人的习惯性排便行为。

5. 复查

每3～6个月定期门诊复查。行永久性结肠造口患者，若发现腹痛、腹胀、排便困难等造口狭窄征象时应及时到医院就诊；行化学治疗、放射治疗患者，定期检查血常规，出现白细胞和血小板计数明显减少时，遵医嘱及时暂停化学治疗、放射治疗。

十、护理评价

通过治疗与护理，患者是否：①情绪稳定，食欲、睡眠未受影响；②营养状况得以维持或改善；③正视造口，与他人正常交往，对今后的工作、生活充满信心，能有效自我调节不良情绪反应；④通过有效途径获取疾病相关知识，积极主动配合治疗护理工作；⑤未发生术后并发症或并发症得到及时发现和处理。

第八章 骨科疾病的护理

第一节 常见骨科疾病概论

骨的完整性破坏或连续性中断称为骨折（fracture）。

一、护理评估

1. 病因

（1）直接暴力：暴力直接作用的部位发生骨折。例如小腿被重物直接撞击后，胫腓骨骨干在被撞击的部位发生骨折。

（2）间接暴力：外力通过传导、杠杆、旋转作用使受力部位远处骨折，例如滑倒时手掌撑地，外力经传导而发生的桡骨远端骨折、肱骨髁上骨折。

（3）肌肉牵拉：肌肉突然强烈收缩，造成肌肉附着点撕脱性骨折。如运动员骤然屈膝，由于肌肉突然猛烈收缩，可发生髌骨骨折；上肢进行过猛的投掷动作可造成肱骨内上髁骨折。

（4）骨骼病变：在原有骨病的基础上，因轻微的外力，或在正常活动中发生的骨折，这种骨折称病理性骨折。如骨髓炎、骨肿瘤、骨结核、严重骨质疏松症等病变骨骼并发的骨折。

（5）积累劳损：长期、反复、轻微的直接或间接外力集中作用于骨骼的某一点上使之发生骨折，称为疲劳骨折。例如长距离行军或长跑运动后发生第2趾骨及腓骨干下1/3的疲劳性骨折。骨折无移位，但愈合慢。

2. 骨折分类

（1）根据骨折是否与外界相通分类。①闭合性骨折：骨折处皮肤或黏膜完整，骨折端与外界不相通。②开放性骨折：骨折附近的皮肤或黏膜破损，骨折端与外界相通，如合并膀胱或尿道破裂的骨盆耻骨骨折，合并直肠破裂的尾骨骨折，胫骨骨折端刺破皮肤。

（2）根据骨折断裂的程度分类。①不完全骨折：骨的连续性或完整性仅有部分中断。裂纹骨折：骨折像瓷器上的裂纹，无位移，多见于颅骨、髂骨等处的骨折。青枝骨折：骨折与青嫩的树枝被折时的情形相似，多见于儿童，因儿童的骨质较柔韧，不易完全断裂。骨膜下骨折：多见于儿童，骨膜未破，位移不明显，愈合快。②完全性骨折：骨的连续性或完整性全部中断，管状骨多见。根据X线片骨折线的走向不同可分为以下几种类型：横断骨折、斜形骨折、螺旋骨折、粉碎骨折、嵌插骨折、骨骺分离、压缩骨折、凹陷骨折。

（3）根据骨折的稳定程度分类。①稳定骨折：复位固定后不易再移位的骨折，如横断骨折、有锯齿状的短斜骨折。②不稳定骨折：复位固定后骨折断端仍然容易再移位。如断面呈螺旋形、长斜形、粉碎形以及周围肌肉丰厚的股骨干骨折。

3. 骨折段的移位

大多数骨折的骨折段均有不同程度的移位。常见有以下五种移位，并且常常几种移位同时存在（图8-1）。

（1）成角移位：两骨折段的纵轴线交叉成角，角顶的凸向即为成角方向，有向前、向后、向内或向外成角。

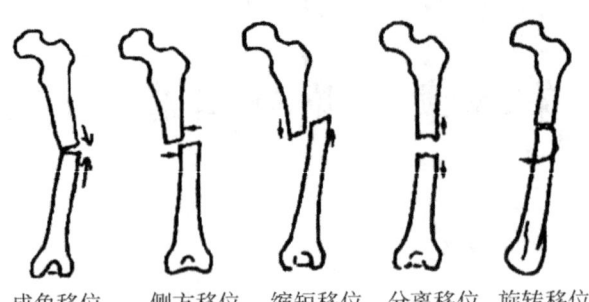

成角移位　侧方移位　缩短移位　分离移位　旋转移位

图 8-1　骨折移位方向

（2）侧方移位：一般以近侧骨折端为基准，以远侧骨折端的移位方向确定为向前、向后、向内或向外侧方移位。

（3）缩短移位：两骨折段互相重叠或嵌插，使其缩短。

（4）分离移位：两骨折段在同一纵轴上互相分离，形成间隙。

（5）旋转移位：远侧骨折段围绕骨的纵轴发生旋转。

4. 身体状况

（1）全身表现：一般的骨折，无明显全身表现，但严重骨折及骨折合并重要器官损伤时，会导致全身病理改变，患者出现全身症状。①休克：常见于多发性骨折、股骨骨折、骨盆骨折、脊柱骨折和严重的开放性骨折，患者常因大量出血（出血量大者可达 2 000 mL）、剧烈疼痛或并发内脏损伤引起。②体温：一般骨折后体温正常，但有些骨折如骨盆骨折、股骨干骨折常伴有大量内出血，当血肿吸收时，体温可略升高，通常不超过 38℃。开放性骨折患者体温升高主要为感染所致。

（2）局部症状与体征。①骨折的特殊体征。a. 畸形：由于外力作用、肌腱牵拉和地心吸引力作用可使骨折端发生各种畸形，如成角畸形、侧方错位畸形、重叠畸形、旋转畸形。b. 反常活动：在肢体没有关节的部位，出现不正常的假关节样活动。c. 骨擦音或骨擦感：骨折后，两骨折端相互摩擦时可产生骨擦音或骨擦感。此为完全骨折特征之一。但不应主动地确定此症的有无，以免增加患者疼痛和组织的损伤。以上三种体征只要发现其中之一，即可确诊。但未见此三种体征时，也可能有骨折，例如嵌插骨折、裂缝骨折。②骨折的一般症状与体征。a. 疼痛与压痛：骨折处均感疼痛，在移动患肢时疼痛加剧。叩诊时，骨折处有局限性压痛。例如骨盆骨折时，用两手轻轻挤压两髂骨翼，可在骨折处引起疼痛。b. 局部肿胀与瘀斑：骨折时，骨髓、骨膜及周围软组织内的血管破裂出血。软组织亦因受伤而发生水肿，患肢显著肿胀，皮肤可发亮，出现张力性水疱。严重时可阻碍静脉回流，使骨筋膜压力增高，甚至可阻碍动脉血液循环。骨折位置浅表或出血较多时，血肿可透过撕裂的肌膜及深筋膜渗到皮下，使骨折周围皮肤出现青紫瘀斑。c. 功能障碍：骨折后由于肢体内部支架的断裂和疼痛，使肢体丧失部分或全部活动功能。但嵌插、裂缝骨折对活动功能影响较小，仍可有部分活动功能。以上三项可见于新鲜骨折，也可见于软组织损伤及炎症。但有些骨折仅有这些临床表现，初次检查患者时应常规进行 X 线拍片，以便确诊。

（3）骨折辅助检查。①X 线检查：骨折的诊断主要依靠病史及体征，但 X 线检查能进一步明确骨折端的形态及移位情况，对治疗及护理有重要的指导意义。X 线摄片检查还能够显示临床检查中难以发现的一些情况，如不完全骨折、体内深部骨折、脱位时伴有小骨片或撕脱性骨折等。X 线摄片检查时必须包括正、侧位片，并必须包括邻近关节，有时还要加摄特定位置或健侧相应部位的对比 X 线片。②CT 扫描：X 线摄片检查是骨折不可缺少的重要检查，但由于其局限性，有些部位的损伤普通 X 线片难以确诊，需要 CT 和 MRI 的检查才能明确骨折的具体情况。例如脊柱骨折通过 MRI 或 CT 检查可明确脊髓损伤、骨块移位情况；CT 检查可以明确髋臼骨折的骨折块移位情况。

5. 疾病的心理社会反应

骨折多为意外伤害，突如其来的创伤会使患者情绪剧烈变化，表现为精神紧张或惊恐不安。由于长时间的治疗休养会使患者从盲目的乐观转为疑虑、烦躁、精神萎靡，甚至怨天尤人不配合治疗。当肢体发生暂时性或永久性功能丧失时，患者易有悲观失望、孤独厌世，甚至轻生的心理变化。

6. 骨折的并发症

（1）早期并发症及合并伤。①休克：多属于创伤性休克，是严重创伤、骨折引起的大出血或重要器官损伤所致。②血管损伤：肱骨髁上骨折可能伤及肱动脉，应检查伤肢桡动脉的搏动。胫骨平台骨折可能伤及腘动脉，应检查伤肢足背动脉搏动。③周围神经损伤：较多见的有上肢骨折，可能损伤桡神经、正中神经和尺神经。腓骨小头和股骨颈骨折时，跨越腓骨颈部的腓总神经常同时受损。④脊髓损伤：多发生在颈段和胸、腰段脊柱骨折和（或）脱位时，形成损伤平面以下的截瘫。⑤内脏损伤：肋骨骨折可并发肺实质损伤，引起血胸或血气胸；下胸部的肋骨骨折可并发肝脾破裂；骨盆骨折可并发后尿道损伤。⑥脂肪栓塞综合征：为骨折特有的并发症。这种骨折的并发症往往在损伤后 24～48 h 内表现出来，大约发生于 45% 的多发性骨折病例，占死亡原因的 11% 以上。主要发生于成人，是由于骨折处髓腔内血肿张力过大，骨髓被破坏，脂肪滴进入破裂的静脉窦内，可引起肺、脑脂肪栓塞。⑦骨筋膜室综合征：即由骨、骨间膜、肌间隔和深筋膜形成的骨筋膜室内的肌肉和神经因急性缺血而产生的一系列早期症状和体征。最常发生于小腿和前臂掌侧，常有创伤骨折的血肿和组织水肿使其室内容物体积增加，或外包扎过紧、局部压迫使骨筋膜室容积减小而导致骨筋膜室内压力增高所致。发展很快，急剧恶化，直至坏疽。本综合征主要是指缺血的早期。

（2）晚期并发症。①坠积性肺炎：一般易发生于长期卧床患者，尤以股骨颈骨折的老年人更甚，可危及患者生命。应鼓励患者功能锻炼，尽早下床活动。②压疮：常发生于截瘫和严重外伤的患者，长期卧床，若护理不周，骨隆起处如骶骨部、股骨大粗隆部、足后跟等长期受压，局部软组织发生血液供应障碍，易形成溃疡。而且发生后难以愈合，常成为全身感染的来源。③下肢深静脉血栓形成：多见于骨盆骨折或下肢骨折。④感染：开放性骨折有发生化脓性感染和厌氧性感染的可能。细菌感染后一般 18～24 h 即可观察到其生长繁殖。也有生长缓慢的细菌数日或数周后才生长繁殖。⑤创伤性关节炎：关节内骨折，关节面遭到破坏，又未能准确复位，骨愈合后使关节面不平整，长期磨损易引起创伤性关节炎，致使关节活动时出现疼痛。⑥缺血性骨坏死：骨折发生后，骨折段的血液供应被切断而致坏死时，称缺血性骨坏死。常见的骨折有股骨颈骨折、腕舟状骨骨折。⑦泌尿系感染、结石：脊柱骨折伴截瘫患者因尿潴留或导尿可引起泌尿系感染，患者长期卧床、尿路感染等均可诱发尿路结石。⑧缺血性肌挛缩：是骨折最严重的并发症之一，是骨筋膜室综合征处理不当的严重后果。它可由骨折和软组织损伤直接所致，更常见的是骨折处理不当所造成，特别是外固定过紧。提高对骨筋膜室综合征的认识并及时正确处理是防止缺血性肌挛缩发生的关键。一旦发生则难以治疗，效果极差，常致严重残废，典型的畸形是爪形手。⑨骨化性肌炎：关节附近的骨折，骨膜剥离后，形成骨膜下血肿。若处理不当，血肿较大，经机化、骨化后，在关节附近的软组织内可有广泛的骨化，影响关节活动功能。⑩关节僵硬：即指患肢长时间固定，静脉和淋巴回流不畅，关节周围组织中浆液纤维性渗出和纤维蛋白沉积，发生纤维粘连，并伴有关节囊和周围肌肉挛缩，致使关节活动障碍。这是骨折和关节损伤最为常见的并发症。及时拆除固定和积极进行功能锻炼是预防和治疗关节僵硬的有效方法。

7. 骨折的愈合过程

（1）血肿机化演进期：骨折致髓腔、骨膜下及周围组织血管破裂出血，在骨折部位形成血肿，骨折端由于血液循环中断，逐渐发生几毫米的骨质坏死。伤后 6～8 h 骨折断端的血肿开始凝结成血块，与局部坏死组织引起无菌性炎性反应。随着纤维蛋白渗出，毛细血管增生，成纤维细胞、吞噬细胞侵入，逐步清除机化的血肿，形成肉芽组织并进而演变转化为纤维结缔组织，使骨折两断端连接在一起，称为纤维连接，这一过程约在骨折后 2～3 周完成。同时，骨折断端附近骨外膜内层的成骨细胞增殖分化，形成与骨干平行的骨样组织，并逐渐向骨折处延伸。骨内膜也发生同样的变化，但出现较晚。

（2）原始骨痂形成期：内、外骨膜内层的成骨细胞开始增殖、分化，形成骨样组织，逐渐钙化形成新的网状骨（即膜内化骨），两者紧贴在断端骨皮质内、外面，逐渐向骨折处会合，形成两个梭形骨痂，将两断端的骨密质和其间由血肿机化来的纤维组织夹在中间，形成内骨痂和外骨痂。骨折端及髓腔内的纤维组织亦逐渐转化为软骨组织并随着软骨细胞的增生、钙化而骨化，称为软骨内化骨，在骨折处形成环状骨痂和髓腔内骨痂。两部分骨痂会合后，不断钙化加强，当其能达到抵抗肌收缩力、剪力和旋转力时，则说明骨折已达到临床愈合。此阶段一般需 4～8 周。X 线片上可见骨折周围有梭形骨痂阴影，骨折线仍隐约可见。

（3）骨痂改造塑形期：原始骨痂由排列不规则的骨小梁组成，尚欠牢固。随着肢体的活动和负重，在应力轴线上的骨痂不断得到加强和改造；在应力线以外的骨痂逐步被清除，使原始骨痂逐渐被改造为永久骨痂。此为骨性愈合期，此期约需 8～12 周，但完成塑形需要相当长的时间。

8. 骨折临床愈合标准

（1）局部无压痛及纵向叩击痛。

（2）局部无反常活动。

（3）X 线片显示骨折线模糊，有连续骨痂通过骨折线。

（4）外固定解除后伤肢能满足以下要求：上肢能向前平举 1 kg 重量达 1 min；下肢能不扶拐在平地连续步行 3 min，且不少于 30 步。

（5）连续观察两周骨折处不变形：从观察开始之日起倒算到最后一次复位的日期，其所历时间为临床愈合所需时间。（2）、（4）两项的测定必须慎重，可先练习数日，然后测定，以不损伤骨痂发生再骨折为原则。

9. 影响骨折愈合因素

（1）全身因素：骨折愈合与年龄及健康状况有关。婴幼儿生长发育迅速，骨折愈合较成人快。如患营养不良、糖尿病、钙磷代谢紊乱、恶性肿瘤等疾病均可使骨折愈合延迟。

（2）局部因素。①骨折的类型和数量：螺旋形和斜形骨折，断端接触面大，愈合快。横形骨折断端接触面小，愈合较慢。多发骨折或一骨多段，愈合较慢。②骨折部的血液供应：这是决定骨折愈合快慢的重要因素。骨折部血液供应好，骨折愈合快，反之，则愈合慢，甚至不愈合。③软组织损伤：骨折断端周围的软组织损伤严重时，破坏了血液供应，骨折端的血供进一步减少，从而影响骨折的愈合。④感染：开放性骨折若发生感染，可导致化脓性骨髓炎，如有死骨形成及软组织坏死，则影响骨折愈合。⑤软组织嵌入：两骨折端之间若有肌、肌腱、骨膜等嵌入，则骨折难以愈合甚至不愈合。

（3）治疗方法不当：反复多次的手法复位、切开复位可损伤局部软组织和骨外膜，则影响骨折的愈合；过度牵引、固定不适当的功能锻炼可造成骨折段分离移位，干扰骨痂的生长，不利于骨折愈合；开放性骨折清创不当，若摘除过多的碎骨片，可导致骨缺损，影响骨折愈合。

10. 骨折的急救处理

骨折急救的目的：用简单而有效的方法抢救生命、保护患肢，使患者能安全而迅速地运送至附近医院，以便获得妥善的治疗。

（1）抢救生命：凡可疑有骨折的患者，均应按骨折处理。一切动作要谨慎、轻柔、稳妥。首先抢救生命，如患者处于休克状态，应以抗休克治疗为首要任务，注意保暖，有条件时应立即输血、输液。对有颅脑复合伤而处于昏迷中的患者，应注意保持呼吸道通畅。

（2）创口包扎：开放性骨折创口多有出血，用绷带加压包扎后即可止血。如现场没有无菌敷料，可采用当场所能得到的最清洁的布类包扎。在有大血管出血时，可用止血带止血，应记录开始的时间。若骨折端已戳出创口，并已污染，但未压迫血管神经时，不应立即复位，以免将污物带进创口深处，可待清创术后，再行复位。若在包扎创口时骨折端已自行滑回创口内，则务必向负责医师说明。

（3）妥善固定：是骨折急救处理时的重要措施，急救固定的目的是避免在搬运时加重软组织、血管、神经或内脏等的损伤；避免骨折端活动，减轻患者痛苦；便于运送。

若备有特制的夹板，最为妥善。否则应就地取材，如树枝、木棍、木板等，都适于作外固定之用。若一无所有，也可将受伤的上肢绑在胸部，将下肢同健侧一起捆绑固定。

（4）迅速运送：四肢骨折经固定后，可用普通担架运送，脊柱骨折患者必须平卧于硬板上，运送时迅速、平稳。运送途中仍应注意全身情况及创口有无继续出血。如有上述情况，应及时处理。

11. 治疗与效果

骨折治疗的基本原则。

（1）复位：将移位的骨折端恢复正常或接近正常的解剖关系，重建骨骼的支架作用。复位是治疗骨折的首要步骤，也是骨折固定和功能锻炼的基础。早期正确的复位，是骨折愈合的必要条件。复位标准如下。①解剖复位：骨折端通过复位，恢复正常解剖关系，对位、对线完全良好称为解剖复位。解剖复位是骨折固定和功能锻炼的良好基础，可使骨折愈合获得满意的生理功能，但不可片面追求解剖复位。②功能复位：由于各种原因，未能达到解剖复位，但骨折愈合后对肢体功能无明显影响者称为功能复位。

（2）固定：由于大多数的骨折都伴有不同程度的移位，而复位后的骨折还有再移位的趋势，加之骨折的愈合需要较长时间，都要求骨折复位后必须进行合理的固定。良好的固定是骨折愈合的关键，骨折固定的种类可分为外固定和内固定两类。

（3）功能锻炼：功能锻炼是骨折治疗的重要组成部分，是促进骨折愈合防止并发症和及早恢复患肢功能的重要条件。在医务人员的指导下，充分发挥患者的积极性，遵循动静结合、整体和局部结合、主动和被动结合、阶段性和持续性结合的原则，尽早进行功能锻炼及其他康复治疗。

骨折早期：一般是伤后1～2周内。由于患肢常肿胀、疼痛，且骨折容易再移位，此期功能锻炼的目的是促进患肢血液循环，消除肿胀，防止肌萎缩。其主要形式是患肢肌做舒缩活动，骨折部上下关节暂不活动，而身体其他各关节均应进行功能锻炼。

骨折中期：一般指骨折2周以后，肿胀基本消退，局部疼痛缓解的一段时间。由于骨折端已纤维连接，日趋稳定，在医护人员的帮助下或借助于功能康复器逐步活动骨折处的上下关节。动作要缓慢轻柔，逐渐增加活动次数、运动幅度和力量。

骨折后期：骨折已达临床愈合标准，内外固定已拆除。功能锻炼的主要形式是加强患肢关节的主动活动，消除肢体肿胀和关节僵硬，并辅以各种物理和药物治疗，以尽快恢复各关节正常活动范围和肌力。

二、护理诊断及合作性问题

（1）如厕、卫生、进食自理障碍：与骨折、卧床有关。

（2）焦虑：与担心预后有关。

（3）疼痛：与骨折及软组织损伤有关。

（4）便秘：与卧床、不能活动有关。

（5）有皮肤完整性受损的危险：与石膏、夹板、固定带固定或长期卧床有关。

（6）潜在并发症：感染、关节僵硬、周围神经血管功能障碍等。

（7）有失用综合征的危险：与患肢制动有关。

（8）体液不足：与创伤后出血、创面大量渗血有关。

（9）知识缺乏：缺乏骨折后预防并发症和康复锻炼的相关知识。

三、护理目标

（1）如厕、卫生、进食能自理。

（2）患者情绪稳定，能正视疾病带来的各种不适。

（3）疼痛减轻或消失。

（4）无便秘现象。

（5）皮肤保持完好。

（6）无感染、关节僵硬、周围神经、血管功能障碍等并发症。

（7）患肢功能预期康复。
（8）患者水、电解质保持平衡，生命体征稳定。
（9）患者能复述骨折后预防并发症和康复锻炼的相关知识。

四、护理措施

1. 提供心理社会支持

护士要多与患者沟通，了解患者的思想情绪活动，有的放矢地进行思想工作和心理护理。护士在患者面前要从容镇定、态度和蔼，护理操作要轻柔、认真、熟练，积极向患者报告成功的病例及病情好转的佳音，不谈有损患者情绪的话，使患者树立治疗疾病的信心和勇气。

2. 疼痛的观察和护理

（1）除创伤、骨折引起患者疼痛以外，固定不满意、创口感染、组织受压缺血也会引起疼痛，由于疼痛的原因、性质不同，处理也不同，因此应加强临床观察，不要盲目地给予止痛剂。

（2）针对引起疼痛的不同原因对症处理。创伤、骨折伤员在现场急救时给予临时固定，以减轻转运途中的疼痛；发现感染时及时通知医生处理创口，开放引流，并应用有效抗生素；缺血性疼痛须及时解除压迫，松解外固定。如已发生压疮应及时行压疮护理；如发生骨筋膜室综合征需及时手术，彻底切开减压。

（3）对疼痛严重而诊断已明确者，在局部对症处理前可遵医嘱应用吗啡、杜冷丁、强痛定等镇痛药物，以减轻患者的痛苦；疼痛轻者可分散或转移患者的注意力，冷敷、按摩、热敷等也能起到镇痛的作用。

（4）在进行护理操作时动作要轻柔、准确，防止粗暴剧烈，如移动患者时，应先取得患者配合，在移动过程中，对损伤部位重点扶托保护，缓慢移至舒适体位，争取一次性完成以免引起和加重患者疼痛。

3. 生活护理

多给予患者生活上的照顾，满足患者的基本生活需要，如帮助患者饮水、进食、排便、翻身、读书，直至能生活自理。

4. 积极预防并发症

（1）对长期卧床的患者，定时给予翻身拍背，按摩骨隆突处，并鼓励患者咳嗽咳痰，防止压疮及坠积性肺炎的发生。

（2）适当抬高患肢，以利静脉回流，防止或减轻患肢肿胀。

（3）骨折或软组织损伤后伤肢局部发生反应性水肿、骨折局部内出血、感染、血循环障碍等也会造成伤肢不同程度的肿胀，应迅速查明引起肿胀的原因，及时对症处理。

（4）对于夹板、石膏等外固定物过紧，引起患肢肿胀伴有血液循环障碍，应及时松解，并观察有无神经损伤；严重肿胀时，要警惕骨筋膜室综合征发生，及时通知医生做相应处理。

5. 满足营养需要

（1）建立规律的生活习惯，定时进餐，并根据患者的口味适当调整饮食，尽可能在患者喜欢的基础上调整营养结构，保证营养的供给。

（2）给予合理饮食，鼓励患者进食清淡、高蛋白、高热量、高维生素、含粗纤维多的食物，避免进食牛奶、糖等易产气的食物，注意多饮水，防止便秘。

6. 功能锻炼

在病情许可的情况下，尽早鼓励患者进行伤肢的功能锻炼，锻炼应循序渐进，活动范围从小到大，次数由少到多，时间由短至长，强度由弱至强，以防止关节僵直，肌肉失用性萎缩。与患者共同制定锻炼计划，并在治疗过程中，根据患者的全身情况、骨折愈合程度、功能锻炼后的反应等不断地修改计划。

五、效果评价

（1）患者如厕、卫生、进食能否自理。
（2）患者的焦虑情绪是否缓解或消失。
（3）患者主诉疼痛有无缓解或减轻。
（4）患者有无便秘。
（5）患者皮肤是否完整，有无压疮发生。
（6）患者有无感染、关节僵硬、周围神经、血管功能障碍等并发症。
（7）患者能否正常活动。
（8）患者的水、电解质平衡状况，生命体征是否稳定。
（9）患者能否复述骨折后预防并发症和康复锻炼的相关知识。

六、健康教育

（1）营养指导，调整膳食结构，保证营养素的供给。
（2）功能锻炼，指导患者有计划和正确地进行功能锻炼。
（3）随访，遵医嘱定期复查，评估功能恢复情况。

第二节　骨科常用护理技术

一、翻身

协助患者翻身是护士的基本功，因此，掌握正确的翻身方法至关重要。翻身总的原则是保证患者舒适、安全，被压迫的部位能得到减轻或改善，避免压疮的发生。如何在翻身时既可预防压疮发生又使患者感觉舒适、无痛或疼痛减轻，这是骨科护理的重点之一，也是最能体现人性化关怀的一面。

（一）翻身方法

（1）四肢骨折患者翻身。①协助患者翻身：一人站在患者翻身部位的对侧，一手扶住肩膀，一手扶住腰部，另一人站在床尾，抓住患肢稍做牵引，随着身体的翻转而同步转动患肢，并臀下垫软枕，每 1 次 /2 h。②指导患者翻身：指导患者如何利用肩膀、腹肌及健肢进行翻转身体和抬高臀部动作。首先，健肢屈曲，用力蹬床，一手扶住床栏，侧转身体。其次，指导其用两侧肩膀及健肢三点一线，辅以腹肌用力使腰背及臀部抬高，并用双手掌轻托髋部，手指平伸轻揉臀部及骶尾部，从而提高自护能力，避免臀部长期受压，促进血液循环。

（2）昏迷、瘫痪及各种原因不能起床的患者翻身：患者仰卧，一手放于腹部，另一手（侧卧方向的手）上臂平放外展与身体成 45° 角，前臂屈曲放于枕旁，护士站立于床旁一侧，轻轻将患者推向对侧，使患者背向护士。

（3）脊柱骨折患者的翻身方法：保持受伤的局部固定，不弯曲、不扭转。例如，给一个伤在胸腰椎的患者翻身时，要用手扶着患者的肩部和髋部同时翻动。如伤在颈椎，则须保持头部和肩部同时翻动，以保持颈部固定不动。患者自己翻身时，也要掌握这个原则，其方法是：挺直腰背部再翻动，以绷紧背肌，使形成天然的内固定夹板，不要上身和下身分别翻转。伤在颈椎的患者，也不可以随意低头、仰头或向左右扭转。对于脊柱骨折患者不可随便使用枕头。

（4）髋部人工假体置换术后翻身方法：患者术后 1～3 d 最好采取两人翻身方法。护士分别站在患者患侧的床边，先将患者的双手放在胸前，让患者屈曲健侧膝关节。一人双手分别放至患者的肩和腰部，另一人将双手分别放至患者的臀部和患肢膝部，并让患者的健侧下肢配合用力，同时将身体抬起移向患侧床沿。然后让患者稍屈曲健侧膝关节，在两膝间放置 2～3 个枕头，高度以患者双侧髂前上棘之间距离再加 5 cm，操作者一人双手再分别放至患者的肩和腰部，另一人双手分别放至臀部和患肢膝部，同时将患者翻向健侧,将患肢置于两膝间的枕头上。保持患肢呈外展15°～20°,屈髋10°～20°,屈膝45°,然后在患者的背部垫一软枕,胸前放一软枕置上肢,注意保持患者的舒适。

(二)护理注意事项

(1)心理护理:承认患者翻身的痛苦,耐心倾听,提出解决痛苦的方式。了解他们的心理动态,坦承翻身的痛苦,拉近与患者间的距离,增加亲切感。其次,让患者了解不翻身的危害,并告知如何翻身可避免疼痛,让其接受帮助,并掌握方法,待其感到接受帮助后确实能有效地减轻疼痛时,便能对护士产生信任感,从而消除敌视及恐惧心理。

(2)鼓励患者尽量自主活动,调动患者的主观能动性和潜在能力,配合患者的文化需求,调动患者的参与意识,使患者积极配合疾病的治疗、护理,做一些力所能及的自护。

(3)下肢牵引的患者在翻身时不可放松牵引,石膏固定术的患者翻身后应注意将该肢体放于适当功能位置,观察患肢的血运,避免石膏受压断裂。

(4)若患者身上带有多种导管,应先将各种导管安置妥当,翻身后注意检查各导管是否扭曲脱落,保持各引流管的通畅。

(5)若伤口敷料已脱落或已被分泌物浸湿,应先换药后再翻身。翻身时避免推、拉、拖等动作,以免皮肤受损。

(6)注意记录患者翻身前后各项生理指标的变化(血压、心率、呼吸次数、血氧饱和度等)及患者翻身过程中各项主观感觉指标的变化。

(7)在翻身工作中,正确应用人体力学原理,使患者身体各部分保持平衡,保证患者有舒适和稳定的卧位,预防拮抗的肌肉长期过度伸张或挛缩,提高患者的安全性。护士如能在工作中掌握身体平衡,使用最小的能量,发挥最大的效能,减轻疲劳,提高工作效率,则具有重大意义。

二、牵引术及牵引患者的护理

牵引(traction)是利用力学作用原理对组织或骨骼进行牵引,是治疗脱位的关节或错位的骨折及矫正畸形的医疗措施。牵引患者的护理工作是疾病得以治疗的重要手段。

(一)牵引的目的和作用

牵引在治疗骨与关节损伤中占有重要的地位,骨科临床应用广泛。牵引对脱位的关节或错位的骨折既有复位作用又有固定作用,可以稳定骨折断端,减轻关节面所承受的压力,缓解疼痛和促进骨折愈合,保持功能位,便于关节活动,防止肌肉萎缩,矫正畸形。

(二)牵引的种类

1. 皮肤牵引(skin traction)

借助胶布贴于伤肢皮肤上或用泡沫塑料布包压伤肢皮肤,利用肌肉在骨骼上的附着点,牵引力传递到骨骼,故又称间接牵引。

皮牵引的特点是操作简便,不需穿入骨组织,为无创性;缺点是不能承受过大拉力,重量一般不超过5 kg,否则容易把胶布拉脱而不能达到治疗的目的;应用较局限,适用于少儿或老年患者;牵引时间不能过久,一般为2～4周。

(1)胶布牵引:多用于四肢牵引。贴胶布前,皮肤要用肥皂、清水洗净。皮脂要用乙醚擦拭,因皮肤上有皮脂、汗水或污垢者,都能影响胶布的黏着力。目前,国内对成年人,一般都剃毛。对于小儿患者,则一般不剃毛。胶布的宽度以患肢最细部位周径的1/2为宜。胶布粘贴范围以下肢为例,大腿牵引起自大腿中上1/3的内外侧,小腿牵引起自胫骨结节下缘的内外侧,胶布下界绕行并距离足底约10 cm,在足远端胶布中央贴一块比远端肢体稍宽且有中央孔的扩张板(距足底4～5 cm),从中央孔穿一牵引绳备用;将近侧胶布纵向撕开长达2/3,粘贴时稍分开,使牵引力均匀分布于肢体。将胶布平行贴于肢体两侧,不可交叉缠绕,在骨隆突部位加纱布衬垫,以保护局部不受压迫。将胶布按压贴紧后,用绷带包扎肢体,以免胶布松脱,但缠绕时松紧必须合适,太松则绷带容易散开、脱落,太紧也会影响血循环。缠贴时,要从远心端开始向近心端,顺着静脉回流的方向进行。半小时后加牵引锤,进行牵引(图 8-2)。

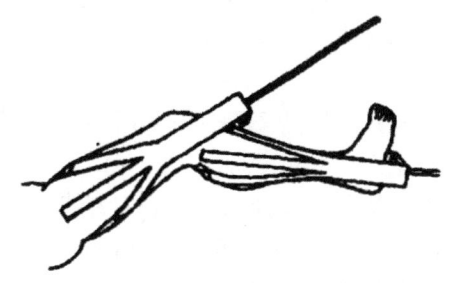

图 8-2 皮牵引示意图

(2)海绵带牵引:利用市售泡沫塑料布,包压于伤肢皮肤,远端也置有扩张板,从中央穿一牵引绳进行牵引。

2. 兜带牵引

利用布带或海绵兜带托住身体突出部位施加牵引力。

(1)枕颌带牵引:用枕颌带托住下颌和枕骨粗隆部,向头顶方向牵引,牵引时使枕颌带两上端分开,保持比头稍宽的距离,重量 3～10 kg。适用于颈椎骨折、脱位,颈椎间盘突出症和神经根型颈椎病等(图 8-3)。

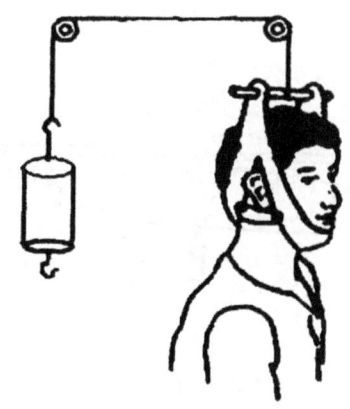

图 8-3 枕颌带牵引

(2)骨盆带牵引:用骨盆牵引带包托于骨盆,保证其宽度的 2/3 在髂嵴以上的腰部,两侧各一个牵引带,所牵重量相等,总重量为 10 kg,床脚抬高 20～25 cm,使人体重量作为对抗牵引(图 8-4)。适用于腰椎间盘突出症及腰神经根刺激症状者。

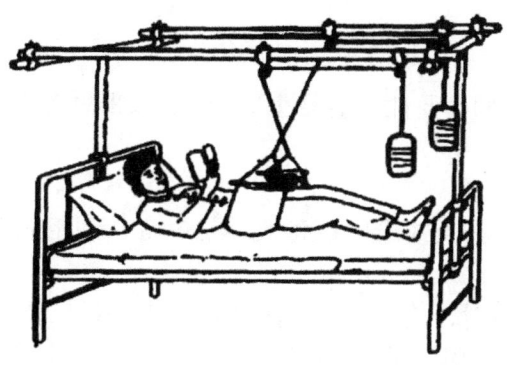

图 8-4 骨盆带牵引

（3）骨盆悬吊牵引：使用骨盆悬吊带通过滑轮及牵引支架进行牵引，同时可进行两下肢的皮肤或骨牵引。适用于骨盆骨折有明显分离移位或骨盆环骨折有向上移位和分离移位者。

3. 骨牵引（skeletal traction）

骨牵引通过贯穿于骨端松质骨内的骨圆针或不锈钢针和牵引弓、牵引绳及滑轮装置，对骨折远侧端施加重量直接牵引骨骼，又称直接牵引。

骨牵引常用部位：颅骨骨板、尺骨鹰嘴、股骨髁上、胫骨结节、跟骨等。

骨牵引特点是牵引力大，而且时间持久，且能有效地调节，效果明显。对青壮年人肌力强大处，以及不稳定骨折等，疗效很好。缺点是因需要在骨骼上穿针，对患者具有一定痛苦和感染机会。

（1）适应证：股骨颈囊内骨折手术前准备、肱骨粗隆间粉碎性骨折、股骨骨折、胫骨骨折及小腿开放性损伤、肱骨干骨折、肱骨髁上骨折伴有关节明显肿胀及肱骨髁部骨折、颈椎骨折脱位或伴有神经损伤症状的高位截瘫。

（2）操作方法：将穿刺部位的皮肤洗净、剃毛，消毒皮肤作局麻，然后由医生于穿刺部位在无菌条件下，用手术刀刺破皮肤，将骨针固定在手摇钻上，通过皮肤切口，沿与骨干垂直方向横穿骨端或骨隆起处，到达对侧皮下时，再用手术刀刺破该处皮肤，使骨针穿出。穿针的针眼用酒精消毒，用无菌纱布包盖骨针两端，可插上无菌小瓶，以免骨针刺伤健肢或他人，然后安装牵引弓，将牵引绳连接在牵引弓上，通过滑车，在牵引绳末端系挂重量，即可对骨直接牵引（图8-5）。

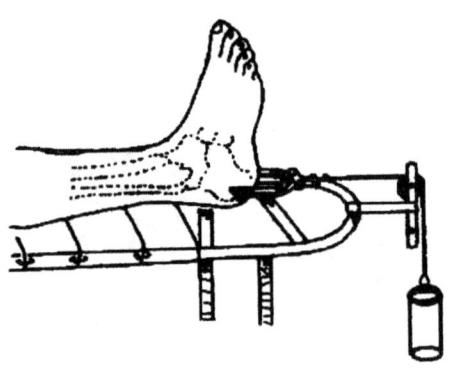

图8-5 跟骨牵引

（三）牵引患者的护理

1. 配合医生用物准备

（1）牵引器：牵引弓、马蹄铁、颅骨钳等。

（2）穿针用具：手摇钻或手钻、锤子等。

（3）牵引针：有克氏针和骨圆针两种。

（4）局麻、手术等用品。

2. 患者准备

向患者及家属解释实施牵引的必要性、重要性及步骤，取得患者配合，并摆正体位，协助医生进行牵引。

3. 牵引术后护理

（1）设置对抗牵引：一般将床头或床尾抬高15~30 cm，利用体重形成与牵引方向相反的对抗牵引力。

（2）保持有效牵引：皮牵引时，应注意防止胶布或绷带松散、脱落；颅骨牵引时，注意定期拧紧牵引弓的螺母，防止脱落。保持牵引锤悬空、滑车灵活，适当垫高患者的床头、床尾或床的一侧，牵引绳与患肢长轴平行，明确告知患者及其亲属不能擅自改变体位，以达到有效牵引。牵引重量不可随意增减，重量过小可影响畸形的矫正和骨折的复位，过大可因过度牵引造成骨折不愈合。定期测量患肢长度，并与健侧对比，以便及时调整。

（3）维持患肢有效血液循环：加强指（趾）端血液循环的观察，重视患者的主诉。如有肢端皮肤颜色变深、温度下降，说明发生了血液循环障碍，应及时查明原因，如是否包扎过紧、牵引重量过大等，须及时予以对症处理。

（4）并发症的预防。①皮肤水疱、溃疡和压疮：牵引重量不宜过大；胶布过敏或因粘贴不当出现水泡者应及时处理；胶布边缘溃疡，若面积大，须去除胶布暂停皮牵引，或改为骨牵引，嘱患者如有不适应及时报告而不能擅自撕下胶布，否则影响治疗效果。长期卧床者应在骨隆突部位，如肩背部、骶尾部、双侧髂嵴、膝踝关节、足后跟等处放置棉圈、气垫等，并定时按摩，每日温水擦浴，保持床单清洁、平整和干燥。②血管和神经损伤：骨牵引穿针时，如果进针部位定位不准，进针深浅、方向不合适及过度牵引均可导致相关血管、神经损伤，出现相应的临床征象。如颅骨牵引钻孔太深、钻透颅骨内板时，可损伤血管，甚至形成颅内血肿。故牵引期间应加强观察。③牵引针、弓滑落：四肢骨牵引针若仅通过骨前方密质，牵引后可撕脱骨密质；若颅骨牵引钻孔太浅，未钻通颅骨外板，螺母未拧紧可引起颅骨牵引弓脱落。故应每日检查并拧紧颅骨牵引弓螺母，防止其松脱。④牵引针眼感染：保持牵引针眼干燥、清洁，针眼处每日滴70%酒精2次，无菌敷料覆盖。针眼处有分泌物或结痂时，应用棉签拭去，以免发生痂下积脓。避免牵引针滑动移位，骨牵引针两端套上木塞或胶盖小瓶，以防伤及他人及挂钩被褥。加强定期观察，发现牵引针偏移时，局部经消毒后再调整至对称位或及时通知医生，切不可随手将牵引针推回。继发感染时，积极引流；严重者，须拔去钢针，换位牵引。⑤关节僵硬：患肢长期处于被动体位、缺乏功能锻炼，关节内浆液性渗出物和纤维蛋白沉积，易致纤维性粘连和软骨变性，同时由于关节囊和周围肌肉的挛缩，关节活动可有不同程度的障碍。故牵引期间应鼓励和协助患者进行主动和被动活动，包括肌肉等长收缩，关节活动和按摩等，以促进血液循环，维持肌肉和关节的正常功能。⑥足下垂：膝关节外侧腓骨小头下方有腓总神经通过，因位置较浅，容易受压。若患者出现足背伸无力时，应高度警惕腓总神经损伤的可能。故下肢水平牵引时应注意：在膝外侧垫棉垫，防止压迫腓总神经；应用足底托板，将足底垫起，置踝关节于功能位；加强足部的主动和被动活动；经常检查局部有无受压，认真听取主诉。应及时去除致病因素。⑦坠积性肺炎：长期卧床及抵抗力差的老年人，易发生此并发症。应鼓励患者利用牵引床上的拉手做抬臀运动；练习深呼吸，用力咳嗽；协助患者定期翻身，拍背促进痰液排出。⑧便秘：保证患者有足够的液体摄入量；鼓励多饮水，多摄入膳食纤维；按摩腹部，刺激肠蠕动；在不影响治疗的前提下，鼓励和协助患者变换体位。已发生便秘者，可遵医嘱口服润肠剂、缓泻剂、开塞露肛塞或肥皂水润肠等，以缓解症状，必要时协助排便。

三、石膏绷带固定术及患者的护理

随着科学的进步和工业的发展以及对骨关节损伤机制研究的进展，陆续出现了一些新的固定方法、固定器材，但传统的石膏绷带外固定，由于价格便宜，使用方便，应用甚广，是骨科医生必须熟悉掌握的一项外固定技术。其优点是可透气及吸收分泌物，对皮肤无不良反应，适用于骨关节损伤及骨关节手术后的外固定，易于达到符合三点固定的治疗原则，固定效果较好，护理方便，且适合于长途运送骨关节损伤患者；缺点是无弹性，不能随意调节松紧度，也不利于肢体功能锻炼。

（一）石膏特性

（1）医用石膏是生石膏煅制、研磨制成的熟石膏粉。当熟石膏遇到水分时，可重新结晶而硬化。利用此特性可达到固定骨折、制动肢体的目的。

（2）石膏粉从浸湿到硬固定型，约需10～20 min。石膏包扎后从初步硬固到完全干固需24～72 h。水中加入少量食盐或提高水温，可缩短硬化时间。包扎后石膏中水分的蒸发时间与空气的潮湿度、气温以及空气流通程度有关。

（3）石膏粉应储存在密闭容器内，以防受潮吸水而硬化失效；也不能放在过热之处干烤以免石膏粉过分脱水，影响硬化效果。

（4）石膏的X线穿透性较差。

（二）常用的石膏固定类型

（1）固定躯干的石膏：石膏床、石膏背心、石膏围腰及石膏围领。

（2）固定肩部和髋部的肩人字石膏和髋人字石膏。

（3）上肢的长臂石膏管型及石膏托，短臂石膏管型及石膏托。

（4）固定下肢的长腿石膏管型及石膏托，短腿石膏管型及石膏托。

（三）石膏固定技术操作步骤

1. 术前准备

（1）材料设备的准备：①预先将石膏绷带拣出放在托盘内，以便及时做石膏条带，供包制石膏用。②其他石膏用具，如石膏剪、石膏刀、剪刀、线织纱套、棉卷、绷带、纱布块及有色铅笔等准备齐全，在固定地方排放整齐，以便随用随拿，用后放回原处。

（2）局部准备：用肥皂水及水清洗石膏固定部位的皮肤，有伤口者应更换敷料，套上纱套，摆好肢体功能位或特殊位置，并由专人维持或置于石膏牵引架上。将拟行固定的肢体擦洗干净，如有伤口应更换敷料，胶布要纵形粘贴，便于日后石膏开窗时揭取和不影响血液循环。对骨隆突部位应加衬垫，衬垫物可用棉织套、棉纸或棉花，以免石膏绷带硬固后软组织受压。

2. 石膏绷带包扎手法

用盆或桶盛40℃左右的温水，桶内水面要高过石膏绷带。待气泡停止表明绷带已被浸湿，取出后用手握其两端向中间轻轻挤压，挤出多余的水分后即可使用。助手将患肢保持在功能位或治疗需要的特殊位置。包扎管形石膏时，术者将石膏绷带始端平铺在肢体上，自近端向远端环绕肢体包扎。包扎时动作要敏捷，用力均匀，不能拉紧，每圈应重叠1/3，并随时用手将每层绷带安抚妥帖，才能使石膏绷带层层凝固成一个整体。助手托扶肢体时，不能在石膏绷带上留下手指压痕，以免干固后压迫肢体。包扎完毕应将边缘部分修齐并使表面光滑，用彩色笔在石膏表面做好包扎日期等标记。为了更换敷料方便，伤口的部位需在石膏未干固前开窗。处理完毕后，将肢体垫好软枕，10~20 min内保持不动，以防止石膏绷带变形或折裂（图8-6）。

四肢石膏包扎时要暴露手指、足趾，以便观察肢体的血运、感觉及活动功能。不在固定范围内的关节要充分暴露，以免影响功能。

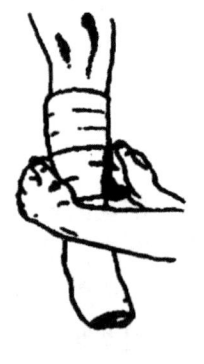 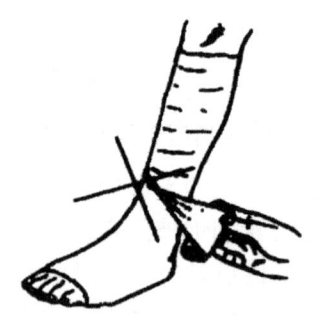

正确手法　　　　　　　　　错误手法

图8-6　石膏绷带包扎手法

（四）石膏绷带包扎的护理

（1）对刚刚完成石膏固定的患者应进行床头交接班。

（2）未干石膏的护理。①促进石膏干燥：石膏固定完成以后，需用两日左右时间才能完全干涸。石膏完全干固前容易发生断裂或受压引起凹陷变形。为了促进石膏迅速干固，夏天可暴露在空气中，不加覆盖，冬天可用电灯烘烤。②保持石膏完整：不要按压石膏或将用石膏固定的患肢放置在硬物上，防止产生凹陷压迫皮肤。抬高患肢时，应托住主要关节以防关节活动引起石膏断裂。③抬高患肢：石膏固定后应让患肢高于心脏水平，有利于静脉血及淋巴液回流，减轻肢体肿胀。④观察肢端循环及神经功能：若患者主诉固定肢端疼痛或跳痛、麻木，检查时发现肢端出现发绀、温度降低、肿胀，可能预示着血液循环障碍应及时检查，必要时做减压处理或拆除石膏。石膏内有局限性疼痛时也应该及时开窗观察。并应经常检查石膏边缘及骨突处防止压伤。

（3）已干石膏的护理。①防止石膏折断：石膏完全干固后，应按其凹凸的形状垫好枕头。②保持石膏清洁：防止被水、尿、粪便浸渍和污染。③注意功能锻炼：没有被石膏完全固定的关节需加强活动。即使是包裹在石膏里的肢体也要遵照医嘱练习肌肉收缩运动。

四、骨科患者功能锻炼

功能锻炼是通过主动和被动活动，维持患肢的肌肉、关节活动功能，防止肌肉萎缩、关节僵直或因静脉回流缓慢而造成的肢体远端肿胀。功能锻炼应循序渐进，活动范围由小到大，次数由少渐多，时间由短至长，强度由弱至强。

（一）心理护理

功能锻炼是骨科护士的一项重要工作任务。为此，护士要善于观察患者的思想状态，做好患者的思想工作，还要指导、督促、检查患者能否进行正确、适量的功能锻炼以促进功能恢复。如患者有时怕痛或怕损坏了伤处而不敢活动，护士应以表扬、鼓励的形式调动患者的积极心理因素，提高情绪，主观能动地参与锻炼。通过指导患者的活动，促进康复。同时进一步掌握骨科患者的护理要点，提高护理水平。

（二）锻炼方式

（1）有助于主动锻炼的被动活动。①按摩：对损伤的部位以远的肢体进行按摩，为主动锻炼做准备。②关节的被动活动：如截瘫患者。③起动与加强：肌肉无力带动关节时，可在开始时给予被动力量作为起动，以弥补肌力不足。④挛缩肌腱的被动延长：主要是前臂的肌腱挛缩，既影响了该肌腱本身的作用，也限制了所支配关节的反向运动。通过逐渐增加不重复的、缓和的被动牵拉，可使之延长。⑤被动功能运动：CPM器械的应用。

（2）主动活动：强调主动锻炼为主，被动锻炼为辅的原则。被动锻炼固然可以预防关节粘连僵硬，或使活动受限的关节增加其活动范围，但最终仍由神经支配下的肌肉群来运动关节的肢体。完全以被动代替主动锻炼的做法，必须禁止。强力牵拉时患者的拮抗肌更加紧张，反而达不到活动关节的效果。并非任何主动活动都是有利的，概括来说，凡是不增加或减弱骨折端压力的活动锻炼都是有利的，反之都是不利的。

第三节　常见骨折的护理

一、锁骨骨折患者的护理

锁骨骨折好发于青少年，其次为壮年，多为间接暴力引起。

（一）护理评估

1. 健康史

（1）病因及病理：常见的受伤机制是侧方摔倒，肩部着地，力传导至锁骨，发生斜形骨折。也可因手或肘部着地，暴力经肩部传导至锁骨，发生斜形或横形骨折。若移位明显，可引起臂丛神经及锁骨下血管损伤。

（2）部位：根据暴力作用的大小、方向等，骨折多发生于中1/3段，或中外1/3段交界处，即接近喙锁韧带的附着处。锁骨中段骨折后，由于胸锁乳突肌的牵拉，近折端可向上、后移位，远折端则由于上肢的重力作用及胸大肌的牵拉，使骨折远折端向前、下移位，并有重叠移位。

儿童锁骨骨折多为青枝骨折，成人多为斜形、粉碎性骨折。锁骨发生开放性骨折的机会较少。

2. 身体状况

（1）症状与体征：锁骨位于皮下，位置表浅，骨折后，出现肿胀、瘀斑。触诊可摸到移位骨折段，并有异常活动，局限性压痛，有骨擦感。典型体征为患者头向患侧倾斜而下颌转向健侧，以松弛胸锁乳突肌而减少疼痛。患者常用健手托住肘部，减少肩部活动引起的骨折端移动所导致的疼痛。如遇幼儿锁骨骨折，则其不愿活动上肢，穿衣伸手入袖时啼哭。

（2）辅助检查：X线可明确骨折类型，对锁骨骨折做出正确诊断。

3. 治疗与效果

以闭合复位、外固定、早期功能活动为主。

（1）手法复位：骨折复位后助手用棉垫置于两侧腋窝，用"8"字绷带或石膏固定，并用三角巾悬吊患肢。3~4周后拆除固定，逐渐增加功能运动，而在固定之日起即应练习手指、腕和肘关节运动，其他方向的肩关节悬垂运动亦应早期开始。复位后常用的外固定如下：①三角巾悬吊或"8"字绷带固定法，适用于幼儿的青枝骨折或不全骨折。悬吊固定1~2周，对有移位的骨折，可用"8"字绷带固定2~3周。②石膏绷带固定：适用于青壮年，移位严重，有畸形者。先用手法复位，然后用石膏绷带"8"字固定3~4周。

（2）切开复位、内固定术：对开放性锁骨骨折，有血管神经损伤合并有肩胛骨骨折、骨折移位明显、骨折端有穿破皮肤危险或骨折不愈合伴有明显疼痛者，应行手术治疗。

（二）护理诊断及合作性问题

（1）疼痛：与骨折创伤有关。

（2）有皮肤完整性受损的危险：与"8"字带包扎固定有关。

（3）知识缺乏：缺乏功能锻炼方面的知识。

（三）护理措施

（1）用"8"字带固定者，须注意既要保持有效固定，又不能压迫太紧，不要活动过多，尽量卧床休息。

（2）向患者说明保持正确卧位的重要性，以取得合作。

（3）疼痛时应先查明原因后方可给予处理。

（4）功能锻炼自局部固定后即可开始，作握拳、伸屈肘关节、两手叉腰、后伸肩等活动，以促进血液循环，消除肿胀，促使骨折愈合。

二、肱骨髁上骨折患者的护理

肱骨髁上骨折是指肱骨干与肱骨髁交界处发生的骨折，髁上骨折在肘部骨折中最常见。根据产生骨折外力的来源和方向的不同，可分为伸直型和屈曲型，以伸直型最常见，而屈曲型少见。前者尤见于儿童，后者则以成年人为多。

（一）护理评估

1. 健康史

根据病因可分为以下两类。

（1）伸直型骨折：多因间接外力所致，如向前跌倒，如跌倒时肘关节半屈或伸直位，手掌着地，暴力经前臂向上传导而达肱骨下端，将肱骨髁推向上方，由上而下的重力将肱骨干推向前方，形成骨折。骨折线由肱骨下端的后上方斜形至前下方而止于接近关节处。可损伤邻近的血管神经，检查时注意桡动脉搏动情况。

（2）屈曲型骨折：多因外力直接作用于鹰嘴或尺骨上端后侧所致，如跌倒时肘关节屈曲，肘后着地，暴力由后下方向前上方撞击尺骨鹰嘴，使肱骨髁上发生骨折。骨折线由肱骨的前方斜行至后下方。骨折远端向前上方移位，近端则向后移位而位于肱三头肌腱的深部，较少见，周围软组织的损伤程度一般较伸直型为轻，且很少有血管神经的损伤。

2. 身体状况

（1）症状与体征：儿童有手着地受伤史，肘部出现疼痛、肿胀、皮下瘀斑，肘部向后突出并处于半屈位，应考虑到肱骨髁上骨折的可能。检查局部明显压痛，有骨摩擦音及假关节活动，肘前方可扪到骨折断端，肘后三角关系正常。在诊断中，应注意有无神经血管损伤。应特别注意观察前臂肿胀程度，腕部有无桡动脉搏动，手的感觉及运动功能等。

（2）辅助检查：肘部正、侧位X线照片是必需的，不仅可以确定骨折的存在，更主要的是准确判断骨折移位情况，为选择治疗方法提供依据。

3. 治疗与效果

（1）手法复位，石膏托固定：伸直型肱骨髁上骨折可在臂丛麻醉或局麻后进行手法复位。如果局部肿胀严重，不能进行手法复位时，可先作尺骨鹰嘴骨牵引，待肿胀基本消退后，再行手法复位并进行固定。

（2）手术治疗。

手术适应证：①手法复位失败，估计骨折难以愈合，或愈合后会产生严重畸形。②小的开放伤口，污染不重。③有神经血管损伤的骨折。

手术方法：在臂丛神经阻滞或硬膜外麻醉下手术。在肱骨内下方切口，骨折准确对位后用加压螺钉或交叉钢针作内固定。若有肱动脉、正中神经、尺神经或桡神经损伤，应仔细探查并进行修复手术。

（二）护理诊断及合作性问题

（1）疼痛：与骨折或手术切口有关。

（2）潜在并发症：神经血管功能障碍。

（3）有感染的危险：与尺骨鹰嘴骨牵引有关。

（4）不合作：与患儿年龄小，缺乏对健康的正确认识有关。

（三）护理措施

（1）要关心爱护患儿，对患儿要和蔼亲切，给予生活上的照顾，满足患儿的需要。患儿不合作时要耐心，年龄较小的要耐心哄逗，年龄较大的要着重讲道理，切忌大声训斥及恐吓。

（2）患儿哭闹时，可询问患儿家长，并仔细检查患肢情况，细心查明原因，根据情况及时给予处理，必要时遵医嘱给予止痛剂。

（3）行尺骨鹰嘴骨牵引，重量1~2 kg，牵引针眼处每日用70%酒精消毒一次，勿去除已形成的血痂，以防发生感染。

（4）密切观察患肢感觉、运动、皮温、血运、桡动脉搏动情况，肿胀时及时调整外固定的松紧，以防过紧造成肢体内压力增高，引起前臂骨筋膜室综合征。一旦发现立即通知医生，并做好切开减压的准备。

（5）向患儿家长说明功能锻炼的重要性，以取得家长的积极配合。教给患儿和家长功能锻炼的方法，使家长协助功能锻炼。

（6）伤后一周内开始练习握拳、伸指、腕关节屈伸及肩关节的各种活动。4~5周去除外固定后开始练习肘关节屈伸活动。

三、桡骨下端骨折患者的护理

桡骨下端骨折指桡骨下端4 cm范围内的骨折，这个部位是松质骨与密质骨的交界处，为解剖薄弱处，一旦遭受外力容易骨折。

（一）护理评估

1. 健康史

桡骨下端骨折多为间接暴力引起。跌倒时，手部着地，暴力向上传导，发生桡骨下端骨折。多发生于中、老年，与骨密度下降因素有关。根据受伤的机制不同，可发生伸直型骨折、屈曲型骨折。

（1）伸直型骨折：多为腕关节处于背伸位、手掌着地、前臂旋前时受伤，又称为Colles骨折。

（2）屈曲型骨折：跌倒时，腕关节屈曲、手背着地受伤引起，又称反 Colles 骨折或 Smith 骨折。也可因腕背部受到直接暴力打击发生，较伸直型骨折少见。

2. 身体状况

（1）伸直型骨折：伤后局部疼痛、肿胀、功能障碍、可出现典型畸形姿势，即侧面看呈"餐叉"畸形，正面看呈"枪刺样"畸形。检查局部压痛明显，腕关节活动障碍。X 线摄片可见骨折远端向桡、背侧移位，近端向掌侧移位，因此表现出典型的畸形体征。

（2）屈曲型骨折：受伤后，腕部下垂，局部肿胀，腕背侧皮下瘀斑，腕部活动受限。检查局部有明显压痛。X 线摄片可发现典型移位，近折端向背侧移位，远折端向掌侧、桡侧移位，与伸直型骨折移位方向相反。

3. 治疗与效果

（1）以手法复位外固定为主要治疗方法，在局部麻醉下行手法复位，用小夹板或石膏固定 3～4 周。

（2）切开复位内固定：适用于严重粉碎性骨折，桡骨下端关节面破坏。因手法复位失败，或复位成功，外固定不能维持复位以及嵌入骨折，导致尺、桡骨下端关节面显著不平衡。

（二）护理诊断及合作性问题

（1）焦虑：与担心预后有关。

（2）潜在并发症：周围神经血管功能障碍等。

（3）知识缺乏：缺乏功能锻炼的知识。

（三）护理措施

（1）护士应安慰患者，耐心解释病情，并向患者表现出十足信心，取得患者的信任，以最佳的心理状态接受治疗取得最佳疗效。

（2）嘱患者不可自行拆移外固定，注意患肢手部血液循环情况，如有肿胀、严重疼痛、麻木、皮肤颜色青紫、皮温减退等情况，立即通知医生及时处理。

（3）复位固定后即开始功能锻炼，指导患者用力握拳，充分伸屈五指，以练习手指关节和掌指关节活动及锻炼前臂肌肉的主动舒缩；指导患者练习肩关节前屈、后伸、内收、外展、内旋、外旋及环转活动和肘关节屈伸活动。

（4）两周后可进行腕关节的背伸和桡侧偏斜活动及前臂旋转活动的练习。3～4 周解除固定后，可以两掌相对练习腕背伸，两手背相对练习掌屈。也可利用墙壁或桌面练习背伸和掌屈。

四、股骨颈骨折患者的护理

（一）护理评估

1. 健康史

（1）病因：股骨颈骨折多由间接暴力损伤所致。在承受体重下，股骨上端受到瞬间扭转暴力的冲击损伤而发生骨折。直接暴力损伤极少见。多见于老年人，轻微的暴力可致骨折，多是在行走不慎跌倒时发生，间接暴力产生的扭转应力传导至股骨颈而导致骨折。

（2）分类。

按骨折线的部位分为：①头下型骨折；②经颈型骨折；③基底型骨折。其中，头下型骨折由于旋股内、外侧动脉的分支受伤最重，血运严重破坏，易发生股骨头缺血性坏死。基底部骨折两骨折段血运影响不大，骨折较容易愈合。

按骨折线走行方向分型：主要反映骨折线的倾斜度，以判断骨折部承受的剪力大小。Pauwel 所提出的以骨盆作为标志的测量法不可靠，已被 Linton 以股骨干纵轴的垂线为标志的测量法所取代。垂线与骨折线之间的夹角称为 Linton 角。角度愈大，骨折部承受的剪力愈大，骨折愈不稳定。

按骨折移位程度分（Garden 分类）：①不完全骨折（Garden Ⅰ型），股骨颈尚有部分骨质未折断；②完全骨折，但骨折无移位（Garden Ⅱ型）；③部分移位的完全骨折（Garden Ⅲ型），有部分骨折端嵌插；④完全移位的完全骨折（Garden Ⅳ型），关节囊和滑膜破坏严重。Garden Ⅰ和Ⅱ型骨折为非移位骨折，骨折近段血液循环良好，骨折容易愈合。Garden Ⅲ和Ⅳ型骨折为移位骨折，骨折血液循环不良，或完全中断，骨折不易愈合。这种分类是对骨折近段血供的判断，临床应用意义较大。

2. 身体状况

（1）症状与体征：伤后髋部疼痛，下肢活动受限，不能站立和行走。检查下肢呈轻度外旋畸形。因骨折位于关节囊内，由于骨折远端失去了关节囊和髂股韧带的稳定作用，附着于大转子的臀中肌、臀小肌和臀大肌及附着于小转子的髂腰肌和内收肌群的共同牵拉，而发生外旋畸形。患肢功能不全或完全丧失，有纵轴叩击痛和腹股沟韧带中点下方压痛。测量患肢可发现有短缩畸形，Bryant三角底边较健肢缩短。外展嵌插骨折，仅诉局部疼痛，尚可伸屈髋关节或步行，易被忽略，或被粗暴检查加大骨折移位。

（2）辅助检查：一般X线检查即可确定诊断，如有外伤史、髋痛症状，X线检查显示不清楚时，则可能有嵌插骨折存在。骨折线隐匿，应作CT检查，不可轻易否定骨折存在。

3. 治疗与效果

根据患者的年龄及骨折特点和类型，来选择不同的治疗方法。

（1）非手术治疗：对于无移位、外展或外展嵌插等稳定骨折及股骨颈基底骨折，年龄过大且全身情况差，合并心、肺及肝肾功能障碍者，可保守治疗。将患肢置于轻度外展位上牵引制动，防止内收，穿"丁"字鞋控制伤肢外旋，同时嘱咐患者做到三不，即不盘腿、不侧卧、不下地。3个月后待骨折基本愈合，可逐渐持腋杖不负重活动。6个月骨折愈合时，可负重活动。长期卧床易发生一系列并发症，如呼吸功能不全，肺感染及泌尿系感染，下肢深静脉血栓，压疮等，这些常威胁着老年人的生命。此外，在治疗过程中，部分外展骨折可转变成内收骨折，影响骨折愈合。近来不少学者主张早期采用经皮穿针内固定治疗较为安全。

（2）手术治疗。

指征：①内收型骨折和移位骨折；②头下型骨折，股骨头缺血坏死率高，高龄患者不宜长期卧床者；③青壮年及儿童的股骨颈骨折要求达到解剖复位；④陈旧性股骨颈骨折及骨折不愈合，股骨头缺血坏死或并发髋关节骨关节炎。

手术方法。①骨折内固定术：内固定不仅能达到骨折稳定，促进愈合，而且方便早期优质护理，并可达到早期离床活动以减少并发症的目的。如三刃钉内固定、多钉固定、加压内固定等。②人工关节置换术：适用于老年新鲜移位和陈旧性股骨颈骨折（骨折3周以上），股骨头缺血坏死或合并髋关节骨关节炎。特别是65岁以上的老人，术后早期即能离床活动，对减少骨折并发症，提高生活质量，有积极意义。可行单纯人工股骨头置换或全髋关节置换术。③带血运的骨瓣植骨内固定术：适用于青壮年股骨颈新鲜移位和陈旧性股骨颈骨折，能提高骨折愈合率和降低股骨头缺血坏死率。植骨方法多采用带肌蒂骨瓣或带血管蒂骨瓣，如缝匠肌蒂髂骨瓣植骨术和带旋髂深血管髂骨瓣植骨术等。

（二）护理诊断及合作性问题

（1）如厕、卫生、进食自理障碍：与骨折、卧床有关。

（2）焦虑：与担心病后无人照顾有关。

（3）疼痛：与骨折或手术切口有关。

（4）清理呼吸道无效：与年老咳嗽无力、长期卧床有关。

（5）便秘：与长期卧床肠蠕动减慢、饮食结构有关。

（6）有皮肤完整性受损的危险：与长期卧床不能活动有关。

（三）护理措施

1. 术前护理

（1）患肢抬高，患肢给予皮牵引，以减轻因骨折造成的疼痛。

（2）行皮牵引的患者，护理同"牵引的护理"。

（3）骨折断端没有移位及高龄多病患者，一般多采用患肢牵引（皮牵引或骨牵引）的非手术治疗，时间8～12周。

（4）合并内脏疾病的患者应注意观察生命体征，有无疾病发作的可能。

（5）皮肤准备，患肢膝关节以上，髂嵴以下（包括会阴部）备皮。

（6）护士应主动与患者谈心，安慰帮助患者，协助解决生活及各方面的困难，并做好家属的思想工作，以取得他们的合作，使患者心情舒畅地接受治疗。

2. 术后护理

（1）体位：患肢抬高，保持患肢于外展中立位，防止外旋造成脱位。可用皮牵引保持其位置或穿"丁"字鞋防止患肢外旋。

（2）伤口和引流：伤口引流管接负压吸引，保持引流管通畅。注意观察伤口有无渗血。伤口渗血、引流量少，或伤口引流量过多（每小时 >200 mL），应及时处理。

（3）注意患肢感觉、运动：术后返病室，即观察患肢感觉运动情况，可让患者活动足趾以判定是否有神经损伤。

（4）疼痛护理：术后三日患者会感觉伤口疼痛，遵医嘱给予止痛剂，以便患者更好地休养。

（5）预防并发症：搬动患者时须将髋关节及患肢整个托起，减少关节脱位的可能性；并指导患者利用牵引架上拉手抬起臀部，防止压疮；活动或按摩下肢肌肉，促进血液循环，减少静脉血栓的发生；鼓励患者有效咳嗽、咳痰，必要时给予雾化吸入，预防坠积性肺炎。

（6）给予高蛋白、高营养、高热量、高维生素、粗纤维饮食，鼓励患者多饮水，防止便秘及泌尿系感染。

（7）功能锻炼：术后第2日开始指导患者股四头肌及臀肌的收缩，以及足跖屈、背伸等活动，加强髋部肌肉的力量，防止其他关节强直。应用骨水泥固定人工假体的患者，术后1周可坐床边练髋关节活动，术后2周可扶拐行走。在患肢不负重的情况下练习行走。

（四）健康教育

（1）教会患者使用牵引床上拉手，活动躯体及上肢。健侧肢体经常活动，患肢在不疼痛的情况下可做足背的跖屈和背伸运动。

（2）患肢保持外展中立位，脚尖朝上，防止患肢外旋和内收。

（3）术后为防止脱位，应告诉患者不要将两腿在膝部交叉放置，不要坐小矮凳，不要用蹲位，不要爬陡坡，以免髋关节过度内收或前屈而引起脱位。

五、股骨干骨折患者的护理

股骨干骨折指由转子下至股骨髁上这一段的骨干骨折。

（一）护理评估

1. 健康史

股骨干骨折较多见，任何年龄均可发生。其中青壮年居多。骨折由强大的直接暴力或间接暴力所致。一般骨折后重叠移位大，骨膜撕裂多。骨折类型包括横形、斜形、螺旋形、带蝶形骨折片的粉碎骨折和多段骨折等。直接暴力，如交通事故，骨折多呈横形或粉碎性，软组织损伤较重。间接暴力，如坠落伤，骨折多呈斜形或螺旋形，软组织损伤较轻。

2. 身体状况

（1）症状与体征：骨折后出血多，可出现休克。局部肿胀明显，肢体短缩和畸形，下肢远端外旋，膝、髋关节不敢活动，疼痛剧烈，功能丧失。

（2）辅助检查：X线检查即可确定骨折部位和类型。股骨干上1/3骨折有时合并髋关节脱位，X线检查要包括髋关节。

3. 治疗与效果

股骨干骨折的治疗方法很多，选择哪种方法，应根据骨折类型、部位以及技术设备条件和经验等。

（1）非手术治疗。①外固定法：适用于新生儿。由于产伤或其他原因造成的无移位或移位不多的股骨骨折，稍加手法复位，以竹帘、小夹板或硬纸板等固定2~3周即可。②悬垂皮肤牵引法：适用于3周岁以内的儿童完全骨折。用皮肤牵引将双下肢同时垂直向上悬吊，各足趾朝向头部。牵引重量以恰使臀部悬离床面为度。3～4周骨折愈合后即可去除牵引。牵引时要注意两侧肢端的血运情况和保暖，避免发生肢端坏死。③水平皮肤牵引法：适用于5～8岁的儿童。胶布粘贴于下肢内、外侧，再用绷带包扎，托马斯牵引架牵引。④骨牵引法适用于10岁以上和成人有移位的骨折。

（2）手术切开复位和内固定。手术指征：①非手术治疗失败者；②同一肢体或其他部位有多处骨折者；③合并神经血管损伤；④老年人的骨折，不宜长期卧床者；⑤陈旧性骨折不愈合或有功能障碍的畸形愈合者；⑥无污染或污染很轻的开放骨折。常用手术方法有髓内钉内固定和钢板内固定。

（二）护理诊断及合作性问题

(1) 潜在并发症：失血性休克等。
(2) 焦虑：与受伤、担心预后等有关。
(3) 如厕、卫生、进食自理障碍：与骨折、卧床有关。
(4) 疼痛：与骨折、软组织损伤或手术切口有关。
(5) 有感染的危险：与骨牵引、骨折开放等有关。

（三）护理措施

1. 预防并发症
(1) 密切观察患者神志、血压、脉搏、呼吸、腹部症状和体征及贫血征象。
(2) 创伤早期警惕有无颅脑、内脏损伤及休克发生，尽早开放静脉通路，建立特护记录，及时发现异常情况并立即通知医生处理。
(3) 每日温水擦洗皮肤，骨牵引针眼处每日用70%酒精消毒一次，及时清理渗出物，预防感染。

2. 保持患者的心理和生理舒适
(1) 做好家属的思想工作，避免惊慌、哭闹，使之冷静，配合医护工作。
(2) 护士要随时满足患者的基本生活需要，保持床单清洁，增加舒适感。
(3) 主动关心体贴患者，介绍有关病情，使患者对自己的伤情有一个正确的评价，愉快地配合治疗。疼痛原因明确后方可给予处理。

3. 保持患肢功能
(1) 患肢置外展位，抬高患肢，牵引时应注意检查局部皮肤有无受压，腓骨小头处应垫棉垫保护，以免损伤腓总神经导致足背伸无力，出现垂足畸形。
(2) 加强功能锻炼，疼痛减轻后，即可开始训练股四头肌的等长收缩，以促进血液循环，防止肌肉粘连。同时可练习伸直膝关节，但关节屈曲应遵医嘱执行。

六、胫腓骨干骨折患者的护理

胫腓骨干骨折指发生于胫骨平台以下至踝上部分的骨折。发生率相当高，占各部位骨折之首。其特点为损伤暴力大，骨折移位和粉碎骨折多，软组织损伤重，开放性骨折多，并发症多。

（一）护理评估

1. 健康史
(1) 病因：胫腓骨干骨折多由直接暴力损伤所致，如交通事故、坠落伤等，直接打击伤较少。骨折的部位以下1/3骨折和中1/3骨折较多见，上1/3骨折相对较少。
(2) 分类：①胫腓骨干双骨折；②单纯胫骨干骨折；③单纯腓骨骨折。其中以胫腓骨干双骨折为最多见。

2. 身体状况
(1) 症状与体征：局部肿胀、疼痛、功能障碍，患肢短缩或成角畸形，异常活动，局部压痛，易触及骨折端，有骨擦感。开放性骨折有时常可见到刺破皮肤的骨折端。若并发胫动脉损伤，则足背动脉搏动消失，肢端苍白、冰凉。若继发骨筋膜室综合征，则患肢端除出现缺血表现外，还有小腿肿胀明显、张力增加、肢体感觉消失等。
(2) 辅助检查：X线检查可了解骨折及移位情况。

3. 治疗与效果

胫腓骨骨折处理的主要目的是恢复小腿长度，使之无成角或旋转畸形，膝、踝两关节维持平行，使胫骨有良好的对线。因胫骨是下肢主要负重骨，故治疗重点在于胫骨。只要胫骨骨折能达到解剖复位，腓骨骨折也会有良好对位对线，但不一定强求解剖复位。

（1）非手术治疗：主要适合于稳定型骨折，手法复位后用长腿石膏外固定，能维持骨折的对位、对线。在骨折固定期间，如石膏松动要及时更换，并密切观察肢端血液循环，以防石膏固定过紧发生肢体血液循环障碍。早期鼓励足趾活动和股四头肌锻炼。

（2）手术治疗：对于骨折手法复位失败者，严重不稳定骨折或多段骨折者，以及污染不重并且受伤时间较短的开放性骨折，采用手术治疗固定骨折。常用的手术固定方法如下。①外固定器固定：适用于较为严重的开放性或粉碎性骨折。②钢板内固定：多适用于骨折端相对稳定及软组织损伤较轻的骨折。因骨折段上留有钢板，可影响骨折区软组织包绕骨折端。③带锁髓内针内固定：闭合或开放性胫腓骨干骨折，应用带锁髓内针内固定已被广泛接受，并有取代其他固定方法的趋向。优点：不影响骨折端软组织包绕，能保持骨的长度，控制旋转应力，骨折固定稳固，可早期活动踝、足及膝关节，关节功能恢复好。

（二）护理诊断及合作性问题

（1）如厕、卫生、进食自理障碍：与骨折、卧床有关。

（2）疼痛：与骨折、软组织损伤、固定不稳、包扎过紧、手术切口等有关。

（3）有感染的危险：与骨折开放、跟骨牵引等有关。

（4）知识缺乏：缺乏有关疾病康复、功能锻炼方面等的知识。

（三）护理措施

（1）及时给予生活上的照顾，及时解决患者的困难，多与患者沟通，了解患者的思想情况，因势利导，使患者树立战胜疾病的信心。

（2）密切观察病情，如肢体有持续性疼痛，进行性加重与创伤程度不成正比；局部感觉异常，过敏或迟钝；患侧足趾呈屈曲状、被动牵引引起剧痛。应及时通知医生处理，并做好切开减压的准备。

（3）随时调整外固定的松紧度，避免由于伤肢肿胀使外固定过紧，造成压迫。

（4）骨牵引针眼处每日换药，保持床单清洁。

（5）查明疼痛原因后可遵医嘱给予止痛剂，必要时可冷敷。

（6）伤后早期可进行髌骨的被动活动及跖趾关节和趾间关节活动；夹板固定期可练习膝踝关节活动，但禁止在膝关节伸直的情况下旋转大腿，因此时旋转可传到小腿，影响骨折的稳定，导致骨不连接。外固定去除后，充分练习各关节活动，逐步下地行走。

七、脊柱骨折患者的护理

脊柱骨折为骨科常见创伤。其发生率在骨折中占 5%～6%，以胸腰段骨折发生率最高，其次为颈、腰椎，胸椎最少，常可并发脊髓或马尾神经损伤。

（一）护理评估

1. 健康史

暴力是引起脊柱骨折的主要原因，其分类如下。

（1）依据损伤机制分类。①压缩骨折：可分为屈曲压缩和垂直压缩造成的两类骨折。其中以屈曲压缩骨折最为常见，如肩背部受重物砸伤，使椎体前方压缩，椎体楔形变。②屈曲分离骨折：此种损伤多见于汽车安全带损伤，当躯干为安全带固定，突然刹车，头颈及躯干上半身的向前屈曲发生颈椎或胸椎骨折脱位。③旋转骨折：旋转损伤一般伴有屈曲损伤或压缩损伤。④伸展分离骨折：脊柱呈过伸位承受外力，如向前跌倒，前额着地。

（2）依据骨折的稳定性分类：①稳定性骨折。②不稳定性骨折。

（3）依据骨折形态分类：①压缩骨折。②爆裂骨折。③撕脱骨折。④Chance 骨折。⑤骨折 – 脱位。

2. 身体状况

（1）症状与体征：①患者有明显的外伤史，如车祸、高处坠落、躯干部挤压伤等。②检查脊柱畸形；脊柱棘突骨折可见皮下淤血；伤处局部疼痛，棘突有明显浅压痛；脊背部肌痉挛，骨折部有压痛和叩击痛；脊柱活动明显受限，活动或在搬动时可引起明显局部疼痛。颈、胸椎骨折常可并发脊髓损伤，表现为四肢瘫、截瘫、大小便功能障碍等。

（2）辅助检查：凡疑有脊柱骨折者均应摄 X 线片，以了解骨折部位、损伤类型、骨折-脱位的严重程度。CT、MRI 可做进一步检查。

3. 心理及社会状况

了解患者对功能失调的感性认识和对现况的承受能力，了解患者及家属对疾病治疗的态度。

4. 治疗与效果

（1）有其他严重多发伤者，应优先治疗其他损伤，以抢救伤员生命为主。

（2）胸腰椎骨折的治疗。

单纯性压缩骨折的治疗：①椎体压缩不到 1/5 者，或年老体弱不能耐受复位固定者可仰卧于硬板床上，骨折部位垫厚枕，使脊柱过伸，3 日后开始腰背部肌锻炼，2 个月后骨折基本愈合，第 3 个月内可以下床稍许活动，但仍以卧床休息为主，3 个月后逐渐增加下地活动时间；②椎体压缩超过 1/5 的青少年及中年伤者，可用两桌法及双踝悬吊法过仰复位，复位后包过伸位石膏背心，石膏干透后鼓励起床活动，固定时间约 3 个月，在固定期间，坚持每天做背肌锻炼，并逐日增加锻炼时间。

爆裂骨折的治疗：①无神经症状经 CT 证实无骨块挤入椎管内者，采用双踝悬吊法复位。②有神经症状经 CT 证实有骨块挤入椎管内者，需手术治疗。

（3）颈椎骨折的治疗。

稳定性骨折：轻度压缩可采用颌枕带卧位牵引复位，牵引重量 3 kg，复位后头颈胸石膏固定 3 个月。压缩明显的持续颅骨牵引，牵引重量 3～5 kg，必要时可增加到 6～10 kg。复位后于牵引 2～3 周后石膏固定。

爆裂骨折有神经症状者，原则上应早期行手术切除碎骨片、减压、植骨融合及内固定术，有严重并发伤者，需待情况稳定后手术。

（二）护理诊断及合作性问题

（1）焦虑/恐惧：与担心预后等有关。

（2）清理呼吸道无效：与长期卧床痰液引流不畅有关。

（3）躯体移动障碍：与骨折疼痛、合并脊髓损伤等有关。

（4）有皮肤完整性受损的危险：与长期卧床、四肢活动障碍等有关。

（三）护理措施

1. 手术前护理

（1）根据患者脊髓受压情况，给予肢体功能位放置，防止肌肉萎缩，关节畸形。

（2）脊柱骨折一般由外伤造成，若伴有神经损伤，会使患者难以接受，往往表现出沮丧、自卑，对预后缺乏信心，甚至有自杀倾向。因此，针对以上情况，护理人员应给予耐心细致的照顾，与患者交流，了解其想法，为其讲解现代医学发展，对截瘫的康复在医学上也有一套行之有效的方法，教会患者功能锻炼和预防并发症的方法，帮助其树立自信心。

（3）对合并截瘫的患者，应每 2～3 h 轴向翻身一次，防止压疮。

（4）皮肤准备：背部皮肤，左右过腋中线。

2. 手术后护理

（1）神经功能的观察：在患者麻醉完全恢复后，应观察双下肢的感觉运动功能及尿道括约肌功能，可牵拉导尿管，询问患者的感觉，并与术前做对照。

（2）引流管的观察：由于手术创伤大，会有较多渗血，因此手术一般在伤口内放置引流管，并行负压吸引。引流期间应注意观察引流管是否通畅和引流量的变化，及伤口敷料有无渗血。引流量多的患者应密切注意全身情况和生命体征的变化，发现问题及时处理。引流管一般2～3日后拔除。

（3）预防压疮：按时给予患者轴向翻身。脊柱侧弯患者容易在侧弯部位发生压疮，因此需经常察看，并给予按摩。一般每2 h轴向翻身一次。

（4）预防呼吸道并发症：鼓励深呼吸、用力咳嗽，促进肺膨胀和排痰，轻轻叩击胸背部，协助排痰；遵医嘱雾化吸入，稀释痰液；多翻身更换体位；高位颈椎损伤伴呼吸困难者，早期行气管切开等。

（5）预防泌尿系统并发症：做好留置尿管的护理。

第四节　关节脱位患者的护理

一、关节脱位概述

关节面失去正常的对合关系称为关节脱位。一般外伤性脱位多发于中年人，老年人与儿童少见。先天性脱位多为女性儿童。上肢关节比下肢关节脱位发生多。

（一）分类

1. 按脱位发生的原因分类

（1）创伤性脱位：因暴力作用于正常关节引起的脱位，这种脱位发生率最高。

（2）先天性脱位：因胚胎发育异常或胎儿在母体内受到外界因素影响引起的脱位，如髋臼发育不良的先天性位脱位。

（3）病理性脱位：因关节结构遭受病变破坏引起的脱位，如关节结核、化脓性关节炎、肿瘤等所致的脱位。

（4）习惯性脱位：由于创伤性关节脱位经复位后屡次脱位者，如肩关节习惯性脱位。此种脱位常因第一次脱位后治疗不当，去除固定过早，关节囊未完全修复好，使关节存在不稳定因素，这样可反复发生脱位，称为习惯性脱位，最多见于肩关节。

2. 按脱位后的时间分类

（1）新鲜脱位：脱位后时间未满3周者。

（2）陈旧性脱位：脱位后时间超过3周者。一般不能进行闭合复位，而需切开复位。

3. 按脱位程度分类

（1）完全脱位：脱位后两关节面完全失去正常对合关系。

（2）不完全脱位：或称半脱位，脱位后两关节面部分失去对合关系。

4. 按脱位后皮肤分类

（1）闭合性脱位：黏膜及皮肤完好。

（2）开放性脱位：关节软骨面与外界空气相通。

（二）临床表现

（1）有明显的外伤史。

（2）症状：损伤的关节疼痛、肿胀，关节功能障碍，1～2 d后关节附近可见出血瘀斑。

（3）体征：除局部压痛外，关节脱位有其特有体征。

畸形：移位的关节端可在异常位置摸到，肢体可变长或缩短，如髋关节前脱位则伸长，后脱位则缩短。

弹性固定：脱位后由于关节囊周围韧带及肌肉的牵拉，使患肢处于异常位置，被动活动时感到弹性阻力，如肩关节脱位后手肘不能同时贴近胸廓，称Dugas征阳性。

关节空虚：脱位后可在体表摸到关节所在的部分有空虚感。

（4）辅助检查：X线检查对确定脱位的方向、程度、有无合并骨折等有重要作用。

（三）治疗

治疗和骨折一样，包括复位、固定和功能锻炼。对早期损伤可用手法复位为主，时间越早，复位越容易，效果越好。

1. 复位

（1）手法复位：复位的原则是使脱位的关节端，按原来脱出的途径倒退回原处，并要严格遵循各脱位关节的复位方法，严禁动作粗暴。复位成功的标志是被动活动正常，骨性标志复原，X线检查显示已复位。

（2）切开复位指征是：①伴有骨折使手法复位失败者；②有软组织嵌入使手法复位失败者；③陈旧性脱位复位失败者；④脱位伴有骨折，复位后关节不稳定易再脱位者。

2. 固定

复位后将关节固定于稳定位置3周，使损伤的关节囊、韧带、肌肉等软组织得以修复。固定时间太长易发生关节僵硬，太短则损伤的关节囊达不到修复，容易形成习惯性脱位。陈旧性脱位或伴有小片骨折者固定时间应适当延长。

3. 功能锻炼

在固定期间手指和未固定的关节应充分活动加强肌肉收缩锻炼，以利增加血液循环消除肿胀，避免肌肉萎缩。固定解除后，主动逐步进行患关节功能锻炼，并加以理疗、中药熏洗等，促使关节功能早日恢复。切忌粗暴的被动活动，以免发生骨化性肌炎，老年易发生骨折。

二、常见关节脱位

（一）肩关节脱位

肩关节由肩胛骨和肱骨头构成。属杵臼关节，关节盂浅，肱骨头大，关节囊和韧带薄弱松弛，关节能作各个方向的活动。因关节的下部缺少韧带和肌肉，为最薄弱处，故发生前下脱位最为多见。肩关节脱位好发于20～50岁男性，发生率在全身大关节中居首位。

1. 病因与病理

多由间接传递暴力所致。跌倒时，手掌着地，上肢呈外展、外旋位，躯干向一侧倾斜，肱骨大结节抵于肩峰成为杠杆的支点，迫使肱骨头向前下滑脱，撕破前方关节囊，而发生肩关节前脱位，先形成盂下脱位，若外力仍存在，肱骨头则继续滑移，相继形成喙突下脱位及锁骨下脱位。其中，喙突下脱位最常见。脱位时可合并肱骨大结节撕脱骨折、肩关节前下方软骨撕裂（约占85%）、肱骨头后外侧面塌陷骨折（占83%）。

2. 临床表现

（1）症状与体征：外伤后肩痛、肿胀、功能丧失，呈"方肩畸形"，关节盂空虚感，上肢呈外展位弹性固定。患者常用健侧手托住患肢以减轻疼痛。肩前部常可扪及移位的肱骨头。搭肩试验（Dugas征）阳性，即患侧手掌搭于健侧肩部时，肘部不能紧贴胸壁。

（2）辅助检查：X线检查可明确诊断及脱位的类型、有无合并骨折。

3. 治疗

（1）复位：新鲜的肩关节脱位以手法复位为主，一般在局麻下即可进行。复位的常用方法：①希氏法（Hippocrates法）；②柯氏法（Kocher法）。手法复位失败者、合并有严重并发症、陈旧性脱位（脱位时间超过3周）者等可考虑手术切开复位。

（2）固定：复位后复查X线片满意，将关节固定于内收、内旋位，屈肘90°，患侧腋下置一棉垫，整个上肢紧贴胸壁固定，前臂用三角巾悬吊固定3周。如合并有大结节撕脱骨折，应延长1～2周。一般2～3个月即可恢复正常活动。

（3）功能锻炼：固定期间鼓励手指和手腕活动，严禁上臂外展。3周后解除外固定后，鼓励患者逐步锻炼肩关节的活动。

（二）肘关节脱位

肘关节脱位多见于青少年，发生率仅次于肩关节脱位，多由间接暴力所致。患者跌倒时，肘关节位于伸直位，手掌着地，暴力传递致尺、桡骨上端，尺骨鹰嘴突产生杠杆作用，使半月切迹移向后上方，肱骨髁则向前脱出、形成常见的后脱位。

1. 临床表现

（1）症状与体征：肘关节肿胀、疼痛、活动消失，肘关节呈半屈曲状，尺骨鹰嘴向后突出，使肘关节的鹰嘴突尖与肱骨内外上髁在伸直时呈一直线，屈曲时成一等边三角形的"肘后三角"关系消失。

（2）辅助检查：X线检查可明确诊断及了解有无合并内外上髁骨折等。

2. 治疗

（1）复位：新鲜的脱位，尽早采用手法复位。复位后肘关节伸屈肘活动良好，"肘后三角"关系恢复正常。对于手法复位失败者，可切开复位。

（2）固定：复位后肘关节放置在屈曲90°位，用长臂石膏托固定3周。

（3）功能锻炼：在固定期间即开始肌肉伸缩锻炼，并活动各手指与腕关节，解除固定后应尽早练习肘关节屈、伸和前臂旋转活动。强行屈伸关节不仅无法达到预期恢复功能的目的，反而可演变成骨化性肌炎，使关节丧失功能。

（三）髋关节脱位

髋关节是全身最大的杵臼关节，结构稳固，其周围有强大肌肉和韧带附着，只有在强大暴力下才能髋关节脱位，因此患者多为活动能力强的青壮年，常于劳动中受伤。按股骨头的位置可分为后脱位、前脱位和中心脱位，其中后脱位最为常见，约占85%～90%。

1. 髋关节后脱位

（1）病因：多由传导暴力冲击所致。当髋关节屈曲和大腿内收、内旋位时，暴力从膝部向髋部冲击，使股骨头穿出后关节囊形成后脱位。常合并髋臼骨折、滋养动脉损伤等，对髋关节脱位的复位和后期功能锻炼均产生影响。

（2）临床表现：伤后出现髋痛，主动活动功能丧失，被动活动时引起剧烈疼痛。患髋关节呈屈曲、内收、内旋及下肢短缩畸形。臀部可触及向后上移位的股骨头。X线检查可见股骨头脱出髋臼，注意是否合并骨折。CT可明确显示髋臼后缘及关节内骨折片情况。

（3）治疗：①复位手法：应早期手法复位。常用Allis法（提拉法）复位，复位后患肢畸形消失，髋关节活动恢复。此法操作简单，安全可靠，较为常用。复位后患肢皮牵引2～3周，并行股四头肌收缩锻炼。4周后可持腋杖下地活动，3个月后可完全负重活动。对于闭合复位失败或合并有髋臼后缘或股骨头骨折者应采用切开复位及内固定。②功能锻炼：制动期间应鼓励进行患下肢肌肉等长收缩锻炼，以后开始患髋各方向锻炼。

2. 髋关节前脱位

（1）病因：髋关节前脱位较为少见。当下肢强力外展、外旋时，大转子顶于髋臼缘上，形成杠杆的支点；如突然暴力致使下肢继续外展，可使股骨头向前滑出，穿破髋关节前侧关节囊发生髋关节前脱位。

（2）临床表现：患肢外展、外旋和轻度屈曲畸形，比健肢稍延长。髋关节疼痛，功能完全丧失。髋关节前下方可触及脱位的股骨头。X线检查可见股骨头脱出于髋臼的下方，与闭孔或耻骨坐骨重叠。

（3）治疗原则：应早期在麻醉下行手法复位，复位后的处理同髋关节后脱位。

3. 髋关节中心脱位

（1）病因：髋关节中心脱位比较少见，暴力来自股骨大粗隆向股骨头方向撞击，或下肢呈外展屈曲姿势作用于膝部。暴力传达至股骨头，再作用于髋臼，并引起臼底骨折，股骨头与臼底骨折块一起突向盆腔。

（2）临床表现：有明显外伤史，如车撞伤或高处坠落。伤情严重，可出现创伤性休克、腹部内脏器官损伤的表现。髋部肿胀和剧烈疼痛，关节活动障碍。患肢短缩程度取决于股骨头突入盆腔程度。大转子部可见瘀血，腰背部皮下瘀血表示有腹膜后间隙血肿。X线检查可明确股骨头移位及髋臼骨折。同时应检查腹部内脏及盆腔血管损伤情况。CT可显示髋臼骨折程度及类型。

（3）治疗原则：应首先处理创伤性休克及腹部内脏器官和大血管损伤，抢救生命。①牵引治疗：对于股骨头轻度内移，髋臼无明显凹陷粉碎骨折，可行短期皮牵引或股骨髁上骨牵引，卧床休息10～12周。一般骨牵引4～6周，3个月后待骨折坚固愈合可负重活动。②手术治疗：对于髋臼骨折牵引复位不良或股骨头突入盆腔，牵引复位困难者，应手术切开复位。用螺丝钉或特制钢板固定髋臼骨折，必要时可行关节融合术或人工关节置换术。

三、关节脱位患者的护理

（一）护理评估

1. 健康史

了解患者的受伤经过，有无关节反复脱位的病史，有无关节和骨端的病变，如肿瘤、炎症等。

2. 身体状况

（1）全身：重点评估关节脱位所致的全身情况，如意识、体温、呼吸、尿量等，有无关节脱位所致的全身并发症。

（2）局部：检查患肢局部的体征和功能状况，如有无肿胀、疼痛、畸形、功能障碍等，评估患部感觉、运动、动脉搏动等。

（3）辅助检查：以X线检查为主，了解关节脱位的类型以及有无合并骨折。

3. 心理和社会支持状况

了解患者及其家属对脱位的心理反应和对复位后康复知识的了解程度。

（二）护理诊断及合作性问题

（1）焦虑：与担心预后有关。

（2）身体移动障碍：与脱位后患肢功能丧失，不能活动有关。

（3）疼痛：与关节脱位，局部软组织受损有关。

（4）有失用综合征的危险：与患肢制动缺乏功能锻炼有关。

（5）潜在并发症：周围神经、血管功能障碍等。

（三）护理目标

（1）情绪稳定，能正视疾病带来的不适。

（2）患肢功能康复，生活能自理。

（3）疼痛减轻或消失。

（4）患肢功能预期康复。

（5）无周围神经、血管功能障碍。

（四）护理措施

（1）心理护理：给予患者生活上的照顾，及时解决困难，给予其精神安慰，转移注意力，减轻紧张心理，根据患者文化程度，解释预后情况。

（2）局部观察：观察关节周围血肿和软组织肿胀情况。协助医生及时复位，复位后局部关节脱位的专有体征是否消失，有无发生再脱位的危险。

（3）止痛：疼痛时可遵医嘱给予止痛剂，进行护理操作时动作要轻柔，避免造成患者不必要的痛苦；脱位当天，局部冷敷可达到消肿止痛的目的，伤后24 h局部热敷可以减轻肌肉痉挛引起的疼痛，促进血肿吸收。

（4）固定：石膏固定或行牵引固定者，向患者讲述复位后固定的重要性，防止习惯性脱位。并密切观察患肢末梢血液循环情况，凡肢端肿胀、麻木、皮肤青紫、皮温降低及疼痛都说明有血液循环障碍，应及时报告医生进行处理。

（5）体位：抬高患肢，以利静脉回流，减轻肿胀。关节脱位经手法复位后，应注意保持患肢于关节功能位，如髋关节脱位复位后行持续皮牵引时，要保持患肢于外展位，防止髋关节屈曲、内收、内旋，防止发生再脱位。

（6）功能锻炼：固定期间可进行肌肉的舒缩活动以及固定范围以外关节的活动。拆除固定后，逐步进行肢体的主动功能锻炼，防止关节粘连和肌肉萎缩。

（五）护理评价

（1）患者焦虑或恐惧程度是否减轻。

（2）患肢功能康复状况，能否单独或在他人协助下移动患肢。

（3）疼痛是否减轻或消失。

（4）患肢进行功能锻炼后的效果。

（5）有无周围神经、血管功能障碍发生的迹象，若有，是否得到及时发现和处理。

（六）健康教育

（1）向患者讲述复位后固定、防治习惯性脱位的重要性，使其增加对复位后治疗的重视。

（2）向患者及家属讲解功能锻炼的重要性，指导患者进行正确的功能锻炼，防止关节强直和肌肉萎缩。

第五节　骨与关节感染患者的护理

一、化脓性骨髓炎

化脓性骨髓炎是骨膜、骨密质、骨松质及骨髓受到化脓性细菌感染而引起的炎症。是一种常见病，好发于儿童，有急性和慢性之分。

（一）急性骨髓炎

急性骨髓炎是由化脓性致病菌引起的骨膜、骨、骨髓的急性化脓性感染，好发于儿童。最常见的致病菌是金黄色葡萄球菌，其次为乙型溶血性链球菌。其感染途径有：身体其他部位的化脓性病灶中的细菌经血液循环播散至骨骼，称急性血源性骨髓炎；开放性骨折伤口发生感染，致病菌直接侵入骨髓，称为外源性急性骨髓炎。以急性血源性骨髓炎最常见。

1. 护理评估

（1）健康史。

①病因：急性骨髓炎发病前大多有身体其他部位的原发性感染病灶，如痈、扁桃体炎、咽喉炎等。当原发性病灶处理不当或不及时，加上机体抵抗力下降，化脓性致病菌即可侵入血液循环引发本病。

②病理：骨质破坏、坏死和骨修复反应同时并存是其特点。早期以骨质破坏和坏死为主，晚期以新生骨形成为主。长管状骨的干骺端是骨髓炎的好发部位，因此处血供丰富且血流缓慢，大量致病菌随血流侵入骨组织后首先滞留于此，生长繁殖产生毒素引起炎性反应导致骨组织发生坏死，进而形成局限性骨脓肿。脓肿形成后的张力可使脓液沿哈佛管蔓延进入骨膜下间隙将骨膜掀起形成骨膜下脓肿，致外层骨密质失去骨膜血供而缺血坏死，脓液穿破骨膜流向软组织筋膜间隙则形成深部脓肿。脓肿也可穿破皮肤排出体外，形成窦道。脓液尚可进入骨髓腔，破坏骨髓组织、骨松质及内层骨密质的血液供应，形成大片死骨。在死骨形成的同时，病灶周围的骨膜因炎性充血和脓液刺激而产生新骨，包围在骨干外周，成为"骨性包壳"，将死骨、脓液和炎性肉芽组织包裹，形成感染的骨性无效腔，此时病程转为慢性骨髓炎。

（2）身体状况。

①症状：起病急骤，有寒战、高热，体温可达39℃以上，脉搏加快，患肢有持续性、进行性加重的疼痛。儿童可表现为烦躁不安、呕吐与惊厥，重者可发生昏迷及感染性休克。

②体征：患肢主动与被动活动受限。局部皮肤温度升高、发红、肿胀、干骺端有局限性深压痛。数天后若肿胀疼痛加剧，提示该处形成骨膜下脓肿。当脓肿穿破骨膜，形成软组织深部脓肿时，骨髓腔内压力减低，疼痛反而减轻，但局部皮肤红、肿、热、压痛更为明显。当脓肿穿破皮肤脓液排出体外时，疼痛可进一步减轻或消失，体温亦逐渐下降，随后局部逐渐瘢痕愈合，或形成窦道经久不愈转为慢性骨髓炎。发病1~2周后，由于骨骼破坏，有发生病理性骨折的可能。

③辅助检查。a. 实验室检查：白细胞计数和中性粒细胞比例增高，红细胞沉降率加快，血细菌培养可为阳性。b. 影像学检查：早期X射线无特殊表现。发病两周后，可见于骺区散在性虫蛀样破坏，并向髓腔扩散，可有死骨形成；CT检查可较早发现骨膜下脓肿；发病48 h后，核素骨显像可有阳性结果；MRI检查对早期诊断有重要意义，可在病变早期发现小于1 cm的骨骺内脓肿。c. 局部分层穿刺可抽得脓液，行涂片检查、细菌培养及药物过敏试验，有助于明确诊断。

（3）心理及社会状况：急性骨髓炎患者大多起病较急，病情重，患者和家属常有焦虑、恐惧等心理反应，缺乏有关疾病的知识和认知，故应了解他们的心理状况，评估患者对疾病、拟治疗方案和预后的认识，以及患者对医院环境的适应情况。

（4）治疗与效果：早期诊断，早期治疗对及时控制感染、防止死骨形成及转为慢性骨髓炎具有重要意义。可局部理疗热敷，全身性使用抗生素，必要时手术钻孔开窗减压。

2. 护理诊断及合作性问题

（1）体温过高：与急性感染有关。

（2）疼痛：与局部炎症有关。

（3）自理缺陷：与肢体肿胀、疼痛及功能障碍有关。

（4）皮肤完整性受损：与脓肿穿透皮肤，形成窦道有关。

（5）营养失调：摄入量低于机体需要量与体温过高，能量消耗增加有关。

（6）有外伤的危险：与发生病理性骨折有关。

（7）焦虑：与起病突然、疼痛、担心功能障碍等有关。

3. 护理目标

（1）维持体温正常。

（2）减轻疼痛。

（3）协助患者做好生活护理。

（4）保持引流通畅，促进窦道愈合。

（5）维持营养及体液平衡，满足机体需要量。

（6）避免病理性骨折发生。

（7）患者焦虑心情缓解或消失。

4. 护理措施

（1）病情观察：

①急性骨髓炎易出现脓毒症和感染性休克，对危重患者应密切注意神志、体温、心率、呼吸、脉搏、血压、尿量等生命体征变化。

②注意病变局部炎症变化，明显加重或有骨膜下积脓时应及时钻孔或开窗引流。

③注意临近关节有无红、肿、热、痛、积液或其他感染扩散的迹象出现。

④大剂量联合应用抗生素时应注意药物的配伍禁忌，药物的浓度和静滴的速度，以及药物的毒副作用。

（2）对症护理：

①患者应卧床休息，鼓励多饮水，给予高能量、高蛋白、高维生素的流质或半流饮食。

②发热患者给予补液，维持水、电解质和酸碱平衡。

③高热患者及时应用物理方法或药物降温。

④疼痛患者遵医嘱给予药物止痛。

⑤遵照医嘱合理使用抗生素。

⑥给予心理支持，减轻患者焦虑心情。

（3）局部护理：

①抬高患肢以利静脉回流，减轻肿胀和疼痛。

②限制患肢活动，局部用石膏托或皮牵引妥善固定，以减轻疼痛和预防病理性骨折。

③保护患肢，尽量减少物理刺激，搬运时动作要轻，以免诱发病理性骨折。

（4）术后护理：

①密切观察生命体征变化。

②做好引流管持续冲洗及负压引流，保持引流通畅。冲洗期间，密切观察并记录冲洗液的量，引流物的颜色、量及性状等。

③及时更换敷料，促进切口或创面愈合。

④练习肌肉的等长收缩，预防肢体畸形。

5. 效果评价

（1）体温是否维持在正常范围，疼痛是否减轻，感染是否得到控制。

（2）营养状况是否良好，水电解质及酸碱平衡是否正常。

（3）骨质是否完好，有无病理性骨折发生。

（4）引流是否通畅，手术切口或创面是否得到修复。

（5）患肢功能是否正常。

（6）基本生活需要是否得到满足。

（7）焦虑、恐惧程度是否减轻。

6. 健康教育

（1）向患者及家属解释长期彻底治疗的必要性，并强调出院后继续服用抗生素的重要性，保证出院后的继续抗感染治疗。

（2）指导伤口的护理及饮食调节，注意高蛋白、高热量、高维生素、易消化食物的摄入，以增强机体免疫力，促进伤口愈合。

（3）指导患者有计划地进行功能锻炼，日常活动时注意预防意外伤害及病理性骨折的发生。

（二）慢性骨髓炎

1. 护理评估

（1）健康史。

①病因：慢性骨髓炎大多数因急性骨髓炎治疗不及时、不彻底发展而来，少数患者因致病菌毒性低，发病时即表现为慢性骨髓炎。

②病理：急性骨髓炎感染期可因血运障碍有死骨形成，同时骨膜受炎症刺激又生成大量新骨，将死骨、脓液及坏死组织完全包围形成无效腔，从而使感染局限和慢性化。无效腔内的死骨、脓液和坏死组织可陆续经窦道排出。由于炎症的反复刺激，窦道周围的组织呈瘢痕增生，局部血液循环障碍，使窦道经久不愈。有时小块死骨自行吸收消散或经窦道排出后，窦道可暂时闭合；但若慢性炎症未彻底控制，当机体抵抗力下降或局部受伤时，急性炎症可再次发作，常有多次反复。窦道口周围皮肤长期受炎性分泌物的刺激可发生癌变。

（2）身体状况。

①症状和体征：静止期可无症状。患肢局部增粗、变形。幼年发作者，由于骨骺破坏，生长发育受影响，肢体呈现短缩或内、外翻畸形。周围皮肤菲薄，色泽较暗，稍有损伤即易形成慢性溃疡。患处常可见到窦道，窦道口肉芽组织增生，常有少量臭味脓液断续流出，有时有死骨排出。死骨排净后，窦道可暂时闭合，周围皮肤有紫褐色样色素沉着或湿疹样皮炎。急性发作时，局部皮肤有红、肿、热及明显压痛，原已闭合的窦道口开放，排出大量脓液和死骨。全身可出现衰弱、贫血等慢性中毒表现。

②辅助检查。a. X线检查：可见骨骼失去正常形态，骨膜下有新生骨形成，骨质硬化，骨髓腔不规则，大小不等的死骨形成，周围有空隙。b. CT及MRI检查：可显示出脓腔与小型死骨。c. 窦道造影：有窦道的患者可经窦道插管注入造影剂以显示脓腔。

（3）心理及社会状况：慢性骨髓炎患者因病程长，反复发作，加上疼痛，行动不便或遗留有残疾等而感到失望、悲观，故应评估患者及其家属对疾病的认识以及对患者的支持程度。

（4）治疗与效果：以手术治疗为主。原则是清除死骨、炎性肉芽组织和消灭无效腔。手术方法较多，常用的术式是病灶清除术及无效腔灭除术，可根据病情加以选择。急性发作期和手术前后可酌情使用抗生素。

2. 护理诊断及合作性问题

（1）营养失调：摄入量低于机体需要量，与慢性消耗有关。

（2）体温过高：与炎症急性发作有关。

（3）皮肤完整性受损：与炎症、窦道、溃疡有关。

（4）有失用综合征的危险：与炎症反复发作，活动受限，患肢功能障碍有关。

（5）有外伤的危险：与骨质破坏、疏松容易发生病理性骨折有关。

（6）焦虑：与炎症迁延不愈，引起功能障碍有关。

（7）知识缺乏：对疾病的治疗、预后及自我康复的锻炼方法缺乏相应的知识。

3. 护理目标

（1）支持疗法，纠正患者营养状况。

（2）维持正常体温。

（3）保持窦道以及周围皮肤清洁，促进创面愈合。

（4）协助患者活动，防止肌肉萎缩。

（5）避免患处产生应力，防止病理性骨折。

（6）心理安慰，消除患者焦虑。

（7）使患者了解疾病的有关知识，掌握自我康复锻炼的方法。

4. 护理措施

（1）改善营养状况，鼓励患者进食高蛋白、高热量、高维生素饮食，如牛奶、鸡蛋、肉类等。

（2）合理应用抗生素，注意浓度和滴注速度，观察用药后的副作用和毒性反应，及时做窦道分泌物培养、血培养及药物过敏试验，选用有效的抗生素。

（3）患者应卧床休息，抬高患肢，肢体置于功能位，限制活动，以减轻疼痛，防止关节畸形及病理性骨折，必须移动患肢时，应给与协助，避免患处产生应力。

（4）术前护理：

①解释病情，讲明手术的目的、方式及术后注意事项，使患者配合好手术治疗。

②常规皮肤准备，窦道口周围皮肤要保持清洁，手术区备皮要彻底。

（5）术后护理：

①患者采取患肢抬高的卧位。

②术后注意伤口的护理，及时更换敷料。

③做好伤口药物灌注、冲洗、负压引流，并注意观察引流液的量、颜色、性质等。

④保持引流通畅，防止引流液逆流，这是保证手术成功的关键。多采取输液器滴入冲洗液和负压引流。术后24 h内，渗血较多，应快速滴入冲洗液，以免血块堵塞冲洗管。冲洗液一般选用细菌敏感的抗生素配制而成，每日用量依病情而定。

⑤伤口行药物灌注，持续冲洗时间根据无效腔的大小而异，一般为2～4周。当体温正常，伤口无炎症现象，引流出的液体清晰时应考虑拔管。先拔除滴入管，引流管继续引流1～2 d后再拔除。

5. 效果评价

（1）患者营养状况是否良好。

（2）体温是否维持正常。

（3）局部皮肤创面、窦道及手术切口是否愈合良好。

（4）患肢功能是否得到完全恢复。

（5）有无病理性骨折发生。

（6）患者是否对慢性骨髓炎的有关知识有所了解。

（7）焦虑情绪是否消除。

6. 健康教育

（1）加强患肢功能锻炼，最大限度恢复肢体功能。

（2）提醒患者加强自我保护意识，避免康复期意外伤害及病理性骨折。

（3）定期复查，病情变化时及时就诊。

二、化脓性关节炎

关节的化脓性感染称为化脓性关节炎。好发于髋关节和膝关节，常为单发。多见于小儿，尤其是营养不良的小儿更易发病。男性多于女性。

（一）护理评估

1. 健康史

化脓性关节炎患者在发病前大多有身体其他部位的化脓性感染病史，或者有骨关节损伤史，尤其是开放性损伤，或者因某些治疗（如局部封闭疗法）进行关节穿刺时无菌操作不当而引发此病。

（1）病因：多由身体其他部位或临近关节部位化脓性病灶的细菌通过血液循环播散或直接蔓延至关节腔。此外，开放性关节损伤后继发感染也是致病因素之一。约85%的致病菌为金黄色葡萄球菌，其次分别为白色葡萄球菌、肺炎球菌及大肠埃希菌等。

（2）病理：根据病变的发展过程一般可分为三个阶段。

①浆液性渗出期：滑膜呈炎性充血、水肿，关节腔有白细胞浸润及浆液渗出物，内含大量白细胞。此期关节软骨尚未被破坏，其病理改变呈可逆性，若能及时正确治疗，渗出物可完全消散吸收，关节功能可完全恢复正常。

②浆液纤维素性渗出期：随炎症逐渐加重，渗出物增多、浑浊，内含大量白细胞及纤维蛋白。白细胞释放溶酶体类物质破坏软骨基质；纤维蛋白的沉积造成关节粘连和软骨破坏，此期治疗后关节功能不能完全恢复，可遗留不同程度的关节功能障碍。

③脓性渗出期：关节腔内的渗出液转为脓性，炎症侵入软骨下骨质，滑膜和关节软骨被破坏。关节囊和关节周围组织发生蜂窝织炎，最终导致关节重度粘连和挛缩，甚至呈纤维化或骨性强直，即使治愈也将遗留重度关节功能障碍。

2. 身体状况

（1）症状：起病急骤，全身不适，乏力，食欲不振，寒战高热，体温可达39℃以上。可出现谵妄与昏迷，小儿多见惊厥。病变关节处疼痛剧烈。

（2）体征：病变关节功能障碍。浅表关节可见红、肿、热、痛及关节积液表现。浮髌试验可为阳性。关节常自发处于半屈曲位，以松弛关节囊，增大关节腔的容量，缓解疼痛。深部关节，如髋关节，因周围肌肉、皮下组织较厚，局部红、肿、热不明显，关节常处于屈曲、外展、外旋位。患者可因疼痛拒绝对患肢进行检查。

（3）辅助检查。

①实验室检查：血白细胞计数和中性粒细胞计数比例增高。红细胞沉降率增快，关节腔穿刺可抽得渗出液，浆液性渗出较清亮，纤维蛋白性渗出较浑浊，黄白色的浑浊液体为脓液，镜下可见大量脓细胞。抽出液细菌培养可获阳性结果，寒战高热抽血培养亦可检出致病菌。

②X线检查：早期可见关节周围软组织肿胀、关节间隙增宽，继之见骨质疏松，后期关节间隙变窄或消失，关节面毛糙，可见骨质破坏或增生，甚至出现关节挛缩畸形或骨性强直。

3. 心理及社会状况

化脓性关节炎病情急重，有遗留残疾的可能，患者及家属往往感到焦虑、恐惧，故应了解患者及家属对本病治疗及护理的反应，从预后的了解及认知程度评估其心理承受能力及对医院环境的适应情况。

4. 治疗与效果

早期诊断、早期治疗，可避免遗留严重并发症。其治疗原则为：①早期、联合、足量、全身性应用抗生素，可结合关节腔内穿刺给药。②表浅关节如膝关节可穿刺置管冲洗引流。③关节腔内有脓性渗出时应适当牵引、固定及适度舒张运动，防止发生关节粘连或挛缩影响功能。④必要时手术治疗，常用术式为关节引流术和关节矫形术。

（二）护理诊断及合作性问题

（1）疼痛：与炎症有关。

（2）体温过高：与局部感染或有细菌、毒素进入血液有关。

（3）有关节功能丧失的危险：与关节粘连、骨性强直有关。

（4）自理缺陷：与关节肿胀、疼痛有关。

（5）焦虑：与疼痛、担心遗留关节功能障碍等有关。

（6）知识缺乏：缺乏对本病治疗、护理及预后的有关知识。

（三）护理目标

（1）疼痛与不适得到缓解。

（2）体温维持在正常范围。

（3）最大限度恢复肢体功能。

（4）根据自理缺陷程度，协助患者做好生活护理。

（5）心理支持，消除患者焦虑情绪。

（6）使患者获得对本病治疗、护理及预后的有关知识。

（四）护理措施

（1）卧床休息：急性期患者应适当抬高患肢，保持患肢于功能位，以减轻疼痛，并可预防关节畸形及病理性脱位。

（2）功能锻炼：为防止肌肉萎缩或减轻关节内的粘连，急性期患肢可做等长收缩和舒张运动，炎症消退后关节未明显破坏者，可进行关节伸屈功能锻炼。

（3）注意牵引或石膏固定患者的护理。

（4）关节内置管冲洗引流时，应记录每日的冲洗量、引流量，引流液的色泽及浑浊程度。

（5）遵医嘱合理使用抗生素。

（6）给予患者心理安慰，协助其做好生活护理，并向其宣教对本病治疗、护理及预后的有关知识。

（五）效果评价

（1）疼痛是否缓解。

（2）体温是否正常。

（3）关节功能是否恢复，有无关节畸形。

（4）基本生活需求是否得到满足。

（5）焦虑是否得到缓解或消除。

（6）患者是否获得了有关本病的相关知识。

（六）健康教育

（1）鼓励患者出院后坚持关节功能锻炼，最大限度恢复关节功能。

（2）指导患者合理进行关节功能锻炼，避免关节损伤及遗留功能障碍。

（3）康复期内提高自我保护意识，防止意外伤害。

三、骨与关节结核

骨与关节结核属于继发病变，绝大多数继发于呼吸系统结核，少数继发于其他系统的原发结核病灶。近年来发病率有上升趋势，男性稍多于女性，发病年龄以青壮年居多，30岁以下患者占80%以上。

（一）护理评估

1. 健康史

（1）病因：骨与关节结核是一种继发病变，发病前90%的患者有患肺结核的病史，其他少数患者患有消化道或淋巴结核。当患者抵抗力低下时，结核杆菌即可由原发病灶进入血流，经血液循环侵入骨质、骨膜而发生骨与关节结核。发病部位以脊柱最多见，约占发病率的50%，以腰椎结核居多，其次是膝关节、髋关节、肘关节和肩关节。

（2）病理：骨关节结核有三种类型，即单纯骨结核、单纯关节结核和全关节结核。早期病灶多为单纯骨结核或单纯关节结核，经治疗后病灶可消失，关节功能可部分或全部得到恢复。全关节结核多由前二者未经治疗转变而来，此时局部症状及全身表现均较前明显，虽经治疗，亦常遗留关节纤维或骨性强直，丧失关节功能。骨关节结核的组织病理学变化可分为三期。①渗出期：渗出物中有巨噬细胞、纤维蛋白或多形核白细胞。常以其中一种为主，亦可三者同时存在，巨噬细胞及多形核白细胞内常可找到结核杆菌。②增殖期：巨噬细胞吞噬结核杆菌后转变为上皮样细胞，再经增殖及相互融合成为郎格罕细胞，最后形成外周有成纤维细胞包绕的结核结节。③干酪样变性期：组织发生干酪样坏死，原有细胞结构消失，呈现均匀一致无结构的片状坏死区。三期可移行交界存在，并无明确界限。

上述病理变化可有三种转归：①病灶经纤维化、钙化或骨化而愈；②纤维组织包围局限病灶，呈长期静止状态；③病灶发展扩大，形成寒性脓肿或播散至其他组织器官。

2. 身体状况

（1）症状。

①全身症状：一般不很明显，多有盗汗、低热、乏力、食欲减退、消瘦、贫血等慢性结核中毒症状，在病变活动期表现明显。

②疼痛：早期病变部位有轻度疼痛，随病情发展逐渐加重，活动时疼痛更明显。脊柱结核多为钝痛，咳嗽、打喷嚏、持重物时疼痛加重。髋关节结核早期即有髋部疼痛，由于闭孔神经的反射作用，疼痛常放射到大腿上部及膝内侧。儿童常诉说同侧膝部疼痛。膝关节结核在全关节结核早期疼痛较明显，单纯滑膜和骨结核疼痛较轻。在儿童的髋关节和膝关节结核常有"夜哭"，原因是患儿在夜间熟睡时，肌肉自然放松，关节失去控制，若稍有肢体活动，放松的关节即发生剧痛，患儿惊醒而哭喊。肩关节结核早期有酸痛感，以肩关节前侧为主，有时可放射到肘部及前臂。

（2）体征。

①局部体征。a. 脊柱结核：脊柱生理弯曲改变，胸腰段椎体结核可明显后突成角畸形，呈"驼背"状。局部软组织可有压痛及叩击痛。b. 髋关节结核：早期患肢外展、外旋、屈曲、相对变长。后期由于关节面软骨破坏，患肢出现内旋、内收、屈曲畸形、相对变短。髋关节前后方有压痛，粗隆部有叩击痛，关节运动障碍。c. 膝关节结核：局部肿胀，由于膝关节上下肌肉因失用而萎缩，肿胀可呈梭形。晚期全关节结核时，膝关节处于屈曲位，当十字韧带被破坏时，发生膝关节脱位，小腿向后方移位，并出现膝外翻畸形。d. 肩关节结核：肩关节外展、外旋受限，三角肌萎缩，关节肿胀不明显。

②寒性脓肿和窦道：脊柱结核脓肿可沿肌肉及筋膜间隙向远处流动形成椎旁软组织间隙脓肿，如颈椎结核的咽后壁脓肿，胸腰椎结核的腰大肌间隙脓肿等。髋关节结核脓肿多在股三角区或臀部。膝关节和肩关节结核脓肿形成后一般局限在病灶附近。寒性脓肿破溃后形成经久不愈的窦道，易并发混合性感染。

③功能障碍：骨与关节结核由于病变部位疼痛及周围肌肉的保护性痉挛，常有活动受限或者姿势异常。如腰椎结核的患者，腰椎活动受限，当拾捡地上物品时，常需要屈膝下蹲，此征称为拾物实验阳性。髋关节结核早期就有跛行。当让患者平卧两下肢伸平时，见腰部生理性前屈加大，让患者全手抱紧健侧屈曲的膝下蹲时，骨盆平置，则患侧髋与膝关节呈屈曲状态，此为托马斯（Thomas）征阳性，说明患髋有屈曲畸形存在。另外，干酪样坏死物、死骨和坏死的椎间盘压迫脊髓时，可出现肢体感觉、运动及括约肌功能障碍，严重时甚至完全瘫痪。

（3）辅助检查。

①X线检查：X线摄片是骨与关节结核诊断检查的主要手段。a. 脊柱结核：可见骨质破坏，椎间隙变窄，椎体楔状改变或有压缩性骨折，椎旁可有软组织脓肿影像。b. 髋关节结核：单纯滑膜结核时，可见关节囊肿胀，关节间隙增宽；单纯骨结核时有骨质破坏及死骨或空洞形成；全关节结核时，可见关节软骨破坏，病理性关节脱位或纤维性强直。c. 膝关节结核：早期可见关节囊及软组织肿胀，骨质疏

松；中晚期则有死骨或空洞形成，关节间隙变窄或消失，严重者可有关节畸形。

②CT、MRI检查：多用于比较隐蔽或难以诊断和定位的脊柱结核和髋关节结核，可以发现椎体、附件病变和腰大肌脓肿，明确椎管内或椎管外病变。也可早期发现髋关节内结核病灶的位置和破坏范围。

3. 心理及社会状况

结核病病情多较缓慢，需要较长时间的持续治疗，病情严重者遗留功能障碍，故患者和家属常有不同程度的焦虑、恐惧、悲观等不良情绪及心态，影响疾病的治疗和康复。因此需了解患者及家属对疾病的认知和态度。

4. 治疗与效果

（1）非手术治疗：包括制动、固定、卧床休息，加强营养及应用抗结核药物。常用的抗结核药物有异烟肼、利福平、链霉素、对乙酰水杨酸钠、乙胺丁醇和阿米卡星，一般主张2～3种药物联合应用，持续两年。

（2）手术治疗：包括切开排脓、病灶清除术及矫形手术。术前服用抗结核药物至少两周，术后卧床休息3～6个月，继续服用抗结核药物直至治愈。

（二）护理诊断及合作性问题

（1）营养失调：摄入量低于机体需要量与结核病慢性消耗有关。

（2）疼痛：与局部病灶有关。

（3）有失用综合征的危险：与疼痛、骨与关节结构破坏及肢体功能障碍有关。

（4）皮肤完整性受损：与寒性脓肿破溃形成窦道有关。

（5）有受伤的危险：与病理性骨折及关节脱位有关。

（6）知识缺乏：对疾病的治疗、护理及康复缺乏应有的知识。

（7）焦虑：与病期较长，担心遗留后遗症等有关。

（三）护理目标

（1）改善营养状况。

（2）减少疼痛与不适。

（3）协助患者活动，防止肌肉萎缩。

（4）促进创面及窦道愈合，维持皮肤完整。

（5）无病理性骨折发生。

（6）使患者了解疾病治疗、护理的有关知识，掌握自我康复锻炼的方法。

（7）给予心理支持，减轻患者焦虑心理。

（四）护理措施

1. 注重心理护理

结核的病程较长，尤其是青少年患者正处于学习或工作的年龄，常因病情致使肢体活动受限、畸形甚至残疾，故患者有不同程度的焦虑、悲观情绪，对生活失去信心。因此，对骨与关节结核的患者应重视心理护理。保持病室整洁、安静、舒适、空气流通、阳光充足。多与患者沟通交流，减轻患者的心理负担。

2. 改善营养状态，提高抵抗力

给予高蛋白、高热量、高维生素易消化的饮食，保证充足的营养供给。

3. 注意卧床休息，适当限制活动

一般采取石膏托或石膏管型及皮肤牵引做患肢制动，有利于缓解疼痛，预防病理性脱位或骨折。注意保持肢体的功能位，防止关节畸形。

4. 活动时注意防跌倒

避免关节脱位或骨折等意外的发生。

5. 按医嘱合理应用抗结核药物

注意药物毒性反应及副作用的发生。

6. 生活护理

长期卧床的患者，加强皮肤护理及生活照顾。窦道换药时，应严格无菌操作，注意消毒隔离措施，避免混合感染的发生。

7. 手术治疗的护理

（1）术前护理：除一般常规术前护理外，主要是纠正患者的营养状况，提高对手术的耐受力，调节患者的心理素质，解除患者对手术的顾虑。遵照医嘱，术前应用抗结核药物至少2周，有窦道合并感染者用广谱抗生素至少1周。

（2）术后护理：应了解手术的种类及预后，应根据不同的手术治疗采取相应的护理措施。①严密观察病情，按时监测生命体征，注意观察肢端的颜色、温度、感觉及毛细血管充盈反应等，发现异常及时报告医生并协助处理。②脊柱结核术后脊柱很不稳定，尤其脊柱融合术后，必须局部确切制动，避免继发损伤及植骨脱落等。合并截瘫的患者，按截瘫的护理常规护理。③关节结核行滑膜切除术的患者，术后多采取皮肤牵引，注意保证牵引有效。关节融合术后，多采用石膏固定，注意石膏固定的护理。④鼓励患者适当主动活动病变关节以外的关节，防止关节僵直。活动量应根据患者的病情而定，原则是循序渐进，持之以恒，以达到最大限度地恢复肢体的功能。⑤术后继续应用抗结核药物3～6个月。

（五）效果评价

（1）营养状况是否得到改善，能够满足机体需要。

（2）疼痛是否减轻或消失。

（3）肢体功能是否最大限度得到恢复。

（4）皮肤创面、窦道或手术切口是否愈合良好。

（5）有无病理性骨折或关节脱位发生。

（6）患者是否了解有关本病治疗、护理的知识及掌握自我康复锻炼的方法。

（六）健康教育

（1）预防骨与关节结核应积极有效地治疗原发结核病灶。

（2）介绍骨与关节结核的治疗原则及方法，使患者积极有效地配合治疗。

（3）结核病疗程长，易复发，告诉患者要坚持全程、足量、联合用药，以免复发。

（4）讲明抗结核药物使用的剂量和方法。告知患者注意药物的毒副作用，如出现耳鸣、听力异常应立即停药，同时注意肝、肾功能受损及多发性神经炎的发生。

（5）病情变化，及时复诊。

第九章 妇科疾病的护理

第一节 妇科常见疾病进展

生殖系统炎症是女性常见病，可发生于生殖器官任何部位。主要包括下生殖道的外阴炎、阴道炎、宫颈炎和上生殖道的子宫内膜炎、输卵管炎、输卵管卵巢炎、盆腔腹膜炎及盆腔结缔组织炎。

女性生殖器外口直接与外界相通，并邻近尿道和肛门，病原体易于侵入。健康女性的生殖系统具备较完善的自然防御功能，当机体内外环境发生变化干扰了正常的防御功能时，就会发生炎症。护理人员应能帮助患者应用正确的治疗方法，在最短的时间内恢复健康，并指导患者积极预防，养成良好的卫生习惯避免复发，同时进行心理护理解除患者心理负担。

一、健康妇女生殖道的自然防御功能

（1）两侧大阴唇自然合拢，遮掩尿道口、阴道口，防止外界微生物污染。

（2）在盆底肌的作用下阴道口闭合，阴道前、后壁紧贴，可以防止外界的污染。经产妇阴道松弛，此种防御功能相对较差。

（3）阴道具有自净作用：阴道上皮在雌激素的作用下增生变厚，增加了对病原体的抵抗力；阴道上皮内含有丰富的糖原，在阴道杆菌的作用下糖原分解为乳酸，维持正常的阴道酸性环境使 $pH \leqslant 4.5$（pH 值 3.8～4.4），使适应弱碱环境中繁殖的病原体受到抑制。

（4）宫颈黏膜为柱状上皮细胞，黏膜层中的腺体分泌的碱性黏液形成黏液栓，将宫颈管与外界隔开。

（5）宫颈阴道表面覆以复层鳞状上皮，具有较强的抗感染能力。

（6）输卵管的蠕动以及输卵管黏膜上皮细胞的纤毛向子宫腔方向摆动，对阻止病原体的侵入有一定的作用。

（7）育龄期妇女子宫内膜周期性脱落，可及时消除子宫腔内的感染。此外，子宫内膜分泌液也含有乳铁蛋白、溶菌酶，可抑制细菌侵入子宫内膜。

二、生殖系统菌群

（一）阴道正常菌群

正常阴道内有多种病原体寄居形成阴道正常菌群，如乳酸杆菌、棒状杆菌、非溶血性链球菌、肠球菌及表面葡萄球菌、加德纳菌、大肠杆菌、摩根菌及消化球菌等。此外，还有支原体及假丝酵母菌。

（二）引起生殖系统炎症的病原体

虽然正常阴道内有多种细菌存在，但正常情况下，阴道与这些菌群之间形成生态平衡并不致病。但当某些因素一旦打破了此种平衡或外源性病原体侵入，即可导致炎症发生。引起外阴阴道炎症的病原体主要有以下几种。

1. 需氧菌

大肠杆菌、金黄色葡萄球菌、乙型溶血性链球菌、淋病奈瑟菌（简称淋菌）、阴道加德纳菌等。

2. 厌氧菌

脆弱类杆菌、消化链球菌、消化球菌、放线菌属等。

3. 原虫

原虫主要是阴道毛滴虫最多见，其次为阿米巴原虫。

4. 真菌

真菌主要是假丝酵母菌。

5. 病毒

病毒以疱疹病毒、人乳头瘤病毒为多见。

6. 螺旋体

螺旋体主要是苍白密螺旋体。

7. 衣原体

常见为沙眼衣原体，感染症状不明显，但常导致严重的输卵管黏膜结构及功能破坏，并可引起盆腔广泛粘连。

8. 支原体

支原体为条件致病菌，是阴道正常菌群的一种。

三、传播途径

1. 上行蔓延

病原体侵入外阴阴道后，沿黏膜上行经宫颈、子宫内膜、输卵管至卵巢及腹腔。淋病奈瑟菌、沙眼衣原体及葡萄球菌沿此途径扩散。

2. 血液循环蔓延

病原体先侵入人体其他系统，再经血液循环感染生殖器。生殖器结核杆菌主要以此种方式感染。

3. 经淋巴系统蔓延

细菌经外阴阴道、宫颈及宫体创伤处的淋巴管进入盆腔结缔组织及内生殖器其他部位。常见的有产褥感染、人工流产术后感染、放置宫内节育器后感染。感染的细菌主要有链球菌、大肠杆菌及厌氧菌等。

4. 直接蔓延

腹腔其他脏器感染后，直接蔓延到内生殖器，如阑尾炎可引起右侧输卵管炎。

四、阴道分泌物检查

正常妇女的阴道分泌物为清亮、透明、无味，量适中，不引起外阴刺激症状。当阴道分泌物增多，呈脓性并有异味时，多可能出现外阴阴道炎症。此时应对阴道分泌物进行检查及全面的妇科检查。

外阴阴道炎症的共同特点是阴道分泌物增加及外阴瘙痒，但由于病因不同，引起感染的病原体不同，其分泌物的特点、性质及瘙痒程度也不尽相同。在进行妇科检查时，应认真观察阴道分泌物的颜色、气味，并进行分泌物 pH 值测定及病原体检查。

五、炎症的发展与转归

1. 痊愈

绝大部分生殖系统炎症经治疗后均能痊愈。痊愈后组织结构、功能都可恢复正常。但如果坏死组织、炎性渗出物机化形成瘢痕或粘连，则组织结构和功能不能完全恢复，只能是炎症消失。

2. 转为慢性炎症

炎症治疗不及时、不彻底或病原体对抗生素不敏感，患者身体防御功能与病原体的破坏作用处于相持状态，使炎症长期存在。当机体抵抗力强时，炎症可以暂时被控制并逐渐好转，但当机体抵抗力下降时，慢性炎症可急性发作。

3. 扩散与蔓延

当病原体作用强大，而患者的抵抗力低下时，炎症可经血液、淋巴或直接蔓延到邻近器官。严重时可形成败血症，危及患者生命。由于医疗水平不断提高，此种情况在临床极为少见，只有当患者全身状况极差或伴有其他疾病（如肿瘤等）才可能出现。

第二节　外阴炎的护理

一、外阴炎

（一）概述

外阴部皮肤或前庭部黏膜发炎，称为外阴炎。由于外阴部位暴露于外，又与尿道、肛门、阴道邻近，因此外阴较易发生炎症。外阴炎可发生于任何年龄的女性，多发生于大、小阴唇。外阴炎以非特异性外阴炎多见。

（二）病因

（1）外阴与尿道、肛门临近，经常受到经血、阴道分泌物、尿液、粪便的刺激，若不注意皮肤清洁易引起外阴炎。

（2）糖尿病患者糖尿的刺激、粪瘘患者粪便的刺激以及尿瘘患者尿液的长期浸渍等。

（3）穿紧身化纤内裤，导致局部通透性差，局部潮湿以及经期使用卫生巾的刺激，均可引起非特异性外阴炎。

（4）营养不良可使皮肤抵抗力低下，易受细菌的侵袭，也可发生本病。

（三）护理评估

1. 健康史

重点评估患者年龄，平时卫生习惯，内裤材质及松紧度，是否应用抗生素及雌激素治疗，是否患有糖尿病、老年性疾病或慢性病等，育龄妇女应了解其采用的避孕措施及此次疾病症状等。

2. 临床表现

外阴皮肤瘙痒、疼痛、烧灼感，于活动、性交、排尿、排便时加重。检查见局部充血、肿胀、糜烂，常有抓痕，严重者形成溃疡或湿疹。慢性炎症可使皮肤增厚、粗糙、皲裂，甚至苔藓样变。严重时腹股沟淋巴结肿大且有压痛，体温升高，白细胞数量增多。糖尿病性外阴炎常表现为皮肤变厚，色红或呈棕色，有抓痕，因为尿糖是良好的培养基而常并发假丝酵母菌感染。幼儿性外阴炎还可发生两侧小阴唇粘连，覆盖阴道口甚至尿道口。

3. 辅助检查

取外阴处分泌物做细菌培养，寻找致病菌。

4. 心理-社会评估

评估出现外阴瘙痒症状后对患者生活有无影响，以及影响程度；患者就医的情况及是否为此产生心理负担。

5. 治疗原则

（1）病因治疗：积极寻找病因，若发现糖尿病应积极治疗糖尿病，若有尿瘘、粪瘘，应及时行修补术。

（2）局部治疗：可用 1 : 5 000 高锰酸钾液坐浴，每日 2 次，每次 15～20 分钟。若有破溃涂抗生素软膏或局部涂擦 40% 紫草油。此外，可选用中药苦参、蛇床子、白藓皮、土茯苓、黄柏各 15 g，川椒 6 g，水煎熏洗外阴部，每日 1～2 次。急性期可选用微波或红外线局部物理治疗。

（四）护理诊断和医护合作性问题

1. 皮肤黏膜完整性受损

与炎症引起的外阴皮肤黏膜充血、破损有关。

2. 舒适的改变

与皮肤瘙痒、烧灼感有关。

3. 知识缺乏

缺乏疾病及其防护知识。

（五）计划与实施

1. 预期目标

①患者能正确使用药物，避免皮肤抓伤，皮损范围不增大。②患者症状在最短时间内解除或减轻，舒适感增强。③患者了解疾病有关的知识及防护措施。

2. 护理措施

①告知患者坐浴的方法：取高锰酸钾放入清洁容器内加温开水配成1∶5 000的溶液，配制好的溶液呈淡玫瑰红色。每次坐浴20分钟，每日2次。坐浴时，整个会阴部应全部浸入溶液中，月经期间停止坐浴。②应积极协助医生寻找病因，进行外阴处分泌物检查，必要时进行血糖或尿糖检查。③指导患者遵医嘱正确使用药物，将剂量、使用方法向患者解释清楚。④告知患者按医生要求进行复诊，治疗期间如出现新的症状或症状加重应及时就诊。

3. 健康指导

①保持外阴部清洁干燥，严禁穿化纤及过紧内裤，穿纯棉内裤并每日更换。②做好经期、孕期、分娩期及产褥期卫生护理。发现过敏性用物后立即停止使用。③饮食注意勿饮酒或辛辣食物，增加新鲜蔬菜和水果的摄入。④严禁搔抓局部，勿热水烫洗和用刺激性药物或肥皂擦洗外阴。⑤配制高锰酸钾溶液时，浓度不可过高，防止灼伤局部皮肤。

（六）护理评价

患者在治疗期间能够按医嘱使用药物，症状减轻。患者了解与外阴炎相关知识及防护措施。

二、前庭大腺炎

（一）概述

前庭大腺炎是病原体侵入前庭大腺引起的炎症。包括前庭大腺脓肿和前庭大腺囊肿。前庭大腺位于两侧大阴唇后1/3深部，腺管开口于处女膜与小阴唇之间。因解剖部位的特点，在性交、分娩等其他情况污染外阴部时，病原体容易侵入而引起前庭大腺炎。此病多见于育龄妇女，幼女及绝经后妇女较少见。

（二）病因

主要病原体为内源性及性传播疾病的病原体。内源性病原体有葡萄球菌、大肠杆菌、链球菌、肠球菌等。性传播疾病的病原体常见的是淋病奈瑟菌及沙眼衣原体。

急性炎症发作时，病原体首先侵犯腺管，腺管呈急性化脓性炎症，腺管开口往往因肿胀或渗出物凝聚而阻塞，脓液不能外流、积存而形成脓肿，称前庭大腺脓肿。在急性炎症消退后腺管堵塞，分泌物不能排出，脓液逐渐转为清液而形成囊肿，或由于慢性炎症使腺管堵塞或狭窄，分泌物不能排出或排出不畅，也可形成囊肿。

（三）护理评估

1. 健康史

重点评估患者年龄，平时卫生习惯，近期是否有流产、分娩等特殊情况，育龄妇女应了解其性生活情况，有无不洁性生活史。

2. 临床表现

炎症多发生于一侧，初起时局部肿胀、疼痛、灼热感，行走不便，有时会致大小便困难。检查见局部皮肤红肿、发热、压痛明显。若为淋病奈瑟菌感染，挤压局部可流出稀薄、淡黄色脓汁。当脓肿形成时，可触及波动感，脓肿直径可达5~6 cm，患者出现发热等全身症状。当脓肿内压力增大时，表面皮肤变薄，脓肿自行破溃，若破孔大，可自行引流，炎症较快消退而痊愈，若破孔小，引流不畅，则炎症持续不消退，并可反复急性发作。慢性期囊肿形成时，患者有外阴部坠胀感，偶有性交不适，检查时局部可触及囊性肿物，常为单侧，大小不等，无压痛。囊肿可存在数年而无症状，有时可反复急性发作。

3. 辅助检查

可取前庭大腺开口处分泌物做细菌培养，确定病原体。

4. 心理-社会评估

评估症状出现后对患者生活影响的程度，评估患者就医的情况及有无因害怕疼痛和害羞的心理而使自己的疾病未能得到及时治疗及对疾病的治愈是否有信心等。对性传播疾病的病原体感染的患者，应通过与其交谈、接触了解其心理状态，帮助患者积极就医并采取正确的治疗措施。

5. 治疗原则

根据病原体选用口服或肌内注射抗生素。在获得培养结果前应使用广谱抗生素治疗。此外，可选用清热、解毒的中药，如蒲公英、紫花地丁、金银花、连翘等，局部热敷或坐浴。脓肿形成后可切开引流并作造口术。单纯切开引流只能暂时缓解症状，切口闭合后，仍可形成囊肿或反复感染，故应行造口术。

（四）护理诊断和医护合作性问题

1. 舒适的改变

与局部皮肤肿胀、疼痛有关。

2. 焦虑

与疾病反复发作有关。

3. 体温升高

与脓肿形成有关。

4. 知识缺乏

缺乏前庭大腺炎的相关知识及预防措施。

（五）计划与实施

1. 预期目标

①患者在最短时间内解除或减轻症状，舒适感增强。②患者紧张焦虑的心情恢复平静。③患者及时接受治疗，体温恢复正常。④患者了解前庭大腺炎的相关知识并掌握预防措施。

2. 护理措施

①急性炎症发作时，患者需卧床休息，保持外阴部清洁。②局部热敷或用 1：5 000 高锰酸钾溶液坐浴，每日 2 次。③遵医嘱正确使用抗生素。④引流造口的护理：术前护理人员应备好引流条。术后应局部保持清洁，患者最好取半卧位，以利于引流。每日用 1：40 络合碘棉球擦洗外阴 2 次，并更换引流条，直至伤口愈合。以后继续用 1：5 000 高锰酸钾溶液坐浴，每日 2 次。

3. 健康指导

注意个人卫生，尤其是经期卫生；勤洗澡勤换内裤，外阴处出现局部红、肿、热、痛时及时就诊，以免延误病情。

（六）护理评价

患者接受治疗后，舒适感增加，症状减轻。患者能够了解前庭大腺炎的相关知识并掌握了预防措施，焦虑感减轻，并能保持良好的卫生习惯，主动实施促进健康的行为。

第三节 阴道炎的护理

一、滴虫阴道炎

（一）概述

滴虫阴道炎是由阴道毛滴虫感染而引起的阴道炎症，是临床上常见的阴道炎。

(二)病因

阴道毛滴虫适宜在温度为 25～40℃、pH 值为 5.2～6.6 的潮湿环境中生长，在 pH 5 以下或 7.5 以上的环境中不能生长。滴虫的生活史简单，只有滋养体而无包囊期，滋养体活力较强，能在 3～5℃的环境中生存 21 日，在 460℃时生存 20～60 分钟，在半干燥环境中约生存 10 小时，在普通肥皂水中也能生存 45～120 分钟。阴道毛滴虫呈梨形，后端尖，大小为多核白细胞的 2～3 倍。虫体顶端有 4 根鞭毛，体部有波动膜，后端有轴柱凸出。活的滴虫透明无色，呈水滴状，诸鞭毛随波动膜的波动而摆动。

滴虫有嗜血及耐碱的特性。隐藏在腺体及阴道皱襞中的滴虫，在月经前、后，阴道 pH 发生变化时得以繁殖，引起炎症的发作。阴道毛滴虫能消耗或吞噬阴道上皮细胞内的糖原，阻碍乳酸生成，使阴道内 pH 值升高。滴虫不仅寄生于阴道，还常侵入尿道或尿道旁腺，甚至膀胱、肾盂以及男性的包皮皱褶、尿道或前列腺中。

临床上，滴虫阴道炎往往与其他阴道炎并存，多合并细菌性阴道病。

(三)发病机制与传染方式

1. 发病机制

滴虫主要是通过其表面的凝集素及半胱氨酸蛋白酶黏附于阴道上皮细胞，进而经阿米巴样运动的机械损伤以及分泌物的蛋白水解酶、蛋白溶解酶的细胞毒作用，共同损伤上皮细胞，并诱导炎症介质的产生，最后导致上皮细胞溶解、脱落，局部炎症发生。

2. 传染方式

①经性交直接传播：与女性患者有一次非保护性交后，约 70% 男性发生感染，通过性交男性传给女性的概率更高。由于男性感染后常无症状，因此易成为感染源。②经公共浴池、浴盆、浴巾、游泳池、坐式便器、衣物等间接传播。③医源性传播：通过污染的器械及敷料传播。

(四)护理评估

1. 健康史

询问患者的年龄，可能的发病原因。了解患者个人卫生及月经期卫生保健情况，以及症状与月经的关系。了解其性伙伴有无滴虫感染，发病前是否到公共浴池或游泳池等。

2. 临床表现

（1）潜伏期：4～28 日。

（2）症状：有 25%～50% 患者在感染初期无症状，其中 1/3 在感染 6 个月内出现症状，症状的轻重取决于局部免疫因素、滴虫数量多少及毒力强弱。滴虫阴道炎的主要症状是阴道分泌物增加及外阴瘙痒，分泌物为稀薄的泡沫状，黄绿色有臭味。瘙痒部位主要为阴道口及外阴，间或有灼热、疼痛、性交痛等。若尿道口有感染，可有尿频、尿痛，有时可见血尿。阴道毛滴虫能吞噬精子，并能阻碍乳酸生成，影响精子在阴道内存活，可致不孕。

（3）体征：检查时见阴道黏膜充血，严重者有散在出血斑点，甚至宫颈有出血点，形成"草莓样"宫颈。后穹隆有大量白带，呈灰黄色、黄白色稀薄液体或黄绿色脓性分泌物，常呈泡沫状。带虫者阴道黏膜常无异常改变。

3. 辅助检查

在阴道分泌物中找到滴虫即可确诊。生理盐水悬滴法是进行阴道毛滴虫检查最简便的方法。具体方法是：在载玻片上加温生理盐水 1 小滴，于阴道后穹隆处取少许分泌物混于生理盐水中，立即在低倍光镜下寻找滴虫。显微镜下可见到波状运动的滴虫及增多的白细胞被推移。此方法敏感性为 60%～70%。对可疑但多次未能发现滴虫的患者，可取阴道分泌物进行培养，其准确率可达 98%。取阴道分泌物送检时应注意及时和保暖，并且在取分泌物前 24～48 小时避免性交、阴道灌洗及局部用药，取分泌物时应注意不要使用润滑剂等。

目前，检查阴道毛滴虫还可用聚合酶链反应，其敏感性为 90%，特异性为 99.8%。

4. 社会-心理评估

评估患者的心理状况，了解患者是否会因害羞不愿到医院就诊。同时评估影响治疗效果的心理压力和反复发作造成的苦恼，以及家属对患者的理解和配合。

5. 治疗原则

由于阴道毛滴虫可同时感染尿道、尿道旁腺、前庭大腺，因此，滴虫阴道炎患者需要全身用药，主要治疗的药物为甲硝唑和替硝唑。

（1）全身用药方法：初次治疗可单次口服甲硝唑 2 g 或替硝唑 2 g。也可选用甲硝唑 400 mg，每日 2 次，7 日为一个疗程；或用替硝唑 500 mg，每日 2 次，7 日为一个疗程。女性患者口服药物治疗治愈率为 82%~89%，若性伴侣同时治疗，治愈率可达 95%。患者服药后偶见胃肠道反应，如食欲减退、恶心、呕吐。此外，偶见头痛、皮疹、白细胞数量减少等，一旦发现应停药。

（2）局部用药：不能耐受口服药物治疗的患者可以选用阴道局部用药。但单独阴道用药的效果不如全身用药好。局部可选用甲硝唑阴道泡腾片 200 mg，每晚 1 次，连用 7 日。局部用药的有效率低于 50%。局部用药前，可先用 1% 乳酸液或 0.1%~0.5% 醋酸液冲洗阴道，改善阴道内环境，以提高疗效。

（五）护理诊断和医护合作性问题

1. 舒适的改变

与阴部瘙痒及白带增多有关。

2. 自我形象紊乱

与阴道分泌物异味有关。

3. 排尿异常

与尿道口感染有关。

4. 性生活形态改变

与炎症引起性交痛，治疗期间禁性生活有关。

（六）计划与实施

1. 预期目标

（1）患者在最短时间内解除或减轻症状，舒适感增强。

（2）经过积极治疗和护理，患者阴道分泌物增多及有异味的症状减轻。

（3）患者能积极配合治疗，相应症状得到缓解。

（4）患者了解治疗期间禁性生活的重要性。

2. 护理措施

（1）指导患者注意个人卫生，保持外阴部清洁、干燥，尽量避免搔抓外阴部，以免局部皮肤损伤加重症状。

（2）向患者讲解易感因素和传播途径，特别是要到正规的浴池和游泳池等场所活动。

（3）治疗期间禁止性生活：服用甲硝唑或替硝唑期间及停药 24 小时内要禁酒，因药物与乙醇结合可出现皮肤潮红、呕吐、腹痛、腹泻等反应。甲硝唑能通过乳汁排泄，因此，哺乳期妇女用药期间及用药后 24 小时内不能哺乳。

（4）性伴侣治疗：滴虫阴道炎主要是由性交传播，性伴侣应同时治疗，治疗期间禁止性生活。

（5）观察用药反应：患者口服甲硝唑后如出现食欲减退、恶心、呕吐，以及头痛、皮疹、白细胞数量减少等，应及时告知医生并停药。

（6）留取阴道分泌物送检时，应注意及时和保暖。告知患者在取分泌物前 24~48 小时避免性交、阴道灌洗及局部用药，取分泌物时应注意不要使用润滑剂等。

3. 健康指导

（1）预防措施：做好卫生宣传，积极开展普查普治工作，消灭传染源。严格管理制度，应禁止滴虫患者或带虫者进入游泳池。浴盆、浴巾等用具应消毒。医疗单位必须作好消毒隔离，防止交叉感染。

（2）治疗中注意事项：患病期间应每日更换内裤，内裤及洗涤用毛巾应用开水煮沸消毒 5~10 分钟，以消灭病原体。洗浴用具应注意专人使用，以免交叉感染。

（3）随访：部分滴虫阴道炎治疗后可发生再次感染或与月经后复发，治疗后应随访到症状消失。告知患者如治疗7日后症状仍持续存在应及时复诊。

（4）治愈标准：滴虫阴道炎常于月经后复发，应向患者解释检查治疗的重要性，防止复发。复查阴道分泌物时，应选择在月经干净后来院复诊。若经3次检查阴道分泌物为阴性时，为治愈。

（七）护理评价

患者了解滴虫阴道炎的相关知识及预防措施。治疗期间能够按医生的方案坚持用药，并按时复诊，使疾病得到彻底治愈。

二、外阴阴道假丝酵母菌病

（一）概述

外阴阴道假丝酵母菌病（VVC）由假丝酵母菌引起的一种常见的外阴阴道炎，曾被称为外阴阴道念珠菌病。外阴阴道假丝酵母菌病发病率较高，据资料显示，约75%的妇女一生中至少患过一次VVC，其中40%~50%的妇女经历过一次复发。

（二）病因

引起外阴阴道假丝酵母菌病的病原体80%~90%为白假丝酵母菌，10%~20%为光滑假丝酵母菌、近平滑假丝酵母菌及热带假丝酵母菌等。该菌对热的抵抗力不强，加热至60℃1小时即可死亡，但对干燥、日光、紫外线及化学制剂有较强的抵抗力。酸性环境适宜假丝酵母菌的生长，有假丝酵母菌感染的阴道pH值多在4.0~4.7之间，通常<4.5。

白假丝酵母菌为条件致病菌，约10%~20%的非孕妇女及30%孕妇阴道中有此菌寄生，但菌量很少，并不引起症状。但当全身及阴道局部免疫力下降，尤其是局部免疫力下降时，病原体大量繁殖而引发阴道炎。常见的诱发因素有妊娠、糖尿病、大量应用免疫抑制剂及广谱抗生素。妊娠时机体免疫力下降，雌激素水平高，阴道组织内糖原增加，酸度增高，有利于假丝酵母菌生长。此外，雌激素可与假丝酵母菌表面的激素受体结合，促进阴道黏附及假菌丝形成。糖尿病患者机体免疫力下降，阴道内糖原增加，适合假丝酵母菌繁殖。大量应用免疫抑制剂使机体抵抗力降低。长期应用广谱抗生素，改变了阴道内病原体的平衡，尤其是抑制了乳杆菌的生长。其他诱因有胃肠道假丝酵母菌、含高剂量雌激素的避孕药，另外，穿紧身化纤内裤及肥胖会使会阴局部温度及湿度增加，假丝酵母菌易于繁殖而引起感染发生。

（三）发病机制与传染方式

1. 发病机制

假丝酵母菌在阴道内寄居以致形成炎症，要经过黏附、形成菌丝、释放侵袭性酶类等过程。假丝酵母菌通过菌体表面的糖蛋白与阴道宿主细胞的糖蛋白受体结合，黏附宿主细胞，然后菌体出芽形成芽管和假菌丝，菌丝可穿透阴道鳞状上皮吸收营养，假丝酵母菌进而大量繁殖。假丝酵母菌生长过程中，分泌多种蛋白水解酶并可激活补体旁路途径，产生补体趋化因子和过敏毒素，导致局部血管扩张、通透性增强和炎性反应。

2. 传染方式

①内源性传染：假丝酵母菌除寄生阴道外，还可寄生于人的口腔、肠道，这三个部位的念珠菌可互相传染，当局部环境条件适合时易发病。②性交传染：少部分患者可通过性交直接传染。③间接传染：极少数患者是接触感染的衣物间接传染。

（四）护理评估

1. 健康史

评估患者有无诱发因素存在，如妊娠、糖尿病、长期应用激素或抗生素或免疫抑制剂等情况，以及发病后的治疗情况，是否为初次发病。

2. 临床表现

主要表现为外阴瘙痒、灼痛，严重时坐卧不宁，异常痛苦，还可伴有尿频、尿痛及性交痛。急性期白带增多，白带特征是白色稠厚呈凝乳或豆渣样。检查见外阴抓痕，小阴唇内侧及阴道黏膜附有白色膜状物，擦除后露出红肿黏膜面，急性期还可能见到糜烂及浅表溃疡。

由于患者的流行情况、临床表现轻重不一，感染的假丝酵母菌菌株、宿主情况不同，对治疗的反应有差别。为利于治疗及比较治疗效果，目前将外阴阴道假丝酵母菌病根据宿主情况、发生频率、临床表现及真菌种类不同分为单纯性外阴阴道假丝酵母菌病和复杂性外阴阴道假丝酵母菌病。具体分类方法如表9-1。

表9-1 外阴阴道假丝酵母菌病的临床分类

	单纯性VVC	复杂性VVC
发生频率	散发或非经常发生	复发性
临床表现	轻到中度	重度
真菌种类	白假丝酵母菌	非白假丝酵母菌
宿主情况	免疫功能正常	免疫力低下或应用免疫抑制剂或糖尿病、妊娠

3. 辅助检查包括以下几种。

（1）悬滴法检查：将10%氢氧化钾或生理盐水1滴滴于玻片上，取少许阴道分泌物混于其中，混匀后在显微镜下寻找孢子和假菌丝。由于10%氢氧化钾可溶解其他细胞成分，假丝酵母菌检出率高于生理盐水，阳性率为70%~80%。

（2）培养法检查：若有症状而多次悬滴法检查均为阴性，可用培养法。将阴道分泌物少许放入培养管内培养，结果（+）确诊。

（3）pH值测定：若pH<4.5，可能为单纯性假丝酵母菌感染，若pH>4.5，并且涂片中有大量白细胞，可能存在混合感染。

4. 心理-社会评估

外阴阴道假丝酵母菌病患者由于自觉症状较重，严重影响其日常生活和学习，特别是影响患者入睡，多会出现焦虑和烦躁情绪，因此，护理人员应着重评估患者的心理反应，了解其对于疾病和治疗有无顾虑，特别是需停用激素和抗生素的患者要做好解释工作，以便积极配合治疗。

5. 治疗原则

（1）消除诱因：若有糖尿病应积极治疗，及时停用广谱抗生素、雌激素、类固醇激素。

（2）局部用药：单纯性VVC可选用以下药物进行局部治疗。①咪康唑栓剂，每晚1粒（200 mg），连用7日，或每晚1粒（400 mg），连用3日。②克霉唑栓剂或片剂，每晚1粒（150 mg）或1片（250 mg），连用7日或每日早晚各1粒（150 mg），连用3日，或1粒（500 mg），单次用药。③制霉菌素栓剂，每晚1粒（10万U），连用10~14日。复杂性VVC局部用药选择与单纯性VVC基本相同，均可适当延长治疗时间。

（3）全身用药：单纯性VVC也可选用口服药物。①伊曲康唑每次200 mg，每日1次口服，连用3~5日，或用1日疗法，口服400 mg，分两次服用。②氟康唑150 mg，顿服。复杂性VVC全身用药选择与单纯性VVC基本相同，均可适当延长治疗时间。

（4）复发性VVC的治疗：外阴阴道假丝酵母菌病治疗后容易在月经前复发，故治疗后应在月经前复查白带。VVC治疗后约5%~10%复发。对复发病例应检查原因，如是否有糖尿病、应用抗生素、雌激素或类固醇激素、穿紧身化纤内裤、局部药物的刺激等，消除诱因。性伴侣应进行假丝酵母菌的检查及治疗。由于肠道及阴道深层假丝酵母菌是重复感染的重要来源，抗真菌剂以全身用药为主，可适当加大抗真菌剂的剂量及延长用药时间。

（五）护理诊断及医护合作性问题

1. 睡眠形态改变

与阴部奇痒、烧灼痛有关。

2. 焦虑

与疾病反复发作有关。

3. 知识缺乏

缺乏疾病及防护知识。

4. 皮肤黏膜完整性受损

与炎症引起的阴道黏膜充血、破损有关。

（六）计划与实施

1. 护理目标

（1）患者在最短时间内解除或减轻症状，睡眠恢复正常。

（2）患者紧张焦虑的心情恢复平静。

（3）患者能够掌握有关外阴阴道假丝酵母菌病的防护措施。

（4）患者能正确使用药物，皮肤破损范围不增大。

2. 护理措施

（1）心理护理：VVC患者多数有焦虑及烦躁心理，护理人员应耐心倾听其主诉，并安慰患者，向其讲清该病的治疗效果及效果显现时间，使其焦虑、烦躁情绪得到缓解和释放。还应告知患者按医生的用药和方案坚持治疗和按时复诊，不要随意中断，以免影响疗效。

（2）局部用药指导：局部用药前可用2%~4%碳酸氢钠液冲洗阴道，改变阴道酸碱度，不利于假丝酵母菌生长，可提高疗效。阴道上药时要尽量将药物放入阴道深处。

（3）保持外阴清洁和干燥，分泌物多时应勤换内裤，用过的内裤、盆及毛巾应用开水烫洗或煮沸消毒5~10分钟。

3. 健康指导

（1）注意个人卫生，勤换内裤，用过的内裤、盆及毛巾均应用开水烫洗，尽量不穿紧身及化纤材质内衣裤。

（2）讲解外阴阴道假丝酵母菌病的易感因素，强调外阴清洁的重要性，洗浴卫生用品专人使用，避免交叉感染，特别注意妊娠期和月经期卫生，出现外阴瘙痒等症状及时就医。

（3）尽量避免长时间应用广谱抗生素，如有糖尿病应及时、积极治疗。

（4）患病及治疗期间应注意休息，避免过度劳累。饮食上增加新鲜蔬菜和水果的摄入，禁食辛辣食物及饮酒。

（七）护理评价

患者了解外阴阴道假丝酵母菌病的相关知识及预防措施。治疗期间能够遵医嘱坚持用药，并按时复诊，使疾病得到彻底治愈。随着病情的恢复，患者焦虑及烦躁心理得到缓解。

三、细菌性阴道病

（一）概述

细菌性阴道病是阴道内正常菌群失调所致的一种混合感染。曾被命名为嗜血杆菌阴道炎、加德纳菌阴道炎、非特异性阴道炎、棒状杆菌阴道炎，目前被命名为细菌性阴道病。细菌性阴道病是临床及病理特征无炎症改变的阴道炎。

（二）病因

细菌性阴道病非单一致病菌所引起，而是多种致病菌共同作用的结果。

（三）病理生理

生理情况下，阴道内有各种厌氧菌及需氧菌，其中以产生过氧化氢的乳杆菌占优势。细菌性阴道病时，阴道内乳杆菌减少而其他细菌大量繁殖，主要有加德纳尔菌、动弯杆菌、类杆菌、消化链球菌等及其他厌氧菌，部分患者合并人型支原体，其中以厌氧菌居多。厌氧菌的浓度可以是正常妇女的 100～1 000 倍。厌氧菌繁殖的代谢产物使阴道分泌物的生化成分发生相应改变，pH 值升高，胺类物质、有机酸和一些酶类增加。胺类物质可使阴道分泌物增多并有臭味。酶和有机酸可破坏宿主的防御机制而引起炎症。

（四）护理评估

1. 健康史

了解患者阴道分泌物的形状，分泌物量是否增多和有臭味。

2. 临床表现

细菌性阴道病多发生在性活跃期妇女。10%～40% 患者无临床症状，有症状者主要表现为阴道分泌物增多，有鱼腥臭味，于性交后加重。可伴有轻度外阴瘙痒或烧灼感。分泌物呈灰白色、均匀一致、稀薄，常黏附在阴道壁，其黏稠度低，容易将分泌物从阴道壁拭去。阴道黏膜无充血等炎症表现。

3. 辅助检查

细菌性阴道病临床诊断标准为下列检查中有 3 项阳性即可明确诊断。

（1）阴道分泌物为匀质、稀薄白色。

（2）阴道 pH>4.5 阴道分泌物 pH 值通常在 4.7～5.7 之间，多为 5.0～5.5。

（3）胺臭味试验阳性：取阴道分泌物少许放在玻片上，加入 10% 氢氧化钾 1～2 滴，产生一种烂鱼肉样腥臭气味即为阳性。

（4）线索细胞阳性：取少许分泌物放在玻片上，加一滴生理盐水混合，置于高倍显微镜下寻找线索细胞。线索细胞即阴道脱落的表层细胞，于细胞边缘黏附大量颗粒状物即各种厌氧菌，尤其是加德纳菌，细胞边缘不清。严重病例，线索细胞可达 20% 以上，但几乎无白细胞。

（5）可参考革兰染色的诊断标准，其标准为每个高倍光镜下，形态典型的乳杆菌≤5，两种或两种以上其他形态细菌（小的革兰阴性杆菌、弧形杆菌或阳性球菌）≥6。

4. 心理-社会评估

了解患者对自身疾病的心理反应。一般情况下，患者会因为阴道分泌物的异味而难为情，有一定的心理负担。

5. 治疗原则

细菌性阴道病多选用抗厌氧菌药物，主要有甲硝唑、克林霉素。甲硝唑抑制厌氧菌生长，而不影响乳杆菌生长，是较理想的治疗药物，但对支原体效果差。

（1）全身用药：口服甲硝唑 400 mg，每日 2～3 次，共 7 日或单次口服甲硝唑 2 g，必要时 24～48 h 重复给药 1 次。甲硝唑单次口服效果不如连服 7 日效果好。也可选用口服克林霉素 300 mg，每日 2 次，连服 7 日。

（2）局部用药：阴道用甲硝唑泡腾片 200 mg，每晚 1 次，连用 7～14 日。2% 克林霉素软膏涂阴道，每晚 1 次，每次 5 g，连用 7 日。局部用药与全身用药效果相似，治愈率可达 80%。

（五）护理诊断和医护合作性问题

1. 自我形象紊乱

与阴道分泌物异味有关。

2. 知识缺乏

缺乏疾病及防护知识。

（六）计划与实施

1. 护理目标

（1）帮助患者建立治疗信心，积极接受治疗，使症状及早缓解。

（2）患者能够掌握有关生殖系统炎症的防护措施。

2. 护理措施

（1）心理护理：向患者解释异味产生的原因，告知患者坚持用药和治疗，症状会缓解，使患者心理负担减轻。

（2）用药指导：向患者讲清口服药的用法、用量，阴道用药的方法及注意事项。

（3）协助医生进行阴道分泌物取材，注意取材时应取阴道侧壁的分泌物，不应取宫颈管或后穹隆处分泌物。

（4）阴道局部可用1%乳酸溶液或0.5%醋酸溶液冲洗阴道，改善阴道内环境以提高疗效。

3. 健康指导

（1）注意个人卫生，勤换内裤。平时尽量不穿紧身及化纤材质内衣裤。清洁会阴部用品要专人专用，避免交叉感染。

（2）阴道用药方法：阴道用药最好选在晚上睡前，先清洗会阴部，然后按医嘱放置药物，药物最好放置在阴道深部，可保证疗效。

（七）护理评价

患者阴道分泌物减少，异味消除，并了解细菌性阴道病的相关知识，掌握全身及局部用药方法。

四、萎缩性阴道炎

（一）概述

萎缩性阴道炎常见于自然绝经及卵巢去势后妇女，也可见于产后闭经或药物假绝经治疗的妇女。因卵巢功能衰退，雌激素水平降低，阴道壁萎缩，黏膜变薄，上皮细胞内糖原含量减少，阴道内pH值增高，局部抵抗力降低，致病菌容易入侵繁殖引起炎症。

（二）病因

由于卵巢功能衰退、雌激素水平降低、阴道壁萎缩、黏膜变薄，上皮细胞内糖原含量减少、阴道内pH值增高、局部抵抗力下降，致病菌容易侵入并繁殖，而引起炎症。

（三）护理评估

1. 健康史

了解患者的年龄、是否已经绝经、是否有卵巢手术史、盆腔放射治疗史或药物性闭经史、近期身体状况、有无其他慢性疾病等。

2. 临床表现

主要症状为阴道分泌物增多及外阴瘙痒、灼热感。阴道分泌物稀薄，呈淡黄色，严重者呈血样脓性白带，患者有性交痛。

阴道检查见阴道呈萎缩性改变，上皮萎缩、菲薄、皱襞消失，阴道黏膜充血，有小出血点，有时见浅表溃疡。若溃疡面与对侧粘连，阴道检查时粘连可被分开而引起出血，粘连严重时可造成阴道狭窄甚至闭锁，炎症分泌物引流不畅可形成阴道积脓或宫腔积脓。

3. 辅助检查

（1）阴道分泌物检查：取阴道分泌物在显微镜下可见大量基底层细胞及白细胞而无滴虫及假丝酵母菌。

（2）宫颈细胞学检查：有血性白带的患者应行宫颈细胞学检查，首先应排除子宫颈癌的可能。

（3）分段诊刮：有血性分泌物的患者，应根据其情况进行分段诊刮，以排除子宫恶性肿瘤。

4. 心理-社会评估

萎缩性阴道炎患者多数为绝经期妇女，由于绝经期症状已经给患者带来严重的心理负担，患者多表现出严重的负性心理情绪，如烦躁、焦虑、紧张等。护理人员应对患者各种情绪反应做出准确评估，同时了解家属是否存在不耐烦等不良情绪。

5. 治疗原则

萎缩性阴道炎的治疗原则是抑制细菌生长及增加阴道抵抗力，常用药物有以下几种。

(1) 抑制细菌生长：用 1% 乳酸液或 0.5% 醋酸液冲洗阴道，每日 1 次，可增加阴道酸度，抑制细菌生长繁殖。阴道冲洗后，用甲硝唑 200 mg 或氧氟沙星 100 mg，放于阴道深部，每日 1 次，7~10 日为 1 疗程。

(2) 增加阴道抵抗力：针对病因给雌激素治疗，可局部用药，也可全身用药。己烯雌酚 0.125~0.25 mg，每晚放入阴道深部 1 次，7 日为一疗程或用 0.5% 己烯雌酚软膏涂局部涂抹。全身用药，可口服尼尔雌醇，首次 4 mg，以后每 2~4 周服 1 次，每次 2 mg，维持 2~3 个月。尼尔雌醇是雌三醇的衍生物，剂量小、作用时间长、对子宫内膜影响小，较安全。对应用性激素替代治疗的患者，可口服结合雌激素 0.625 mg 或戊酸雌二醇 1 mg 和甲羟孕酮 2 mg，每日 1 次。乳癌或子宫内膜癌患者慎用雌激素制剂。

（四）护理诊断和医护合作性问题

1. 皮肤黏膜完整性受损

与炎症引起的阴道黏膜充血、破损有关。

2. 舒适的改变

与皮肤瘙痒、烧灼感有关。

3. 知识缺乏

缺乏疾病及其防护知识。

4. 焦虑

与外阴瘙痒等症状有关。

（五）计划与实施

1. 预期目标

(1) 患者能正确使用药物，避免皮肤抓伤，皮损范围不增大。

(2) 患者在最短时间内解除或减轻症状，舒适感增强。

(3) 患者了解疾病有关的知识及防护措施。

(4) 患者焦虑感减轻，能够积极主动配合治疗。

2. 护理措施

(1) 心理护理：认真倾听患者对疾病的主诉及其内心感受；耐心向患者讲解有关萎缩性阴道炎的相关知识、治疗方法及效果，帮助其树立治疗信心。同时，与其家属沟通，了解家属的态度与反应，积极做好家属工作，使其能够劝导患者，减轻焦虑及烦躁情绪。

(2) 用药指导：嘱患者遵医嘱用药，年龄较大的患者，应教会家属用药，使家属能够监督或协助使用。

3. 健康指导

(1) 注意个人卫生，勤换内裤。平时尽量不穿紧身及化纤材质内衣裤。

(2) 阴道用药方法：阴道用药最好选在晚上睡前，先清洗会阴部，然后按医嘱放置药物，药物最好放置在阴道深部，以保证疗效。

（六）护理评价

患者阴道分泌物减少，外阴瘙痒症状减轻或消失。患者焦虑紧张情绪好转，其家属能够理解并帮助患者缓解情绪及治疗疾病。

第四节　盆腔炎性疾病的护理

一、盆腔炎性疾病

（一）概述

盆腔炎性疾病是指女性上生殖道的一组感染性疾病，主要包括子宫内膜炎、输卵管炎、输卵管卵巢脓肿、盆腔腹膜炎。炎症可局限于一个部位，也可同时累及几个部位，最常见的是输卵管炎及输卵管卵巢炎，单纯的子宫内膜炎或卵巢炎较少见。盆腔炎性疾病大多发生在性活跃期有月经的妇女。初潮前、绝经后或未婚者很少发生盆腔炎性疾病，若发生盆腔炎性疾病也往往是由于邻近器官炎症的扩散。

（二）病因

引起盆腔炎性疾病的病原体有两个来源，即内源性和外源性，两种病原体可单独存在，也可混合感染，临床上通常为混合感染。

1. 内源性病原体

来自原寄居于阴道内的菌群，包括厌氧菌和需氧菌。厌氧菌及需氧菌都可单独感染，但通常是混合感染。常见的为大肠杆菌、溶血性链球菌、金黄色葡萄球菌、脆弱类杆菌、消化球菌、消化链球菌。

2. 外源性病原体

主要为性传播疾病的病原体，如沙眼衣原体、淋病奈瑟菌、支原体等。

（三）感染途径

1. 经淋巴系统蔓延

细菌经外阴、阴道、宫颈及宫体创伤处的淋巴管侵入盆腔结缔组织及内生殖器其他部分，是产褥感染、流产后感染及放置宫内节育器后感染的主要传播途径，多见于链球菌、大肠杆菌、厌氧菌引起的感染。

2. 沿生殖器黏膜上行蔓延

病原体侵入外阴、阴道后或阴道内的菌群沿黏膜面经宫颈、子宫内膜、输卵管黏膜蔓延至卵巢及腹腔，是非妊娠期、非产褥期盆腔炎性疾病的主要感染途径。淋病奈瑟菌、沙眼衣原体及葡萄球菌等常沿此途径扩散。

3. 经血循环传播

病原体先侵入人体的其他系统，再经血循环感染生殖器，为结核菌感染的主要途径。

4. 直接蔓延

腹腔其他脏器感染后，直接蔓延到内生殖器，如阑尾炎可引起右侧输卵管炎。

（四）病理

1. 急性子宫内膜炎及子宫肌炎

子宫内膜充血、水肿，有炎性渗出物，严重者内膜坏死、脱落形成溃疡。镜下见大量白细胞浸润，炎症向深部侵入形成子宫肌炎。

2. 急性输卵管炎、输卵管积脓、输卵管卵巢脓肿

急性输卵管炎主要由化脓菌引起，根据不同的传播途径而有不同的病变特点。病变以输卵管间质炎为主。轻者输卵管仅有轻度充血、肿胀、略增粗；重者输卵管明显增粗、弯曲，纤维素性脓性渗出物多或与周围组织粘连。

若炎症经子宫内膜向上蔓延，首先引起输卵管黏膜炎，输卵管黏膜肿胀、间质水肿、充血及大量中性粒细胞浸润，引起输卵管黏膜粘连，导致输卵管管腔及伞端闭锁，若有脓液积聚于管腔内则形成输卵管积脓。

卵巢很少单独发生炎症，白膜是良好的防御屏障。卵巢常与发生炎症的输卵管伞粘连而发生卵巢周围炎，称输卵管卵巢炎，习称附件炎。炎症可通过卵巢排卵的破孔侵入卵巢实质形成卵巢脓肿，脓肿壁与输卵管积脓粘连并穿通，形成输卵管卵巢脓肿。脓肿多位于子宫后方或子宫、阔韧带后叶及肠管间粘连处，可破入直肠或阴道，若破入腹腔则引起弥漫性腹膜炎。

3. 急性盆腔结缔组织炎

内生殖器急性炎症时或阴道、宫颈有创伤时，病原体经淋巴管进入盆腔结缔组织而引起结缔组织充血、水肿及中性粒细胞浸润，以宫旁结缔组织炎最常见，首先表现为局部增厚、质地较软、边界不清，然后向两侧盆壁呈扇形浸润，若组织化脓则形成盆腔腹膜外脓肿，可自发破入直肠或阴道。

4. 急性盆腔腹膜炎

盆腔内器官发生严重感染时，往往蔓延到盆腔腹膜，发生炎症的腹膜充血、水肿，并有少量含纤维

素的渗出液，形成盆腔脏器粘连。当有大量脓性渗出液积聚于粘连的间隙内，可形成散在小脓肿；积聚于直肠子宫陷凹处则形成盆腔脓肿，较多见。脓肿的前方为子宫，后方为直肠，顶部为粘连的肠管及大网膜，脓肿可破入直肠而使症状突然减轻，也可破入腹腔引起弥漫性腹膜炎。

5. 败血症及脓毒血症

当病原体毒性强，数量多，患者抵抗力降低时，常发生败血症。多见于严重的产褥感染、感染流产，近年也有报道放置宫内节育器、输卵管结扎手术损伤器官引起的败血症，若不及时控制，往往很快出现感染性休克，甚至死亡。发生感染后，若身体其他部位发现多处炎症病灶或脓肿，应考虑有脓毒血症存在，但需经血培养证实。

6. Fitz-Hugh-Curtis综合征

指肝包膜炎症而无肝实质损害的肝周围炎，淋病奈瑟菌及衣原体感染均可引起，5%~10%输卵管炎可出现此综合征。

（五）护理评估

1. 健康史

评估和了解患者的年龄、职业、近期身体状况等，特别要了解患者有无不洁性生活史，及目前表现出的各种症状。

2. 临床表现

可因炎症轻重及范围大小而有不同的临床表现，轻者无症状或症状轻微。

（1）症状。

①常见症状：盆腔炎性疾病常见症状包括下腹痛、发热、阴道分泌物增加。月经期发病可出现月经量增加，经期延长。

②下腹痛：腹痛为持续性，活动后或性交后加重。

③重症症状：病情严重的可有寒战、高热、头痛、食欲缺乏。

④其他：若出现腹膜炎，可有消化系统症状如恶心、呕吐、腹胀、腹泻等。若有脓肿形成，可有下腹包块及局部压迫刺激症状。包块位于子宫前方可出现膀胱刺激症状，包块位于子宫后方可有直肠刺激症状，若在腹膜外可致腹泻、里急后重感和排便困难。

（2）体征。

①盆腔炎性疾病的患者体征差异较大，轻者无明显异常表现或妇科检查仅发现宫颈举痛或宫体压痛或附件区压痛。

②严重患者全身检查时，表现为急性病容，体温升高、心率加快，下腹部有压痛、反跳痛及肌紧张，叩诊鼓音明显，肠鸣音减弱或消失。

③盆腔检查：a.阴道可见大量脓性分泌物，并有臭味。b.宫颈充血、水肿、宫颈举痛，当宫颈管黏膜或宫腔有急性炎症时，将宫颈表面分泌物拭净，可见脓性分泌物从宫颈口流出。c.宫体稍大，有压痛，活动受限。d.子宫两侧压痛明显，若为单纯输卵管炎，可触及增粗的输卵管，有压痛。e.若为输卵管积脓或输卵管卵巢脓肿，可触及包块且压痛明显，不活动。f.宫旁结缔组织炎时，可扪到宫旁一侧或两侧有片状增厚或两侧宫骶韧带高度水肿、增粗，压痛明显。g.若有盆腔脓肿形成且位置较低时，可扪及后穹隆或侧穹隆有肿块且有波动感，三合诊常能协助进一步了解盆腔情况。

3. 辅助检查

临床诊断盆腔炎性疾病需同时具备下列3项：①下腹压痛伴或不伴反跳痛。②宫颈或宫体举痛或摇摆痛。③附件区压痛。以下标准可增加诊断的特异性。

（1）宫颈分泌物培养或革兰染色涂片：淋病奈瑟菌阳性或沙眼衣原体阳性。

（2）血常规检查：WBC计数$>10\times10^9$/L。

（3）后穹隆穿刺：抽出脓性液体。

（4）双合诊、B超或腹腔镜检查：发现盆腔脓肿或炎性包块。腹腔镜检查能提高确诊率。其肉眼诊断标准有：①输卵管表面明显充血。②输卵管壁水肿。③输卵管伞端或浆膜面有脓性渗出物。

（5）分泌物做细菌培养及药物敏感试验：在做出急性盆腔炎的诊断后，要明确感染的病原体，通过剖腹探查或腹腔镜直接采取感染部位的分泌物做细菌培养及药物敏感试验结果最准确，但临床应用有一定的局限性。宫颈管分泌物及后穹隆穿刺液的涂片、培养及免疫荧光检测虽不如直接采取感染部位的分泌物做培养及药物敏感试验准确，但对明确病原体有帮助，涂片可作革兰染色，若找到淋病奈瑟菌可确诊，除查找淋病奈瑟菌外，可以根据细菌形态及革兰染色，为选用抗生素及时提供线索，培养阳性率高，可明确病原体。

（6）免疫荧光：主要用于衣原体检查。

4. 心理-社会评估

盆腔炎性疾病症状明显且较严重，特别是治疗不及时或未能使用恰当的抗生素时，患者往往会出现焦虑、甚至是恐惧心理。此时护理人员应重点了解患者的心理状态，评估因症状而造成的焦虑、恐惧的程度。同时，了解家属的态度。

5. 治疗原则

主要为抗生素药物治疗，必要时手术治疗。

（1）药物治疗。应用抗生素的原则：经验性、广谱、及时及个体化。根据细菌培养及药物敏感试验合理选用抗生素治疗。盆腔炎性疾病经抗生素积极治疗，绝大多数能彻底治愈。

由于急性盆腔炎的病原体多为需氧菌、厌氧菌及衣原体的，混合感染，需氧菌及厌氧菌又有革兰阴性及革兰阳性之分，因此，在抗生素的选择上多采用联合用药。常用的抗生素有第二代头孢菌素、第三代头孢菌素、氨基糖苷类、喹诺酮类及甲硝唑等。

（2）手术治疗。可根据情况选择开腹手术或腹腔镜手术。手术范围原则上以切除病灶为主，下列情况为手术指征。

①药物治疗无效：盆腔脓肿形成，经药物治疗 48～72 小时，体温持续不降，患者中毒症状加重或包块增大者，应及时手术，以免发生脓肿破裂。

②输卵管积脓或输卵管卵巢脓肿：经药物治疗病情有好转，继续控制炎症数日，肿块仍未消失但已局限化，应行手术切除，以免日后再次急性发作。

③脓肿破裂：突然腹痛加剧，寒战、高热、恶心、呕吐、腹胀，检查腹部拒按或有中毒性休克表现，均应怀疑为脓肿破裂，需立即剖腹探查。

（3）支持疗法。患者应卧床休息。取半卧位，此卧位利用脓液积聚于直肠子宫陷凹而使炎症局限。高热量、高蛋白、高维生素流食或半流食饮食，注意补充水分，保持水电解质平衡，高热时可给予物理降温。

（4）中药治疗。主要为活血化瘀、清热解毒药物，如银翘解毒汤、安宫牛黄丸及紫血丹等。

（六）护理诊断和医护合作性问题

1. 高热

与盆腔感染引起体温升高有关。

2. 下腹痛

与盆腔感染引起生殖器脓肿形成有关。

3. 营养失调：低于机体需要量

与高热、食欲缺乏、恶心、呕吐等症状有关。

4. 潜在的并发症：感染性休克

与未能及时应用有效抗生素致病情加重有关。

5. 知识缺乏

缺乏盆腔炎性疾病的相关知识及预防措施。

6. 恐惧

与盆腔炎性疾病症状重、持续时间长有关。

（七）计划与实施

1. 预期目标

（1）患者体温升高时得到及时处理。

（2）经治疗患者下腹痛症状减轻甚至消失。

（3）患者体液平衡，未发生水、电解质紊乱。

（4）经积极抗感染治疗，患者未出现感染性休克等并发症。

（5）患者了解盆腔炎性疾病的相关知识，并掌握该病的预防措施。

（6）患者恐惧感消失，能够积极配合治疗。

2. 护理措施

（1）一般护理：卧床休息，半卧位有利于脓液积聚于直肠子宫陷凹而使炎症局限。给予高热量、高蛋白、高维生素流食或半流食，补充液体，注意纠正电解质紊乱及酸碱失衡，必要时少量输血，以增加身体抵抗力。尽量避免不必要的妇科检查，禁用阴道灌洗，以免引起炎症扩散，若有腹胀应行胃肠减压或肛管排气。腹痛时遵医嘱使用镇痛药。

（2）高热的护理：应每4小时测体温、脉搏、呼吸1次，体温超过39℃时应首先采用物理降温。根据患者全身状况，给予酒精或温水擦浴，也可用冰袋降温，若体温下降不明显，可按医嘱给药降温，如吲哚美辛（消炎痛）等。在降温过程中，患者大量出汗，可出现血压下降、脉快、四肢厥冷等虚脱症状，故应密切观察体温、脉搏、呼吸、血压，每0.5～1小时监测1次，同时应及时配合医生给予静脉输液或加快液体速度，必要时吸氧。应及时为患者更换被褥及衣物，鼓励其多饮水。

（3）使用抗生素期间，注意观察患者有无过敏反应或药物毒性反应，严格执行药物输入时间，以确保体内的药物浓度，维持药效。

（4）严格掌握产科、妇科手术指征，做好术前准备。进行妇科手术时严格无菌操作，术后做好护理，预防感染。

3. 健康宣教

（1）治疗盆腔炎性疾病时，患者应积极配合医生，按时按量应用抗生素药物，并注意用药后的反应，观察症状是否有减轻。

（2）治疗期间应停止工作和学习，卧床休息，并取半坐卧位，这样有利于健康的恢复。

（3）饮食上应高热量、高蛋白、高维生素流食或半流食，注意多喝水，特别是高热的患者应用退热药后，需及时补充水分和盐分，可口服淡盐水，以保持水电解质平衡。

（4）教会患者或家属进行物理降温的方法和注意事项。

（5）平时注意性生活卫生，减少性传播疾病，经期禁止性交。做好经期、孕期及产褥期的卫生。

（6）保持良好的心态，树立战胜疾病的信心，以积极的态度坚持治疗。

（八）护理评价

患者全身、局部症状及阳性体征消失，身体康复，并了解盆腔炎性疾病的相关知识，并掌握防护措施，有良好的卫生习惯。在治疗期间，患者能够按时按量服用药物，未发生水电解质平衡紊乱及感染性休克等并发症。患者的心情恢复平静，能积极配合治疗，其家属在精神上能主动关心患者，生活上仔细照顾患者。

二、盆腔炎性疾病后遗症

（一）概述

盆腔炎性后遗症是指盆腔炎性疾病的遗留病变，主要改变为组织破坏、广泛粘连、增生及瘢痕形成。

（二）病理

输卵管卵巢炎及输卵管炎的遗留改变可造成输卵管阻塞及增粗；输卵管卵巢粘连形成输卵管卵巢肿块；输卵管伞端闭锁、浆液性渗出物聚集形成输卵管积水；输卵管积脓或输卵管卵巢脓肿的脓液吸收，被浆液性渗出物代替形成输卵管积水或输卵管卵巢囊肿。积水输卵管表面光滑，管壁甚薄，由于输卵管系膜不能随积水输卵管囊壁的增长扩大而相应延长，故积水输卵管向系膜侧弯曲，形似腊肠或呈曲颈的蒸馏瓶状，卷曲向后，可游离或与周围组织有膜样粘连。

盆腔结缔组织炎的改变为主韧带、骶韧带增生、变厚，若病变广泛，可使子宫固定。

（三）护理评估

1. 健康史

了解患者患盆腔炎性疾病的时间、过程、治疗情况，以及近期的身体状况。

2. 临床表现

（1）慢性盆腔痛：盆腔炎性疾病后慢性炎症形成的粘连、瘢痕以及盆腔充血，常引起下腹部坠胀、疼痛及腰骶部酸痛，常在疲劳、性交后及月经前后加重。

（2）盆腔炎反复发作：由于盆腔炎性疾病后遗症造成的输卵管组织结构的破坏，局部防御功能减退，若患者仍有高危因素，可造成盆腔炎性疾病再次感染导致反复发作。

（3）不孕输卵管粘连阻塞可致患者不孕。盆腔炎性疾病后出现不孕发生率为20%~30%。不孕的发生率与发作的次数有关，随着发作次数的增加，不孕的可能性增大。

（4）异位妊娠：盆腔炎后异位妊娠的发生率是正常女性的8~10倍，发生率随盆腔炎发作次数的增加而增大。

（5）体征：若为盆腔结缔组织病变，子宫常呈后倾后屈，活动受限或粘连固定，子宫一侧或两侧有片状增厚、压痛，宫骶韧带常增粗、变硬、有触痛。若为输卵管炎，则在子宫一侧或两侧触到呈索条状的增粗输卵管，并有轻度压痛。若为输卵管积水或输卵管卵巢囊肿，则在盆腔一侧或两侧触及囊性肿物，活动多受限。

3. 辅助检查

盆腔炎性疾病后遗症可进行腹腔镜及B超检查协助诊断。

4. 心理-社会评估

盆腔炎性疾病后遗症的患者往往精神负担较重，护理人员应重点关注患者对疾病的认识及态度，是否有消极情绪，特别是有无悲观失望的表现。还应了解家属和亲友对患者的态度，以帮助患者寻求支持。

5. 治疗原则

对盆腔炎性疾病后遗症尚无有效的治疗方法，重在预防。一般采用综合治疗，可缓解症状，增加受孕机会。

（1）物理疗法：温热能促进盆腔局部血液循环，改善组织营养状态，提高新陈代谢，以利炎症吸收和消退。常用的有短波、超短波、微波、激光、离子透入（可加入各种药物如青霉素、链霉素）等。

（2）中药治疗：慢性盆腔炎以湿热型居多，治疗以清热利湿，活血化瘀为主，方剂为丹参18 g、赤芍15 g、木香12 g、桃仁9 g、金银花30 g、蒲公英30 g、茯苓12 g、丹皮9 g、生地9 g，剧痛时加延胡索9 g。有些患者为寒凝气滞型，治则为温经散寒、行气活血，常用桂枝茯苓汤加减，气虚者加党参15 g、白术9 g、黄芪15 g，中药可口服或灌肠。

（3）其他药物治疗：应用抗炎药物的同时，也可采用糜蛋白酶5 mg或透明质酸酶1 500 U肌内注射，隔日1次，7~10次为一疗程，以利粘连分解和炎症的吸收。个别患者局部或全身出现过敏反应时应停药。在某些情况下，抗生素与地塞米松同时应用，口服地塞米松0.75 mg，每日3次，停药前注意地塞米松应逐渐减量。

（4）手术治疗：有肿块如输卵管积水或输卵管卵巢囊肿应行手术治疗；存在小感染灶，反复引起炎症急性发作者也应手术治疗。手术以彻底治愈为原则，避免遗留病灶有再复发的机会，行单侧附件切除术或全子宫切除术加双侧附件切除术。对年轻妇女应尽量保留卵巢功能。

（四）护理诊断和医护合作性问题

1. 舒适的改变

与腰骶部疼痛及下坠感有关。

2. 焦虑

与病程长，治疗效果不明显有关。

3. 知识缺乏

缺乏盆腔炎性疾病后遗症的相关知识。

（五）计划与实施

1. 预期目标

（1）经治疗护理患者症状解除或减轻，舒适感增强。

（2）患者紧张焦虑的情绪得到缓解，树立了治疗疾病的信心。

（3）患者能够掌握有关治疗及防护措施。

2. 护理措施

（1）心理护理：对患者的心理问题进行疏导，解除患者思想顾虑，增强治疗的信心。

（2）指导患者适当加强锻炼，注意劳逸结合，提高机体抗病能力。

（3）指导患者按医嘱正确服药。

3. 健康指导

注意加强营养及饮食搭配，增加蛋白质及维生素的摄入，增加体力。其他见盆腔炎性疾病的相关章节。

（六）护理评价

见盆腔炎性疾病的相关章节。

第十章 产科常见疾病的护理

第一节 胎盘早剥的护理

一、疾病概要

妊娠20周后或分娩期,正常位置的胎盘在胎儿娩出前部分或全部与子宫壁剥离,称为胎盘早期剥离,简称胎盘早剥。胎盘早剥为妊娠晚期的一种严重并发症,往往病情急,进展快,如处理不及时,可威胁母儿生命。多见于经产妇,再次妊娠时易再发。

1. 影响因素

胎盘早剥的发生可能与以下几种因素有关。

(1) 血管病变:从临床观察发现,胎盘早期剥离的孕妇中并发重度妊娠期高血压疾病、慢性高血压及慢性肾脏疾病,尤其已发生全身血管病患者居多。底蜕膜螺旋小动脉痉挛或硬化,可引起远端毛细血管缺血坏死以致破裂出血,血液流到底蜕膜层形成血肿,便引起胎盘与子宫壁剥离。

(2) 宫腔压力骤降:羊水过多破膜后大量羊水突然流出,或双胎妊娠第一胎胎儿娩出过快,均可因宫腔压力骤降、宫腔体积突然缩小而引起胎盘早剥。

(3) 外伤:腹部直接受到撞击,或用粗暴的外转胎位术纠正胎位时,亦可造成胎盘早剥。

(4) 脐带因素:脐带过短、绕颈、绕肢体,胎儿下降时牵拉而致胎盘早剥。

2. 类型及病理

胎盘早剥的主要病理变化是底蜕膜层出血,形成血肿,使胎盘自附着处剥离。如剥离面小,血液很快凝固,临床可无症状。如果胎盘剥离面大,继续出血,则形成胎盘后血肿,使胎盘剥离部分不断扩大,出血逐渐增多,血液冲开胎盘边缘流出。按胎盘剥离时情况不同,分为三种类型(图10-1)。

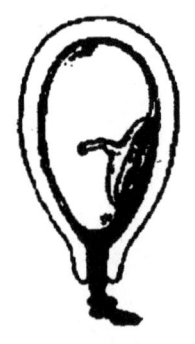 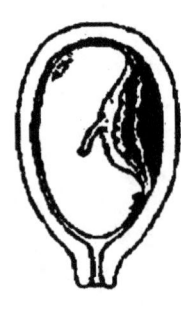 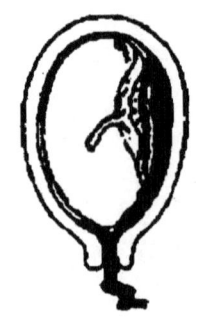

(1) 显性出血　　(2) 隐性出血　　(3) 混合性出血

图10-1　胎盘早期剥离的类型

(1) 显性剥离:又称显性出血,胎盘剥离后形成血肿,血液冲开胎盘边缘,沿胎膜与子宫壁之间经子宫颈管向外流出。

（2）隐性剥离：又称隐性出血。胎盘从中央剥离，形成胎盘后血肿，胎盘边缘仍附着于子宫壁上，或胎头固定于骨盆入口，使胎盘后血液不能外流。

（3）混合性剥离：又称混合性出血。由于血液不能外流，胎盘后积血增多，子宫底也随之升高。当内出血过多时，血液仍可冲开胎盘边缘，向宫颈口外流。

胎盘早剥发生内出血时，血液积聚于胎盘与子宫壁之间，压力逐渐增大而使之侵入子宫肌层，引起肌纤维分离，甚至断裂、变性。当血液侵入深达子宫浆膜层时，子宫表面出现紫色瘀斑，尤其在胎盘附着处特别显著，称为子宫胎盘卒中。更严重时，血液可从子宫壁层渗入阔韧带以及输卵管系膜等处，甚至可经输卵管流入腹腔。严重的胎盘早剥往往发生凝血功能障碍，主要是由于从剥离处的胎盘绒毛和蜕膜中释放出大量的组织凝血活酶，进入母体血循环，激活凝血系统而发生弥散性血管内凝血。胎盘早剥持续的时间长，促凝物质陆续不断地进入母体循环内，弥散性血管内凝血在不停地发展，病情即随之加剧。

3. 临床特点及处理原则

（1）胎盘早剥的临床特点：妊娠晚期突发的腹部持续性疼痛，伴有或不伴有阴道流血。

（2）治疗原则：积极纠正休克，及时终止妊娠，控制并发症。

二、护理评估

1. 健康史

了解有无慢性高血压、慢性肾脏疾病。了解孕产史和本次妊娠情况。详细了解本次患病过程中腹痛情况，有无阴道流血以及休克情况。了解有无外伤史等。

2. 身体状况

（1）轻型胎盘早剥：胎盘剥离面积小于1/3，多为显性出血，腹痛轻或不明显。子宫软，局部有轻压痛，子宫大小与妊娠月份相符，胎位清楚，胎心多正常。

（2）重型胎盘早剥：胎盘剥离面积超过胎盘总面积的1/3，表现为持续性腹痛、腰酸、腰痛。重型胎盘早剥以内出血和混合性出血为主，阴道出血可有可无，贫血程度与外出血量不相符，常伴有恶心、呕吐及休克症状。检查子宫底升高，硬如板状，压痛明显，拒按，胎位不清。当胎盘剥离面积大于1/2时，胎儿多因缺氧死亡、胎心消失。严重时可发生子宫胎盘卒中、弥散性血管内凝血、产后出血、急性肾衰竭及羊水栓塞等。

3. 辅助检查

（1）实验室检查：血常规、血小板、出凝血时间及纤维蛋白原检查等，必要时做有关弥散性血管内凝血项目检查。

（2）B型超声检查：正常胎盘B型超声图像显示胎盘紧贴子宫壁。若胎盘早剥，B超显示胎盘与子宫壁之间有液性暗区或胎盘增厚；若胎盘后血肿增大，胎盘胎儿面可突向羊膜腔，甚至使子宫内的胎儿偏向对侧；显性剥离未形成胎盘后血肿时无上述表现。

4. 心理-社会因素

因剧烈腹痛、大量阴道流血，使孕妇感到自身和胎儿的生命受到威胁，表现出紧张、恐惧。因住院治疗改变了孕妇生活环境，生活不便和治疗费用增加等均给孕妇及家属带来一定的心理压力。

三、护理诊断及相关合作性问题

1. 恐惧

与担心自身与胎儿生命安全有关。

2. 知识缺乏

与对胎盘早剥的认识不足有关。

3. 有胎儿受伤的危险

与胎盘功能障碍和胎盘剥离面积有关。

4. 潜在并发症

失血性休克、弥散性血管内凝血、肾衰竭、子宫胎盘卒中等。

四、护理目标

（1）孕妇及家属了解胎盘早剥知识，恐惧感减轻。
（2）孕妇的出血得到有效控制。
（3）孕妇、胎儿安度妊娠期和分娩期。

五、护理措施

1. 预防措施

（1）加强孕期管理：加强产前检查，积极防治妊娠期高血压疾病、慢性肾炎等。
（2）避免外伤：妊娠晚期避免长时间仰卧与外伤；进行外转胎位术纠正异常胎位时，要严格掌握指征，操作必须轻柔。
（3）防止宫内压力骤减：对羊水过多及双胎妊娠分娩者，要避免宫内压力骤减；人工破膜时，应选择在宫缩间歇期，破裂口宜小而靠上，放出羊水速度要缓慢，必要时用纱布包裹的手阻于阴道口，使羊水缓慢流出；进行羊膜腔穿刺时，应避开胎盘。双胎分娩时，第一个胎儿娩出速度不可过快。

2. 急救护理

对重型胎盘早剥的孕妇应立即采用以下措施。
（1）迅速建立静脉通道，遵医嘱输血、输液，补充血容量，尽快恢复正常血压。
（2）立即面罩给氧，纠正缺氧状态。
（3）立即做好手术前准备。

3. 一般护理

（1）指导孕妇饮食与休息：指导孕妇进食高热量、高蛋白、高维生素、富含铁剂的食物。嘱孕妇绝对卧床休息，取左侧卧位，做好床边护理。
（2）保持外阴清洁：定期用1‰的苯扎溴铵清洁外阴，勤更换会阴垫，保持外阴清洁。

4. 病情监测

（1）监测孕妇生命体征，定时测量血压、脉搏、呼吸、尿量，并及时记录。
（2）严密监测子宫高度，孕妇腹痛情况，阴道流血的量、颜色、性状，判断外出血量与失血量是否相符。
（3）监测胎心音是否正常，胎位是否清楚，有无胎儿宫内窘迫情况。

5. 治疗措施

（1）协助分娩：在孕妇一般情况好、胎盘剥离面积小、外出血量不多、宫口已开全、胎心正常的情况下，护士做好接生和新生儿抢救准备。若胎盘剥离面积大，外出血量与贫血程度不符，胎儿出现宫内窘迫，或短时间不能经阴道分娩时，均应立即做好剖宫产准备。术后监测患者生命体征，注意观察阴道流血及腹壁手术切口出血情况，遵医嘱给予止血药物等。
（2）防止产后出血：胎盘娩出后及时使用宫缩剂，按摩子宫，减少产后出血的发生，必要时做好子宫切除的准备。
（3）遵医嘱使用抗生素预防感染。

6. 心理护理

（1）解除恐惧心理：评估恐惧程度，鼓励孕妇说出心理感受，对有关胎盘早剥知识给予解释，尽快解除心理障碍，积极配合治疗与护理。
（2）提供心理支持：对失去胎儿或新生儿的孕妇和家属提供心理支持。患者因病情严重可能失去胎儿、新生儿，也可能因出血处理无效进行子宫切除手术，要将此患者安排在周围没有新生儿的房间，允许家属陪伴，以减轻患者心理压力。

7. 健康指导

（1）指导母乳喂养：新生儿存活者，正确指导产妇进行母乳喂养；如新生儿死亡，及时指导产妇采用退奶措施，可在分娩后24 h内尽早服用大剂量雌激素，水煎生麦芽当茶饮，紧束双乳，少进汤类食物。

（2）指导采取合理避孕措施。

（3）进行产褥期卫生知识宣教，要求产后42 d到产科门诊复查。

第二节　异位妊娠的护理

凡受精卵在子宫腔以外着床发育称异位妊娠，习惯称为宫外孕，包括输卵管妊娠、卵巢妊娠、腹腔妊娠及宫颈妊娠等。输卵管妊娠最多见，占95%～98%，是妇产科常见急腹症，起病急、病情重、引起腹腔内严重出血，如诊断抢救不及时，可危及生命。

一、病因和病理

（一）病因

慢性输卵管炎是输卵管妊娠最常见的原因，淋菌性输卵管炎更易引起输卵管妊娠，结核性输卵管炎也较常见；其次输卵管发育或功能异常，如过长、黏膜纤毛缺如、蠕动减慢等；输卵管手术后，如结扎、粘堵等；盆腔子宫内膜异位输卵管粘连；肿瘤压迫；内分泌失调等。

（二）病理

受精卵在输卵管内着床后，由于输卵管腔狭窄，管壁肌肉薄，不能适应胚胎的生长发育，当输卵管膨大到一定程度，可能发生的后果如下。

1. 输卵管妊娠流产

这多发生在壶腹部或伞部。若胚囊与管壁完全分离落入管腔，经输卵管逆蠕动排至腹腔，形成输卵管完全流产，腹腔内出血不多；若胚囊剥离不完整，则为输卵管不全流产，反复出血，可形成盆腔血肿。

2. 输卵管妊娠破裂

其是胚囊生长时绒毛向输卵管壁侵蚀，最终将肌层、浆膜层穿破，由于肌层血管丰富，常发生大出血，严重者发生休克，若抢救不及时危及生命。

3. 继发性腹腔妊娠

其是极少数输卵管妊娠破裂或流产后，胚囊进入腹腔，绒毛组织仍附着于原来着床处或重新种植于附近脏器（如肠系膜、大网膜等）继续发育，形成继发性腹腔妊娠。

4. 陈旧性宫外孕

胚胎已死亡，内出血渐停止，盆腔积血由于时间长形成机化变硬的包块与周围器官粘连，称陈旧性宫外孕。

此外，子宫受内分泌激素的影响，内膜呈蜕膜样变，若子宫内膜呈现过度分泌反应，称A-S反应，对诊断有一定意义。当胚胎死亡时，子宫蜕膜发生退行性变，有时于碎片状剥脱，而致阴道流血；有时整块剥离排出，形似三角形蜕膜管型。如将排出的蜕膜置于清水中，肉眼见不到漂浮的绒毛，镜检也无滋养细胞，可与流产鉴别。

二、临床表现

输卵管妊娠流产或破裂前，症状和体征均不明显，除短期停经及妊娠表现外，有时可出现下腹胀痛。当输卵管妊娠破裂或流产时，可出现下列临床表现。

（一）停经

一般停经6～8周，少数可无明显停经史。间质部妊娠停经时间较长。

（二）不规则阴道流血

胚胎死亡后，常有不规则阴道流血，色深褐，量少，可淋漓不断，可随阴道流血排出蜕膜管型或碎片，需待病灶清除后，流血方能完全停止。

（三）腹痛

腹痛为患者就诊时最主要的症状。腹痛系因输卵管膨大、破裂及血液刺激腹膜等多因素所致。破裂时患者突然下腹一侧撕裂样疼痛，常伴恶心呕吐，出血多时刺激腹膜可致全腹剧痛，血液积聚直肠子宫陷凹，出现肛门坠胀感。

（四）晕厥与休克

其主要由于腹腔急性内出血，血容量减少及剧烈腹痛，患者出现面色苍白、出冷汗、四肢冰冷、血压下降等。其严重程度与腹腔内出血速度及出血量呈正比。

（五）腹部检查

下腹部有明显压痛、反跳痛，尤以患侧为甚。出血多时叩诊有移动性浊音。若病程较长形成血凝块，下腹部可触及软性包块并有触痛。

（六）妇科检查

阴道后穹隆饱满、触痛；宫颈呈紫蓝色，抬举痛明显；子宫稍大而软，内出血多时，子宫有漂浮感，患侧附件压痛明显，有时可在子宫一侧或后方触及边界不清的肿块。

三、诊断与鉴别诊断

（一）诊断

典型病例根据病史、临床表现，诊断并不困难，但未破裂前或症状不典型者不易确诊，应作下列辅助检查。

1. 阴道后穹隆穿刺

这适用于疑有腹腔内出血患者。抽出暗红色不凝固血液，便可确诊为腹腔内出血。若穿刺时误入静脉，则血色鲜红，滴在纱布上有一圈红晕，放置 10 min 凝结。出血多时，也可行腹腔穿刺。

2. 妊娠试验

由于 HCG 测定技术的改进，目前已成为早期诊断异位妊娠的重要方法。选择血 β-HCG 放免法测定，灵敏度高，阳性率达 99%，故可用以早期诊断宫外孕，若 β-HCG 阴性可排除异位妊娠。

3. 超声检查

早期输卵管妊娠时，B 型超声显像可见子宫增大，但宫腔空虚，宫旁有一低回声区。若妊娠囊和胎心搏动位于宫外，则可确诊宫外妊娠，但需到停经 7 周时 B 型超声方能显示胎心搏动。

4. 腹腔镜检查

其适用于妊娠期未破裂病例或诊断有困难者。

5. 子宫内膜病理检查

诊断性刮宫仅适用于阴道流血较多的患者，目的是排除宫内妊娠流产。

（二）鉴别诊断

输卵管妊娠需与流产、黄体破裂、急性阑尾炎、急性盆腔及卵巢囊肿蒂扭转鉴别（表10-1）。

表 10-1 输卵管妊娠的鉴别诊断表

	输卵管妊娠	流产	黄体破裂	急性阑尾炎	急性盆腔炎	卵巢囊肿蒂扭转
停经史	多有	有	多无	无	无	无
腹痛	突然撕裂样剧痛，下腹一侧至全腹	下腹阵发性坠痛	下腹一侧突发性疼痛	持续痛，转移性左下腹痛	两下腹持续性钝痛	突然一侧下腹绞痛
阴道流血	量少，暗红色，可见蜕膜管型	量由少到多，鲜红，有血块或绒毛	无或少量	无	无	无
休克	程度与外出血量不成正比	程度与外出血量呈正比	无或有轻度休克	无	无	无

续表

	输卵管妊娠	流产	黄体破裂	急性阑尾炎	急性盆腔炎	卵巢囊肿蒂扭转
体温	正常,有时稍高	正常	正常	升高	升高	升高
腹部检查	轻度腹肌紧张,深压痛及反跳痛	无异常	一侧压痛	腹肌紧张,麦氏点压痛及反跳痛	腹肌紧张,下腹两侧压痛、反跳痛	患侧触及包块、压痛
妇科检查	后穹隆饱满触痛、宫颈举痛,宫旁包块压痛	宫口稍开,子宫增大变软	一侧附件压痛,无肿块	子宫及附件正常,右侧压痛部位较高	双侧附件增厚、压痛	宫旁角及包块蒂部触痛明显
阴道后穹隆穿刺	可抽出陈旧不凝血液	无	可抽出血液	无	可抽出渗液或脓液	无
妊娠试验	多阳性	阳性或阴性	阴性	阴性	阴性	阴性
血象	红细胞和血红蛋白进行性下降	正常	正常	白细胞增多	白细胞增多	白细胞增多

四、治疗

输卵管妊娠的治疗原则是以手术为主,酌情应用保守治疗。

(一)手术治疗

如有休克,应在积极抢救休克的同时进行急症手术。休克患者,应取平卧位,及时输液、输血、吸氧、保暖等急救措施,做好手术前准备工作。开腹后迅速夹住出血部位止血,行患侧输卵管切除术。若腹腔内出血多、破裂不超过 24 小时、停经少于 12 周、胎膜未破且无感染者,可行自体输血。方法:每回收 100 mL 血液加 3.8% 枸橼酸钠 10 mL 抗凝,最好经 6~8 层纱布过滤,立即输回体内。若为间质部妊娠可行患侧子宫角切除术或子宫次全切除术。腹腔镜治疗输卵管妊娠,适用于输卵管壶腹部妊娠尚未破裂者。

(二)药物治疗

药物治疗适用于年轻患者要求保留生育能力、无内出血、输卵管妊娠直径小于 3 cm,血 β-HCG < 3 000 U/L。常用甲氨蝶呤 20 mg,连用 5 天,肌注。

五、护理

(一)护理诊断

1. 潜在并发症

潜在并发症如出血性休克、切口感染等。

2. 恐惧

其与担心生命安危有关。

3. 疼痛

疼痛与疾病本身或手术创伤有关。

4. 自尊紊乱

这与担心未来受孕能力有关。

(二)护理措施

(1)做好心理护理及入院宣教。主动热情服务于患者,允许家属陪伴,提供心理安慰。

(2)对尚未确诊的患者,应配合做阴道后穹隆穿刺、尿妊娠试验及 B 超检查,以协助诊断。

(3)保守治疗:①嘱患者绝对卧床休息,避免腹部压力增大,从而减少异位妊娠破裂的机会。协助患者完成日常生活护理,减少其活动。②密切观察患者的生命体征和一般情况,并重视患者的主诉,若腹痛突然加重,或出现面色苍白、脉搏加快等变化应立即通知医生,做好抢救准备。③指导患者摄取足够的营养物质，尤其是富含铁蛋白的食物，如动物肝脏、豆类、绿色蔬菜等，增强患者的抵抗力。④协助医生正确留取血标本，以监测治疗效果。

（4）急性内出血患者的护理：①严密观察生命体征，每 10～15 min 测量 1 次血压、脉搏、呼吸并记录。②配血，做好输血准备。③保持静脉通畅，按医嘱输液、输血、补充血容量。④吸氧。⑤按医嘱准确及时给药。⑥注意记录尿量，以协助判断组织灌注量。⑦复查血常规，观察血红蛋白及红细胞计数，判断贫血有无改善。⑧一旦决定手术，应在短时间内完成常规术前准备工作，如备皮、皮试、合血、留置尿管、更换病员服等。

（5）手术后护理。①体位：患者返回病室后，硬膜外麻醉者应去枕平卧 6～8 h，头偏向一侧，防止唾液及呕吐物吸入气管造成吸入性肺炎或窒息，术后第二天可采取半卧位。②生命体征的观察：手术后 24 h 内病情变化快，也极易出现紧急情况，护理人员要密切观察生命体征的变化，及时测量生命体征并准确记录。若 24 h 内血压持续下降、脉搏快、患者躁动等情况出现，考虑为有内出血的可能，及时通知医生处理。每日测体温 4 次，直至正常后 3 天。③尿管的观察：保持尿管通畅，勿折、勿压，注意观察尿色及尿量。④饮食护理：未排气前禁食奶制品及甜食，排气后进半流食，排便后进普食（增加蛋白质和维生素的摄入）。⑤伤口敷料的观察：保持伤口敷料干燥、整洁，有渗血、渗液及时更换。⑥疼痛：术后 24 h 内疼痛最为明显，48 h 后疼痛逐渐缓解，根据具体情况遵医嘱适当应用止痛药，间隔 4～6 h 可重复使用。

（三）应急措施

急性大量内出血及剧烈腹痛可引起患者晕厥和休克，患者表现为面色苍白、痛苦面容、出汗、脉细数、血压降低或测不到，伴恶心、呕吐和肛门坠胀。护士应立即将患者取去枕平卧位，保暖、吸氧；迅速建立有效的静脉通道（快速静点乳酸林格液），补充血容量，纠正休克；交叉配血，做好输血准备；快速做好术前准备、心理护理，严密观察病情，做到"迅速、准确、及时、严密、严格"，这是取得成功抢救的关键所在。

（四）健康教育

（1）注意休息，可从事日常活动，注意劳逸结合，适当锻炼。

（2）加强营养，尤其是富含铁蛋白的食物，如动物肝脏、豆类、绿色蔬菜、木耳等，积极纠正贫血，提高机体抵抗力。忌食辛辣煎炸之品。

（3）注意保持外阴清洁，勤换清洁内衣裤，注意个人卫生。术后禁止性生活 1 个月，以免引起盆腔炎。

（4）生育过的患者，应采取避孕措施，防止再次发生宫外孕。

（5）未生育过的患者，避孕 6 个月，同时保持乐观情绪，不背思想包袱，有利于再次受孕。

（6）再次妊娠后，孕早期及时到医院检查，判断妊娠正常与否。

第三节　前置胎盘的护理

一、疾病概要

胎盘的正常附着处在子宫体部的后壁、前壁或侧壁。如果胎盘附着于子宫下段或覆盖在子宫颈内口处，位置低于胎儿的先露部，称为前置胎盘。前置胎盘是妊娠晚期出血的主要原因之一，为妊娠期的严重并发症，如处理不当，可危及母儿生命安全。其发生率为 0.24%～1.57%，多见于经产妇，尤其是多产妇。

1. 病因

目前尚未明确，高龄产妇、多产妇、吸烟或吸毒妇女为高危人群。可能与以下因素有关。

（1）子宫内膜不健全：产褥感染、多产、上环、多次刮宫、剖宫产等，引起子宫内膜炎、子宫内膜缺损、血液供应不足，为了摄取足够营养，胎盘代偿性扩大面积，伸展到子宫下段。

（2）孕卵发育迟缓：孕卵在到达宫腔时滋养层尚未发育到能着床阶段，继续下移，植入子宫下段。
（3）胎盘面积过大：如多胎妊娠盘常伸展到子宫下段，形成前置胎盘。

2. 分类

以胎盘边缘与子宫颈口的关系，将前置胎盘分为3种类型（图10-2）。

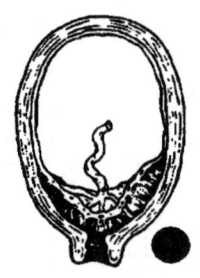 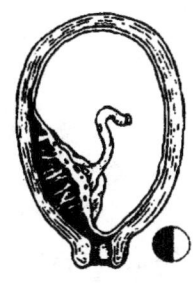 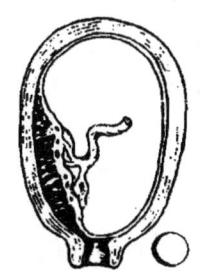

（1）完全性前置胎盘　　　（2）部分性前置胎盘　　　（3）边缘性前置胎盘

图10-2　前置胎盘

（1）完全性前置胎盘：或称中央性前置胎盘，子宫颈内口全部为胎盘组织所覆盖。
（2）部分性前置胎盘：子宫颈内口部分为胎盘组织所覆盖。
（3）边缘性前置胎盘：胎盘附着于子宫下段，边缘接近但不超过子宫颈内口。

胎盘边缘与子宫颈内口的关系随着子宫颈管的消失和子宫颈口的逐渐扩大而改变，原则上以最后一次检查结果为诊断各型前置胎盘的标准，这样有利于制订治疗方案。

3. 临床特点及处理原则

（1）临床特点：为妊娠晚期或分娩时，突然发生无诱因无痛性反复阴道出血症状。
（2）防治原则：止血、补充血容量、预防感染，根据具体情况选择继续妊娠或终止妊娠。

二、护理评估

1. 健康史

了解孕妇的健康状况、孕产史、产次及分娩情况。了解有无剖宫产、人工流产、子宫内膜炎、吸烟、吸毒等病史。孕中期特别是孕28周后，是否出现无诱因、无痛性、反复阴道流血症状。

2. 身体状况

（1）出血特点：妊娠晚期或分娩时，突然发生无诱因无痛性反复阴道出血症状。出血原因是在妊娠晚期或临产后子宫下段逐渐伸展，位于宫颈内口的胎盘不能相应伸展，导致胎盘自附着处剥离，使血窦破裂而出血。阴道流血发生时间的早晚、反复次数、流血量与前置胎盘的类型有关。完全性前置胎盘初次出血时间往往较早，多于妊娠28周左右，出血次数频繁，量较多，有时一次大量出血就可使患者出现休克；边缘性前置胎盘初次出血发生较晚，多在妊娠37～38周或临产后，出血量也较少；部分性前置胎盘初次出血的时间和量介于上述两者之间。一般初次出血量不多，剥落处血液凝固后，出血可停止，偶尔也有第一次出血较多的病例。随着妊娠月份增加，子宫下段不断伸展，出血反复发作，出血量也越来越多。患者可出现贫血，贫血程度与失血量成正比。严重出血者可导致休克，胎儿可因缺氧发生宫内窘迫，甚至死亡。

（2）腹部检查：子宫大小与停经周数相符，常触及高浮的胎头，因胎先露下降和入盆受阻，可并发胎位异常。有时可在耻骨联合上方听到胎盘杂音。

3. 辅助检查

（1）超声检查：对胎盘的定位准确率高达95%以上。超声检查可清楚显示子宫壁、胎盘、胎先露部及宫颈的位置，并根据胎盘下缘与宫颈内口的关系确定前置胎盘的类型。

（2）产后检查胎盘及胎膜：胎盘娩出后应详细检查，前置部位的胎盘有黑紫色陈旧血块附着。胎膜距胎盘边缘小于 7 cm，则为前置胎盘。

4. 心理-社会因素

孕妇及家属可因突然阴道流血担心母儿生命安全而感到焦虑和恐惧。

三、护理诊断及相关合作性问题

1. 组织灌注量不足

与无痛性阴道流血有关。

2. 恐惧

与阴道大量流血所致休克，危及母儿生命有关。

3. 有感染的危险

与失血、贫血产妇抵抗力降低，胎盘剥离面接近宫颈口细菌易于侵入有关。

4. 潜在并发症

胎儿窘迫。

四、护理目标

（1）生命体征维持正常，不出现休克症状。

（2）孕妇能叙述前置胎盘的相关知识，恐惧有所缓解。

（3）体温保持在正常范围。

（4）胎儿心率在正常范围，出现异常能及时发现和处理。

五、护理措施

1. 预防措施

（1）加强孕期保健指导：对妊娠期出血，不论量多少，均应及时就诊，做到及时诊断和处理。

（2）做好计划生育宣教：推广避孕措施，避免多次刮宫、多产等导致子宫内膜受损或感染。

2. 急救护理

对阴道大量流血者，立即建立静脉通道，及时输血补液，取头低足高位，吸氧、保暖。立即做好剖宫产术前准备，无条件手术时迅速护送转院治疗。

3. 一般护理

（1）卧床休息，增加营养：指导孕妇卧床休息，以左侧卧位为宜，吸氧，每日 3 次，每次 1 h，以提高胎儿的血氧供应；鼓励孕妇进食高蛋白易消化食品，以增加机体抵抗力。

（2）避免各种刺激，以减少出血的机会。医护人员在进行腹部检查时动作要轻柔，禁做阴道检查或肛门检查。

（3）保持外阴清洁。勤换月经垫，每日用 1‰的苯扎溴胺擦洗会阴 2 次，保持会阴清洁。

4. 病情监测

（1）监测生命体征：严密观察孕妇的脉搏、呼吸、体温和血压。发现异常及时记录并报告医生。

（2）监测阴道流血情况：严密观察阴道流血的时间、量，出现变化及时报告医生。

（3）监测胎儿情况：及时听取胎心，确定胎儿在子宫内情况，出现异常及时报告医生。

5. 治疗配合

（1）对出血性休克的孕妇，遵医嘱采取抢救措施。迅速开通静脉通道，补充血容量。

（2）期待疗法：对孕周小于 37 周，胎儿体重低于 2 500 g、阴道流血不多者，遵医嘱对孕妇采取观察治疗。具体护理如下：①定时测量生命体征，观察阴道流血量，指导孕妇保留用过的会阴垫以便评估出血量。②指导孕妇采取左侧卧位或前置胎盘的同侧卧位；③定时听取胎心音，分析判定胎儿在宫内的情况，必要时做胎儿电子监护。④预防感染：注意观察体温、血常规，出现异常及时报告医生，并遵医嘱用抗生素。⑤对症治疗：必要时遵医嘱给予宫缩抑制药、镇静药、止血药等。⑥选择最佳时机终止妊娠。

（3）终止妊娠。①终止妊娠的指征：对反复大量阴道流血甚至休克者无论胎儿成熟与否均应终止妊娠；胎龄达36周以上；胎儿成熟度检测提示胎儿肺成熟者；胎龄未达36周，出现胎儿窘迫征象者。②终止妊娠方法：剖宫产能迅速结束分娩，达到止血目的，使母儿相对安全，是目前处理前置胎盘的最好方法。护士应做好术前准备和术后护理工作。阴道分娩，适用于出血量不多的边缘性前置胎盘、枕先露、估计短时间内能经阴道分娩者。护士要做好接生和抢救新生儿的准备。胎儿娩出后，及时使用宫缩药，以预防产后出血。

6. 心理护理

鼓励孕妇及家属说出心里的焦虑、担心和恐惧，对其心理状态表示理解。采取多关心、多巡视、多解释、多陪伴的方式为孕妇提供心理支持。向孕妇和家属解释前置胎盘的相关知识，使孕妇和家属能理解和配合治疗，缓解患者心理压力，增加患者的信心和安全感。

7. 健康指导

（1）产褥期禁止盆浴、性交，保持清洁舒适，防止感染。

（2）对期待疗法有效的孕妇出院后，嘱多休息，避免剧烈活动和性生活。指导孕妇自我监测胎动、胎心，定期产前检查，若再次出现阴道流血、宫缩或胎儿出现异常，应及时到医院就诊。

（3）做好计划生育指导工作，指导产妇产后42 d到医院检查。

第四节　晚期产后出血的护理

一、概述

分娩结束24小时后，在产褥期内发生的子宫大量出血，称晚期产后出血。多发生在产后1～2周，也有发生在产后6周者。表现为阴道少量或中量出血，持续或间断，严重者可大量出血，患者晕厥甚至休克。

二、病因

1. 胎盘、胎膜残留

此种情况是自然分娩产妇晚期产后出血的主要原因，多发生在产后10日左右。残留在宫腔内的胎盘组织发生变性、坏死、机化，形成胎盘息肉，当坏死组织脱落时，暴露基底部血管，引起大量出血。

2. 蜕膜残留

正常情况下蜕膜多在产后一周内脱落，随恶露排出。若蜕膜剥离不全、长时间残留，也可影响子宫复旧，继发子宫内膜炎症，引起晚期产后出血。

3. 子宫胎盘附着面感染或复旧不全

子宫胎盘附着面的血管在胎盘娩出后形成血栓，继而血栓机化，出现玻璃样变，血管上皮增厚，管腔上皮增厚，管腔变窄、堵塞。胎盘附着部边缘有内膜向内生长，底蜕膜深层的残留腺体和内膜亦重新生长，使子宫内膜得以修复，这个过程需要6～8周。如胎盘附着面感染、复旧不全，可引起血栓脱落，血窦重新开放，子宫出血。

4. 剖宫产术后子宫伤口裂开

多见于子宫下段剖宫产横切口两侧。主要原因是止血不良、切口选择过低或过高、缝合技术不当，切口感染等，这些原因均可使得肠线溶解脱落后，血窦重新开放，产妇大量阴道出血。

5. 其他原因

产后子宫滋养细胞肿瘤、子宫黏膜下肌瘤等也可引起晚期产后出血。

三、护理评估

（一）健康史

除一般病史外，应特别注意收集与产后出血有关的资料，如是否有多胎史、全身出血性疾病史、产后出血史等。

（二）本次妊娠经过

了解胎儿大小、有无前置胎盘、胎盘早剥，分娩方式、是否有产程延长、有无宫缩乏力，剖宫产手术指征、手术方式、术后恢复情况，产褥期子宫复旧状况、恶露性状等。

（三）临床表现

1. 胎盘、胎膜残留出血

产后血性恶露多，持续时间长，子宫复旧差，子宫增大、软、宫口松弛，反复出血或突然大量阴道出血，有子宫底压痛、低热等感染征象。出血多发生在产后数日至十余日。

2. 蜕膜残留出血

与胎盘残留出血相似，宫腔刮出物病理检查可见坏死蜕膜，但没有绒毛。

3. 胎盘附着面感染或复旧不全出血

常于产后十余日突然发生阴道大量出血，妇科检查发现子宫大而软，宫口松弛，阴道及宫口有血块堵塞。

4. 剖宫产后出血

发生于产后二十余日，表现为急性大量出血，也可反复出血，可因失血过多引起休克。

（四）辅助检查

1. 血常规检查

白细胞计数及分类和血红蛋白含量，了解感染和贫血情况。

2. 宫腔分泌物培养、涂片检查

了解有无感染。

3. B超

了解子宫大小、宫腔内有无残留的胎盘、胎膜，子宫伤口愈合情况。

4. 病理检查

行清宫术，宫腔刮出物送病理检查。

5. 血 β-HCG 测定

了解有无胎盘残留，排除绒毛膜癌。

（五）社会－心理评估

晚期产后出血一旦发生，特别是出血较多时，产妇及家属均会产生恐惧、烦躁不安、甚至悲观绝望等心理，担心产妇生命安危，渴望得到紧急抢救，同时也担心婴儿的照顾。

（六）治疗原则

（1）明确原因，通过血 HCG 检查、B超检查，发现有无胎盘、胎膜、蜕膜残留、子宫伤口裂开。

（2）疑有胎盘、胎膜、蜕膜残留或胎盘附着部位复旧不全者，应行刮宫术，可起到止血的作用，刮出物应送病理检查，以明确诊断。刮宫后给予抗生素及子宫收缩剂。

（3）疑有剖宫产术后切口裂开者，根据出血情况做清创缝合及髂内动脉、子宫动脉结扎止血或髂内动脉栓塞术，组织坏死范围大者，行子宫次全切除术或子宫全切术。

（4）若因肿瘤引起的阴道出血，应作相应处理。

四、护理诊断和医护合作性问题

1. 潜在并发症

出血性休克。

2. 有感染的危险

与出血造成抵抗力降低或胎盘、胎膜残留有关。

3. 组织灌注量改变

与晚期产后出血有关。

4. 焦虑

与担心自身健康、生命安全及婴儿喂养有关。

五、计划与实施

（一）预期目标

（1）护士及时发现产妇出血性休克的症状体征，报告医生及时处理。

（2）产妇住院期间体温正常，未出现感染。

（3）产妇维持体液平衡，维持基本生理功能。

（4）产妇能复述产褥期自我照顾及新生儿照顾的知识。

（二）护理措施

（1）观察子宫复旧情况，阴道出血的量、颜色、性状和气味，剖宫产伤口愈合情况。监测患者的体温、脉搏等生命体征并注意其一般情况。

（2）大量出血、反复出血可导致贫血，应注意监测产妇的血红蛋白值及一般情况，遵医嘱应用止血药物，为其提供高热量、高蛋白、高维生素的饮食，以纠正贫血，增强抵抗力。

（3）怀疑胎盘、胎膜残留者应配血，建立静脉通路，准备行刮宫术，术中注意观察患者的一般情况及出血量，刮出物送病理检查。术后遵医嘱给予抗生素及缩宫素，并注意观察子宫收缩及阴道出血情况。

（4）剖宫产伤口清创者，应注意观察伤口的愈合情况。

（5）保持产妇外阴清洁，及时更换会阴垫，每日外阴冲洗2次。

（6）做好生活护理，满足产妇的基本需要。母婴分离者如无禁忌可将乳汁挤出，喂养婴儿。

（7）预防：分娩后仔细检查胎盘、胎膜是否完整，产后2小时内密切观察子宫收缩及阴道出血情况，产褥期密切观察并促进子宫复旧。

（三）健康指导

（1）通过孕妇学校授课及产后健康教育指导产妇及家属进行子宫按摩，观察子宫复旧情况、恶露的变化及会阴护理的技巧。

（2）讲解产褥期的康复技巧，强调营养、休息和运动的重要性。

（3）向产妇及家属强调出院后复查的时间、目的、意义，强调按时产后复查的重要性。出院后仍应注意继续观察产后出血的症状，发现异常情况及时返院就诊。

六、护理评价

产妇出血状况得到及时控制，未出现感染、休克，婴儿得到照顾。

第十一章 儿科常见疾病的护理

第一节 小儿传染性疾病的护理

由于小儿免疫功能低下,传染病发病率较成人高,且起病急,发展快,症状重,易发生并发症。因此,护士必须掌握传染病的有关知识,积极预防和控制传染病。

一、小儿传染病的护理管理

(一)传染过程

传染是病原体进入人体后,与人体相互作用、相互斗争的过程,产生5种不同的结局。

1. 病原体被清除

病原体侵入人体后,被人体的非特异性免疫或特异性免疫消灭或排出体外,不引起病理变化和临床症状。

2. 隐性感染

隐性感染又称亚临床感染,指病原体侵入人体后,机体仅发生特异性免疫应答和轻微组织损伤,不出现临床症状、体征,只有免疫学检查才发现异常。隐性感染后可获得对该病的特异性免疫力,其结局多数为病原体被清除,部分成为病原携带状态。

3. 显性感染

显性感染又称临床感染,指病原体侵入人体后,引起机体免疫应答,导致组织损伤和病理改变,出现临床表现。显性感染后可获得特异性免疫力,其结局大多数为病原体被清除,仅部分成为病原携带状态。

4. 病原携带状态

病原携带状态包括带菌、带病毒和带虫的状态,病原体在人体内生长繁殖,但不出现疾病的临床表现。由于携带者向外排出病原体,成为传染病的重要传染源。

5. 潜在性感染

病原体侵入人体后寄生于机体某个部位,机体的免疫功能使病原体局限而不发病,但不能清除病原体,病原体潜伏在体内。只有当机体防御机能减低时,病原体趁机繁殖,引起发病。

(二)传染病的特点

1. 传染病的基本特征

传染病的基本特征包括:①有病原体。②有传染性。③有流行性、季节性、地方性、周期性。④有免疫性。

2. 传染病的临床特点

病程发展有阶段性,分为:①潜伏期,病原体侵入人体至出现临床症状之前。②前驱期,起病至出现明显症状为止。③症状明显期,前驱期后出现该传染病特有的症状和体征。④恢复期,患儿症状和体征基本消失,多为痊愈而终结,少数可留有后遗症。

3. 传染病的流行环节

传染病的传播必须具备3个基本环节：①传染源，指体内带有病原体，并不断向体外排出病原体的人和动物，包括患者、隐性感染者、病原体携带者、受感染的动物。②传播途径，指病原体离开传染源后到达另一个易感者所经历的途径，有呼吸道传播、消化道传播、虫媒传播、接触传播、血液传播等方式。③人群易感性，指人群对某种传染病病原体的易感程度或免疫水平。人群易感性越高，传染病越易发生、传播和流行。

（三）影响流行过程的因素

1. 自然因素

自然因素包括地理、气候、温度、湿度因素。大部分虫媒传染病和某些自然疫源性传染病，有地区性和季节性。寒冷季节易发生呼吸道传染病，夏秋季易发生消化道传染病。

2. 社会因素

社会因素包括社会制度、经济和生活条件、文化水平等，对传染病流行过程有决定性的影响。我国建立了各级卫生防疫机构，颁布了《传染病防治法》，制订各项卫生管理法，实行计划免疫等，有效控制了传染病的流行。

（四）传染病的预防

1. 控制传染源

对传染病患者、病原携带者管理应做到"五早"：早发现、早诊断、早报告、早隔离、早治疗。对传染病接触者应进行检疫，检疫期限为接触日至该病的最长潜伏期。

2. 切断传播途径

不同传染病传播途径不同，采取的措施也不一样。如消化道传染病，应注意管理水源、饮食、粪便，灭苍蝇、蟑螂，环境消毒；呼吸道传染病，应注意空气消毒、通风换气、戴口罩；虫媒传染病，应注意杀虫防虫。

3. 保护易感人群

包括增强易感人群的非特异性和特异性免疫力、药物预防，其中预防接种是预防传染病的最有力武器。

（五）小儿传染病的护理管理

1. 传染病的隔离

分为A系统和B系统两类，A系统以类别特点分类，B系统以疾病分类。目前我国大多数医院实行A系统隔离法。

（1）呼吸道隔离（蓝色标志）：适用于经空气传播的呼吸道传染病。

（2）消化道隔离（棕色标志）：适用于消化道传染病。

（3）严密隔离（黄色标志）：适用于有高度传染性及致死性传染病。

（4）接触隔离（橙色标志）：适用于预防高度传染性及有重要流行病学意义的感染。

（5）血液（体液）隔离（红色标志）：适用于因直接或间接接触感染的血液及体液引起的传染病。

（6）脓汁（分泌物）隔离（绿色标志）：适用于因直接或间接接触感染部位的脓液或分泌物引起的感染。

（7）结核菌隔离（灰色标志）：适用于肺结核痰涂片阳性者或X线检查为活动性肺结核者。

2. 传染病的消毒

（1）消毒种类：包括预防性消毒和疫源地消毒，前者指未发现传染源，对可能受病原体污染的场所、物品和人体进行的消毒；后者指对目前存在或曾经存在传染源的地方进行消毒，可分为随时消毒（对传染源的泄物、分泌物及被污染的物品和场所随时行的消毒）和终末消毒（传染病患者出院、转科或死亡后，对患者、病室及用物进行一次彻底的消毒）。

（2）消毒方法：包括物理消毒和化学消毒。前者是利用机械、热、光、微波、辐射等方法将病原体消除或杀灭，后者是应用2.5%碘酊、戊二醛、过氧乙酸、酒精等化学消毒剂使病原体的蛋白质凝固变性或失去活性。

3. 小儿传染病的一般护理

（1）建立预诊制度：门诊预诊能及早发现传染病患儿，避免和减少交叉感染。

（2）严格执行隔离消毒制度：隔离与消毒是防止传染病弥散的重要措施。应根据具体情况采取相应的隔离消毒措施，控制传染源、切断传播途径、保护易感人群。

（3）及时报告疫情：护士是传染病的法定报告人之一，发现传染病后应及时填写"传染病疫情报告卡"，并按国家规定的时间向防疫部门报告，以便采取措施进行疫源地消毒，防止弥散。

（4）密切观察病情：传染病病情重、进展快，护理人员应仔细观察患儿病情变化、服药反应、治疗效果、有无并发症等。正确做出护理诊断，采取有效护理措施，做好各种抢救的准备工作。

（5）指导休息，做好生活护理：急性期应绝对卧床休息，症状减轻后可逐渐增加下床活动；小儿生活自理能力差，应做好日常生活护理。

（6）保证营养供给：供给患儿营养丰富易消化的流质、半流质饮食，鼓励患儿多饮水，维持水、电解质平衡和促进体内毒素排泄。不能进食者可鼻饲或静脉补液。

（7）加强心理护理：传染病患儿需要单独隔离，易产生孤独、紧张、恐惧心理，护理人员应多给予关心。鼓励患儿适量活动，保持良好情绪，促进疾病康复。

（8）开展健康教育：卫生宣教是传染病护理的重要环节。护理人员应向患儿及家属宣讲传染病的防治知识，使其认真配合医院的隔离消毒工作，控制院内交叉感染。

二、麻疹

麻疹是由麻疹病毒引起的一种急性出疹性呼吸道传染病，临床以发热、咳嗽、流涕、结膜炎、口腔麻疹黏膜斑及全身斑丘疹为主要表现。

（一）病原学及流行病学

几种常见传染病病原学及流行病学特点比较见表11-1。

表11-1 几种常见传染病病原学及流行病学特点比较

	麻疹	水痘	猩红热	流行性腮腺炎	中毒型细菌性痢疾
好发季节	冬春季	冬春季	冬春季	冬春季	夏秋季
病原体	麻疹病毒	水痘-带状疱疹病毒	A组β溶血性链球菌	腮腺炎病毒	痢疾杆菌（我国以福氏志贺菌多见）
传染源	麻疹患者	水痘患者	患者及带菌者	患者及隐形感染者	患者及带菌者
传染期及隔离期	潜伏期末至出疹后5d，并发肺炎者至出疹后10d	出疹前1~2d至疱疹结痂	隔离至症状消失后一周，咽拭子培养3次阴性	腮腺肿大前1d至消肿后3d	隔离至症状消失后1周或大便培养3次阴性
传播途径（主要）	呼吸道	呼吸道及接触传播	呼吸道	呼吸道	消化道
易感人群	6月~5岁小儿	婴幼儿、学龄前儿童	3~7岁小儿	5~14岁小儿	3~5岁体格健壮儿童
病后免疫力	持久免疫	持久免疫	获得同一菌型抗菌免疫和同一外毒素抗毒素免疫	持久免疫	病后免疫力短暂，不同菌群与血清型间无交叉免疫

（二）临床表现

1. 典型麻疹

（1）潜伏期：一般为6~18 d，可有低热及全身不适。

（2）前驱期：一般为3~4 d，主要表现如下。①中度以上发热。②上呼吸道炎，咳嗽、流涕、喷嚏、咽部充血。③眼结膜炎：结膜充血、畏光流泪、眼睑水肿。④麻疹黏膜斑，为本期的特异性体征，有诊断价值。为下磨牙相对应的颊黏膜上出现的直径为 0.5～1 mm 大小的白色斑点，周围有红晕，出疹前 1～2 d 出现，出疹后 1～2 d 迅速消失。

（3）出疹期：一般为 3～5 d。皮疹先出现于耳后发际，渐延及额面部和颈部，再自上而下至躯干、四肢，乃至手掌足底。皮疹初为淡红色斑丘疹，直径为 2～4 mm，略高出皮面，压之褪色，疹间皮肤正常，继之转为暗红色，可融合成片。发热、呼吸道症状达高峰，肺部可闻及湿啰音，伴有全身浅表淋巴结及肝脾大。

（4）恢复期：一般为 3～5 d。皮疹按出疹顺序消退，疹退处有米糠样脱屑及褐色色素沉着。体温下降，全身症状明显好转。

2. 非典型麻疹

少数患者呈非典型经过。有一定免疫力者呈轻型麻疹，症状轻，无黏膜斑，皮疹稀且色淡，疹退后无脱屑和色素沉着；体弱、有严重继发感染者呈重型麻疹，持续高热，中毒症状重，皮疹密集融合，有并发症或皮疹骤退、四肢冰冷、血压下降等循环衰竭表现；注射过麻疹减毒活疫苗的患儿可出现皮疹不典型的异性麻疹。

3. 并发症

肺炎为最常见并发症，其次为喉炎、心肌炎、脑炎等。

（三）辅助检查

1. 血常规

白细胞总数减少，淋巴细胞相对增多；若白细胞总数及中性粒细胞增多，提示继发细菌感染。

2. 病原学检查

从呼吸道分泌物中分离或检测到麻疹病毒可做出特异性诊断。

3. 血清学检查

用酶联免疫吸附试验检测血清中特异性 IgM 抗体，有早期诊断价值。

（四）治疗原则

1. 一般治疗

卧床休息，保持眼、鼻及口腔清洁，避光，补充维生素 A 和维生素 D。

2. 对症治疗

降温，止咳祛痰，镇静止惊，维持水、电解质及酸碱平衡。

3. 并发症治疗

有并发症者给予相应治疗。

（五）护理诊断及合作性问题

（1）体温过高：与病毒血症及继发感染有关。

（2）有皮肤完整性受损的危险：与皮疹有关。

（3）营养失调，低于机体需要量：与消化吸收功能下降、高热消耗增多有关。

（4）潜在并发症：肺炎、喉炎、心肌炎、脑炎等。

（5）有传播感染的危险：与患儿排出有传染性的病毒有关。

（六）护理措施

1. 维持正常体温

（1）卧床休息至皮疹消退、体温正常；出汗后及时更换衣被，保持干燥。

（2）监测体温，观察热型；处理高热时要兼顾透疹，不宜用药物或物理方法强行降温，忌用冷敷及酒精擦浴，以免影响透疹；体温 >40℃ 时可用小剂量退热剂或温水擦浴，以免发生惊厥。

2. 保持皮肤黏膜的完整性

（1）加强皮肤护理：保持床单整洁干燥和皮肤清洁，每日温水擦浴更衣 1 次；勤剪指甲，避免抓伤皮肤继发感染；如出疹不畅，可用中药或鲜芫荽煎水服用并抹身，帮助透疹。

（2）加强五官护理：用生理盐水清洗双眼，滴抗生素眼药水或涂眼膏，并加服鱼肝油预防眼干燥症；防止眼泪及呕吐物流入外耳道，引起中耳炎；及时清除鼻痂，保持鼻腔通畅；多喂开水，用生理盐水或2%硼酸溶液含漱，保持口腔清洁。

3. 保证营养供给

给予清淡易消化的流质、半流质饮食，少量多餐；多喂开水及热汤，利于排毒、退热、透疹；恢复期应添加高蛋白、高热量、高维生素食物。

4. 密切观察病情，及早发现并发症

出疹期如出现持续高热不退、咳嗽加剧、发绀、呼吸困难、肺部湿啰音增多等表现，出现声嘶、气促、吸气性呼吸困难、三凹征等为喉炎的表现，出现嗜睡、昏迷、惊厥、前囟饱满等为脑炎表现。出现上述表现应给予相应处理。

5. 预防感染的传播

（1）控制传染源：隔离患儿至出疹后5 d，并发肺炎者延至出疹后10 d。密切接触的易感儿隔离观察3周。

（2）切断传播途径：病室通风换气并用紫外线照射；患儿衣被及玩具暴晒2 h，减少不必要的探视，预防继发感染。

（3）保护易感人群：流行期间不带易感儿童去公共场所；8个月以上未患过麻疹者应接种麻疹减毒活疫苗，7岁时复种；对未接种过疫苗的体弱及婴幼儿接触麻疹后，应尽早注射人血丙种球蛋白，可预防发病或减轻症状。

6. 健康教育

向家长宣传控制传染源的知识，说明患儿隔离的时间；指导切断传播途径的方法，如通风换气、定期消毒、用物暴晒等；指导家长对患儿进行皮肤护理、饮食护理及病情观察。

三、水痘

水痘是由水痘-带状疱疹病毒引起的急性出疹性传染病，临床以皮肤黏膜相继出现和同时存在斑疹、丘疹、疱疹及结痂为特征。

（一）临床表现

1. 潜伏期

一般为2周左右。

2. 前驱期

一般为1~2 d。婴幼儿多无明显前驱症状，年长儿可有低热、头痛、不适、食欲缺乏等。

3. 出疹期

皮疹先出现于躯干和头部，后波及面部和四肢。其特点有以下几点。

（1）皮疹分批出现，可见斑疹、丘疹、疱疹及结痂同时存在，为水痘皮疹的重要特征。开始为红色斑疹，数小时变为丘疹，再数小时发展成椭圆形水疱疹，疱液先清亮后浑浊，周围有红晕。疱疹易破溃，1~2 d后开始干枯、结痂，脱痂后一般不留瘢痕，常伴瘙痒使患儿烦躁不安。

（2）皮疹呈向心性分布，主要位于躯干，其次头面部，四肢较少，为水痘皮疹的另一特征。

（3）黏膜疱疹可出现在口腔、咽、结膜、生殖器等处，易破溃形成溃疡。

4. 并发症

以皮肤继发细菌感染常见，少数为血小板减少、肺炎、脑炎、心肌炎等。

水痘多为自限性疾病，10 d左右自愈。除上述典型水痘外，可有疱疹内出血的出血型重症水痘，多发生于免疫功能低下者，常因并发血小板减少或弥散性血管内凝血而危及生命，病死率高；此外，孕母患水痘可感染胎儿，导致先天性水痘。

（二）辅助检查

1. 血常规

白细胞总数正常或稍低，继发细菌感染时可增高。

2. 疱疹刮片

可发现多核巨细胞和核内包涵体。

3. 血清学检查

补体结合抗体高滴度或双份血清抗体滴度4倍以上升高可明确病原。

（三）治疗原则

1. 抗病毒治疗

首选阿昔洛韦，但需在水痘发病后24 h内应用效果更佳。此外，也可用更昔洛韦及干扰素。

2. 对症治疗

高热时用退热剂，皮疹瘙痒时可局部用炉甘石洗剂清洗或口服抗组胺药，疱疹溃破后可涂1%甲紫或抗生素软膏，有并发症时进行相应的对症治疗。水痘患儿忌用肾上腺皮质激素。

（四）护理诊断及合作性问题

（1）体温过高：与病毒血症及继发细菌感染有关。

（2）皮肤完整性受损：与水痘病毒引起的皮疹及继发细菌感染有关。

（3）潜在并发症：皮肤继发细菌感染、脑炎、肺炎等。

（4）有传播感染的危险：与患儿排出有传染性的病毒有关。

（五）护理措施

1. 维持正常体温

（1）卧床休息至热退，症状减轻；出汗后及时更换衣服，保持干燥。

（2）监测体温，观察热型；高热时可用物理降温或退热剂，但忌用酒精擦浴、口服阿司匹林（以免增加瑞氏综合征的危险）；鼓励患儿多饮水。

2. 促进皮肤完整性恢复

（1）室温适宜，衣被不宜过厚，以免增加痒感。

（2）勤换内衣，保持皮肤清洁，防止继发感染。

（3）剪短指甲，婴幼儿可戴并指手套，以免抓伤皮肤。

（4）皮肤瘙痒时，可温水洗浴，口服抗组胺药物；疱疹无溃破者，涂炉甘石洗剂或5%碳酸氢钠溶液；疱疹溃破者涂1%甲紫或抗生素软膏防止继发感染，必要时给予抗生素。

3. 病情观察

注意观察疱疹溃破处皮肤、精神、体温、食欲，有无咳嗽、气促、头痛、呕吐等，及早发现并发症，予以相应的治疗及护理。

4. 预防感染的传播

（1）控制传染源：患儿应隔离至疱疹全部结痂或出疹后7 d，密切接触的易感儿隔离观察3周。

（2）切断传播途径：保持室内空气新鲜，托幼机构应做好晨间检查和空气消毒。

（3）保护易感人群：避免易感者接触，对体弱、免疫功能低下及应用大剂量激素者尤应加强保护，应在接触水痘后72 h内肌内注射水痘-带状疱疹免疫球蛋白，可起到预防或减轻症状的作用。

5. 健康教育

向家长宣传控制传染源的知识，说明患儿隔离的时间；指导切断传播途径的方法，如通风换气、定期消毒、用物暴晒；指导家长对患儿进行皮肤护理，防止继发感染，加强预防知识教育，流行期间避免易感儿去公共场所。

四、猩红热

猩红热是由A组β溶血性链球菌引起的急性呼吸道传染病，临床以发热、咽峡炎、杨梅舌、全身弥漫性红色皮疹及疹退后皮肤脱屑为特征。多见于3~7岁小儿，少数患儿在病后2~3周可发生风湿热或急性肾小球肾炎。

（一）临床表现

1. 潜伏期

一般为 2～3 d，外科型 1～2 d。

2. 前驱期

起病急，有畏寒、高热、头痛、咽痛、恶心、呕吐等。咽部及扁桃体充血，颈及颌下淋巴结肿大、压痛。

3. 出疹期

（1）出疹顺序：发病后 1～2 d 出疹，先耳后、颈部、腋下和腹股沟，然后迅速蔓延至躯干及上肢，最后至下肢，24 h 波及全身。

（2）皮疹形态：为弥漫性针尖大小、密集的点状红色皮疹，压之褪色，有砂纸感，疹间无正常皮肤，伴瘙痒。

（3）贫血性皮肤划痕：疹间皮肤以手按压红色可暂时消退数秒钟，出现苍白的手印，为猩红热特征之一。

（4）帕氏线：肘窝、腋窝、腹股沟等皮肤皱褶处，皮疹密集成线压之不退，为猩红热特征之二。

（5）杨梅舌：病初舌面有灰白苔，边缘充血水肿，2～3 d 后白苔脱落，舌面呈牛肉样深红色，舌乳头红肿突起，称杨梅舌，为猩红热特征之三。

（6）环口苍白圈：口周皮肤与面颊部发红的皮肤比较相对苍白。

4. 恢复期

一周后皮疹按出疹顺序开始脱皮，脱屑程度与皮疹轻重一致，轻者呈糠屑样，重者呈大片状脱皮，手、脚呈"手套""袜套"状。

5. 并发症

急性肾小球肾炎、风湿热。

除上述普通型外，还可出现中毒型、脓毒型、外科型猩红热。

（二）辅助检查

1. 血常规

白细胞总数增高，中性粒细胞可达 80% 以上，严重者可有中毒颗粒。

2. 细菌培养

鼻咽拭子培养出 A 组 β 溶血性链球菌为诊断的"金标准"。

3. 抗链球菌溶血素"O"

滴度明显增高提示 A 组链球菌近期感染。

（三）治疗原则

1. 一般治疗

卧床休息，供给充分的水分及营养；保持皮肤清洁，防止继发感染；高热者给予物理降温或退热剂。

2. 抗生素治疗

首选青霉素，剂量每日 5 万 U/kg，分 2 次肌内注射，严重感染者 10 万～20 万 U/kg 静脉滴注，疗程 7～10 d。如青霉素过敏，可选用红霉素、头孢菌素等药物。

（四）护理诊断及合作性问题

（1）体温过高：与细菌感染及外毒素血症有关。

（2）皮肤完整性受损：与皮疹脱皮有关。

（3）潜在并发症：急性肾小球肾炎、风湿热。

（4）有传播感染的危险：与患儿排出有传染性的病原菌有关。

（五）护理措施

1. 维持正常体温

（1）卧床休息 2～3 周，出汗后及时更换衣服，保持干燥。

（2）高热时给予物理降温或退热剂，鼓励患儿多饮水，并用生理盐水漱口。

（3）给予营养丰富，易消化的流质、半流质饮食。

（4）遵医嘱使用青霉素抗感染。

2. 病情观察

密切观察病情变化，若出现眼睑水肿、少尿、血尿、高血压等，则提示并发急性肾炎；若出现心率增快、心脏杂音、游走性关节肿痛、舞蹈病等，则提示风湿热，均应及时进行相应处理。

3. 预防感染的传播

（1）控制传染源：呼吸道隔离至症状消失后1周，咽拭子培养连续3次呈阴性。有化脓性并发症者应隔离至治愈为止。

（2）切断传播途径：通风换气，并用紫外线消毒，鼻咽分泌物须以2%～3%氯胺或漂白粉澄清液消毒，患者分泌物所污染的物品，可采用消毒液浸泡、擦拭、蒸煮或日光暴晒等。

（3）保护易感人群：接触者观察7d，用青霉素或磺胺类药物预防。

4. 健康教育

向其家长宣传控制传染源的知识，说明患儿隔离的时间，不需住院者指导在家隔离治疗；指导切断传播途径的方法，如通风换气、定期消毒、用物暴晒；加强预防知识教育，流行期间避免易感儿去公共场所，托幼机构加强晨间检查。

五、流行性腮腺炎

流行性腮腺炎是由腮腺炎病毒引起的急性呼吸道传染病，临床以腮腺非化脓性肿胀，疼痛为特征，大多有发热、咀嚼受限，并可累及其他腺体及脏器，预后良好。

（一）临床表现

1. 潜伏期

一般为14～25d，平均18d。

2. 前驱期

此期可无或很短，一般为数小时至1～2d。可有发热、头痛、乏力、食欲缺乏、恶心、呕吐等症状。

3. 腮腺肿胀期

通常一侧腮腺先肿大，2～4d内累及对侧，也可双侧同时肿大或始终局限于一侧。腮腺肿大以耳垂为中心，向前、后、下发展，边缘表面热而不红，触之有弹性感，伴有疼痛及压痛，张口、咀嚼、食酸性食物时胀痛加剧。腮腺管口可有红肿，但压之无如液流出。腮腺肿大1～3d达高峰，一周左右消退。颌下腺、舌下腺可同时受累。

4. 并发症

脑膜脑炎、睾丸炎及卵巢炎、急性胰腺炎、心肌炎等。

（二）辅助检查

1. 血常规

白细胞总数正常或稍高，淋巴细胞相对增多。

2. 血清及尿淀粉酶测定

90%的患儿发病早期血清及尿淀粉酶增高，常与腮腺肿胀程度平行。血脂肪酶增高有助于胰腺炎的诊断。

3. 血清学检查

血清特异性IgM抗体阳性提示近期感染。

4. 病毒分离

患儿唾液、脑脊液、血及尿中可分离出病毒。

(三)治疗原则

治疗原则主要为对症处理。急性期注意休息，补充水分和营养，避免摄入酸性食物；高热者给予物理降温或退热剂；腮腺肿痛严重时可酌情应用止痛药；并发睾丸炎者局部给予冷敷，并将阴囊托起以减轻疼痛；并发重症脑膜脑炎、睾丸炎或心肌炎者可用中等剂量的糖皮质激素治疗 3~7 d。此外，也可采用中医中药内外兼治。

(四)护理诊断及合作性问题

1. 疼痛

与腮腺非化脓性炎症有关。

2. 体温过高

与病毒感染有关。

3. 潜在并发症

脑膜脑炎、睾丸炎、胰腺炎等。

4. 有传播感染的危险

与患儿排出有传染性的病毒有关。

(五)护理措施

1. 减轻疼痛

（1）饮食护理：给予富营养、易消化的半流质或软食，忌酸、辣、干、硬食物，以免因唾液分泌增多及咀嚼食物使疼痛加剧。

（2）减轻腮腺肿痛：局部冷敷收缩血管，以减轻炎症充血及疼痛；也可用中药如意金黄散、青黛散调食醋局部涂敷；或采用氦氖激光局部照射。

（3）口腔护理：用温盐水漱口，多饮水，以保持口腔清洁，防止继发感染。

2. 降温

监测体温，高热者给予冷敷、温水擦浴等物理降温或服用适量退热剂；发热伴有并发症者应卧床休息至热退；在发热早期遵医嘱给予利巴韦林、干扰素或板蓝根颗粒等抗病毒治疗；鼓励患儿多饮温开水以利汗液蒸发散热。

3. 密切观察病情，及时发现和处理并发症

（1）若患儿出现高热、头痛、呕吐、颈强直、抽搐、昏迷等，则提示已发生脑膜脑炎，应立即行脑脊液检查，并给予降低颅内压、止惊等处理。

（2）若患儿出现睾丸肿胀疼痛，提示并发睾丸炎，可用丁字带托起阴囊消肿，局部冰袋冷敷止痛。

（3）若患儿出现上腹痛、发热、寒战、呕吐、腹胀、腹泻等，则提示并发胰腺炎，应给予禁食、胃肠减压等处理。

4. 预防感染的传播

（1）控制传染源：呼吸道隔离至腮腺肿大消退后 3 d，密切接触的易感儿隔离观察 3 周，流行期间应加强托幼机构的晨检。

（2）切断传播途径：居室应空气流通，对患儿呼吸道分泌物及其污染物应进行消毒。

（3）保护易感人群：易感儿接种减毒腮腺炎活疫苗。

5. 健康教育

向其家长宣传控制传染源的知识，说明患儿隔离的时间，不需住院者指导在家隔离治疗。指导切断传播途径的方法，如通风换气、定期消毒、用物暴晒；加强预防知识教育，流行期间避免易感儿去公共场所，托幼机构加强晨间检查；指导患儿家长学会观察病情，有并发症时应即时就诊，并介绍减轻疼痛的方法。

六、中毒型细菌性痢疾

中毒型细菌性痢疾是急性细菌性痢疾的危重型，是由志贺菌属引起的肠道传染病，起病急骤，临床以突然高热、反复惊厥、嗜睡、迅速发生休克和昏迷等为特征，病死率高，必须积极抢救。

（一）临床表现

潜伏期多为数小时至1～2d。起病急骤，数小时内即可出现严重中毒症状，如高热（可达40℃以上）、惊厥、休克、昏迷等，腹泻、解黏液脓血便、里急后重等肠道症状往往在数小时或十几小时后出现，故常被误诊为其他热性疾病。根据其临床表现分为以下4型。

1. 休克型（皮肤内脏微循环障碍型）

休克型主要表现为感染性休克。患儿出现精神萎靡、面色苍白或发灰、四肢厥冷、脉搏细速、皮肤花纹、血压下降、心音低钝、少尿或无尿等。

2. 脑型（脑微循环障碍型）

脑型主要表现为颅内压增高、脑水肿和脑疝。患儿出现头痛、呕吐、嗜睡、血压增高、反复惊厥、昏迷等；严重者出现脑疝，表现为两侧瞳孔大小不等、对光反射迟钝或消失、呼吸节律不齐，甚至呼吸停止。此型较重，病死率高。

3. 肺型（肺微循环障碍型）

肺型主要表现为呼吸窘迫综合征。以肺微循环障碍为主，此型少见，常由休克型或脑型发展而来，病情危重，病死率高。

4. 混合型

上述两型或三型同时或先后出现，最为凶险，病死率更高。

（二）辅助检查

1. 血常规

白细胞总数及中性粒细胞量增高，可见核左移。有DIC时，血小板减少。

2. 大便常规

有黏液脓血便者，镜检可见大量脓细胞、红细胞和吞噬细胞。尚无腹泻的早期病例，可用生理盐水灌肠后做大便检查。

3. 大便培养

分离出志贺菌属痢疾杆菌，有助于确诊。

4. 免疫学检测

可用免疫荧光抗体等方法检测大便的细菌抗原，有助于早期诊断，但应注意假阳性。

5. 血清电解质及二氧化碳结合力

测定血钠、血钾及二氧化碳结合力等多偏低。

（三）治疗原则

1. 对症治疗

高热时用物理、药物或亚冬眠疗法降温，惊厥者给予地西泮、苯巴比妥钠、10%水合氯醛等止惊。

2. 控制感染

选用两种痢疾杆菌敏感的抗生素静脉滴注，常用阿米卡星、头孢哌酮、头孢噻肟钠、头孢曲松钠等。

3. 抗休克治疗

扩充血容量，纠正酸中毒，维持水、电解质及酸碱平衡；在充分扩容基础上应用多巴胺、酚妥拉明等血管活性药物改善微循环；及早应用地塞米松静脉滴注。

4. 降低颅内压，防治脑水肿及脑疝

首选20%甘露醇，每次0.5～1g/kg，每6～8小时1次，必要时应与利尿剂交替使用。呼吸衰竭时应保持呼吸道通畅，给予吸氧及呼吸兴奋剂，使用人工呼吸器。

（四）护理诊断及合作性问题

1. 体温过高

体温过高与痢疾杆菌感染及内毒素血症有关。

2. 组织灌注量改变

组织灌注量改变与机体高敏状态和毒血症致微循环障碍有关。

3. 潜在并发症

颅内压增高。

4. 有皮肤完整性受损的危险

与腹泻时大便刺激臀部皮肤有关。

5. 有传播感染的危险

与患儿排出有传染性的细菌有关。

(五) 护理措施

1. 降低体温

保持室内通风, 卧床休息; 监测体温变化, 高热时给予物理降温或药物降温, 持续高热不退甚至惊厥者采用亚冬眠疗法, 控制体温在37℃左右; 遵医嘱给予敏感抗生素, 控制感染; 供给富营养、易消化流质或半流质饮食, 多饮水, 促进毒素排出。

2. 维持有效的血液循环

每15～30 min监测生命体征1次, 观察神志、面色、肢端肤色、尿量等; 休克患儿应迅速建立静脉通道, 遵医嘱用2:1等张含钠液、低分子右旋糖酐等扩充血容量, 给予抗休克治疗, 并保证输液通畅, 维持水、电解质及酸碱平衡; 患儿取平卧位, 适当保暖, 以改善周围循环。

3. 降低颅内压、控制惊厥, 防治脑水肿及脑疝

(1) 遵医嘱用20%甘露醇降低颅内压, 必要时配合使用呋塞米及肾上腺皮质激素, 以减轻脑水肿、防止脑疝发生。

(2) 遵医嘱用地西泮、苯巴比妥钠、10%水合氯醛等止惊, 并注意防止外伤和窒息。

(3) 密切观察病情变化, 当出现两侧瞳孔不等大、对光反射迟钝或消失, 呼吸节律不规则、甚至呼吸停止时, 应考虑脑疝及呼吸衰竭的存在, 立即用脱水剂快速降颅内压, 同时保持呼吸道通畅, 给予吸氧和呼吸兴奋剂, 使用呼吸机维持呼吸。

4. 预防疾病的传播

(1) 控制传染源: 患儿应消化道隔离至症状消失后1周或大便培养3次阴性; 密切接触者应隔离观察7d; 对饮食行业及托幼机构的工作人员应定期做大便培养, 及早发现带菌者并积极治疗。

(2) 切断传播途径: 加强对饮食、饮水、粪便的管理及消灭苍蝇; 加强卫生教育, 注意个人卫生和饮食卫生, 如饭前便后洗手、不喝生水、不吃变质及不洁食品。

(3) 保护易感人群: 菌痢流行期间口服痢疾减毒活菌苗。

5. 健康教育

向其家长宣传控制传染源的知识, 说明患儿隔离的时间; 指导切断传播途径的方法, 对患儿的排泄物及污染物进行消毒; 加强预防知识教育, 注意饮食卫生, 不吃生冷及不洁食品, 养成饭前便后洗手的良好卫生习惯。

第二节 小儿急性呼吸道感染的护理

急性上呼吸道感染是小儿最常见的疾病, 主要侵犯鼻、鼻咽和咽部, 常诊断为"急性鼻咽炎 (普通感冒)""急性咽炎""急性扁桃体炎"等, 也可统称为上呼吸道感染, 或简称"上感"。

一、病因

各种病毒和细菌都可引起上呼吸道感染, 尤以病毒为多见, 约占"上感"发病病原体的60%甚至90%以上, 常见有鼻病毒、腺病毒、副流感病毒、流感病毒、呼吸道合胞病毒等, 其他病毒如冠状病毒、肠道病毒、单纯疱疹病毒、EB病毒等也可引起。细菌感染常继发于病毒感染之后, 其中溶血性链

球菌占重要地位，其次为肺炎链球菌、葡萄球菌、嗜血流感杆菌，偶尔也有革兰氏阴性杆菌。亦有报告肺炎支原体菌亦可引起上呼吸道感染。

二、病理改变

病变部位早期表现为毛细血管和淋巴管扩张，黏膜充血水肿、腺体及杯状细胞分泌增加及单核细胞和吞噬细胞浸润、以后转为中性粒细胞浸润，上皮细胞和纤毛上细胞坏死脱落。恢复期上皮细胞新生、黏膜修复、恢复正常。

三、临床表现

本病多为散发，偶然亦见流行。婴幼儿患病症状较重，年长儿较轻。婴幼儿患病时可有或无流涕、鼻塞、喷嚏等呼吸道症状，常突发高热、呕吐、腹泻，甚至因高热而引起惊厥。年长儿患者常有流涕、鼻塞、喷嚏、咽部不适、发热等症状，可伴有轻度咳嗽与声嘶。部分患儿发病早期可出现脐周围阵痛、咽炎、咽痛等症状，咽黏膜充血，若咽侧索也受累，则在咽两外侧壁上各见一纵行条索状肿块突出。疱疹性咽峡炎，在咽弓、软腭、悬雍垂黏膜上可见数个或数十个灰白色小疱疹，直径 1~3 mm，周围有红晕，1~2 d 破溃成溃疡。咽结合膜热患者，临床特点为发热 39℃ 左右，咽炎及结膜炎同时存在，而有别于其他类型的上呼吸道感染。急性扁桃体炎除了发热咽痛外，扁桃体可见明显红肿，表面有黄白色脓点，可融合成假膜状。

四、实验室检查

病毒感染时白细胞计数多偏低或正常，粒细胞不增高。病因诊断除病毒分离与血清反应外，近年来广泛利用免疫荧光、酶联免疫等方法开展病毒学的早期诊断，对初步鉴别诊断有一定帮助。细菌感染时白细胞计数及中性粒细胞可增高；由链球菌引起者血清抗链球菌溶血素"O"滴度增高，咽拭子培养可有致病菌生长。

五、诊断

急性上呼吸道感染具有典型症状，如发热、鼻塞、咽痛、扁桃体肿大等全身和局部症状，结合季节、流行病学特点等，临床诊断并不困难，但对病原学的诊断则需依靠病毒学和细菌学检查。

六、鉴别诊断

（1）症状中以高热惊厥和腹痛严重者，须与中枢神经系统感染和急腹症等疾病相鉴别。

（2）很多急性传染病早期，也有上呼吸道感染的症状，虽然现在预防接种比较普遍及传染病发病率明显下降，但在传染病流行季节要仔细询问麻疹、猩红热、腮腺炎、百日咳、流感以及脊髓灰质炎的流行接触史。当夏季时尤要注意和中毒性疾病的早期相鉴别。

（3）如有高热、流涎、拒食、咽后壁及扁桃体周围有小疱疹及小溃疡者，可诊断为疱疹性咽峡炎；如高热、咽红伴眼结膜充血，可诊为咽结膜热；扁桃体红肿且有渗出者为急性扁桃体炎或化脓性扁桃体炎；如有明显流行史、高热、四肢酸痛、头痛等全身症状而较鼻咽部症状更重时，要考虑为流行性感冒。

七、治疗

（一）一般治疗

充分休息，多饮水，注意隔离，预防并发症。WHO 在急性呼吸道感染的防治纲要中指出，关于感冒的治疗主要是家庭护理和对症处理。

（二）对症治疗

1. 高热

高热时口服阿司匹林类，剂量为 10 mg/（kg·次），持续高热可每 4 h 口服 1 次；亦可用扑热息痛，剂量为 5~10 mg/（kg·次），市场上多为糖浆剂，便于小儿服用。高热时还可用赖氨匹林或安痛定等肌内注射，同时亦可用冷敷、温湿敷、酒精擦浴等物理方法降温。

2. 高热惊厥

出现高热惊厥可针刺人中、十宣等穴位或肌内注射苯巴比妥钠 4～6 mg/（kg·次），有高热惊厥史的小儿可在服退热剂同时服用苯巴比妥等镇静剂。

3. 鼻塞

乳儿鼻塞妨碍喂奶时，可在喂奶前用 0.5% 麻黄碱 1～2 滴滴鼻，年长儿亦可加用扑尔敏等脱敏剂。

4. 咽痛

疱疹性咽峡炎时可用冰硼酸、锡类散、金霉素鱼肝油或碘甘油涂抹口腔内疱疹或溃疡处；年长儿可口含碘喉片及其他中药利咽喉片，如华素片、度美芬、四季润喉片、草珊瑚、西瓜霜润喉片等。

（三）病因治疗

如诊断为病毒感染，目前常用 1% 病毒唑滴鼻，每 2～3 h 双鼻孔各滴 2～3 滴，或口服三氮唑核苷口服液（威乐星），或用三氮唑核苷口含片。亦有用口服金刚烷胺、病毒灵（吗啉双胍片），但疗效不肯定。如明确腺病毒或单纯性溃疡病毒感染亦有用疱疹净（碘苷）、阿糖胞苷。近年来有报道用干扰素治疗重症病毒性感染取得较好疗效。如诊断为细菌感染，大多合并有中耳炎、鼻窦炎、化脓性扁桃体炎、淋巴结炎以及下呼吸道炎症时，可选用复方新诺明、氨苄西林、羟氨苄青霉素或其他抗生素。但多数上呼吸道感染病例不应滥用抗生素。

（四）风热两型

风热两型治法以清热解表为主，常用中成药有银翘解毒片、桑菊感冒片、感冒退热冲剂、板蓝根冲剂以及双黄连口服液等。

八、预防

减少上呼吸道感染的根本办法在于预防。平时要多户外活动，增强体质，要避免交叉感染，特别是在感冒流行季节要少去公共场所或串门；注意气候骤变，及时添减衣服；对体弱儿及反复呼吸道感染儿可服玉屏风散或左旋咪唑，0.25～3 mg/（kg·d），每周服 2 d 停 5 d，3 个月为一疗程，亦可口服卡慢舒。这些治疗目的多是增强机体抵抗力，预防呼吸道感染复发。

九、并发症

正常 5 岁以下小儿平均每年患急性呼吸道感染 4～6 次。但有的患儿患呼吸道感染的次数过于频繁，可称为反复呼吸道感染，简称复感儿。

（一）影响因素

由于小儿正处在生长发育之中，身体的免疫系统还未发育完善，缺乏抵御微生物侵入的能力，故很容易患急性呼吸道感染，但有的患儿由于环境或机体本身条件比一般小儿更易患急性呼吸道感染，影响因素有以下几点。

1. 机体条件

如患儿长期营养不良，婴儿母乳不足又未及时添加辅食，体内缺乏必需的蛋白质、脂肪及热量不足，影响器官组织的正常发育致抵抗力低下；也有的家庭经济条件并不差，但父母缺乏科学育儿知识，偏食或喂养不合理，特别是只喝牛奶、巧克力，缺乏多种维生素和微量元素如铁、锌等，也会对免疫系统造成损害，抗病能力下降而易患病。

2. 环境因素

环境因素特别是大气污染或被动吸烟。如冬天屋内生炉子，空气中大量烟雾、粉尘，以及有害物质进入小儿呼吸道，同样被动吸烟也有影响。这些有害物质不但损伤呼吸道正常黏膜，而且还可降低抵抗力，诱发呼吸道感染。有报道在吸烟家庭中生长的婴儿比无吸烟家庭的小儿患急性呼吸道感染的机会大数倍至近 10 倍。

3. 先天因素

小儿患有先天的免疫缺陷病或暂时性免疫低下也可造成反复呼吸道感染。

（二）诊断

根据1987年全国小儿呼吸道疾病学术会议讨论标准做出诊断（表11-2）。

表11-2　小儿反复呼吸道疾病诊断标准

年龄（岁）	上呼吸道感染（次/年）	下呼吸道感染（次/年）
0~2	7	3
3~5	5	2
6~12	5	2

（三）治疗

急性感染除可参照上述方法外，还要针对引起反复上感的原因，如增加营养、改善环境因素。应该指出患先天性免疫缺陷的小儿是极少数，大部分还是护理问题，因此，增强患儿体质是治疗及预防之根本。加强体育锻炼及注意户外活动，使患儿增强适应外界环境及气候变化的能力；同时注意对反复呼吸道感染患儿的生活护理，随气候变化增减衣服，切忌过捂过饱，这些都是治疗反复呼吸道感染的关键。

十、护理评估

（一）健康史

询问发病情况，注意有无受凉史，或当地有无类似疾病的流行，患儿发热开始时间、程度，伴随症状及用药情况；了解患儿有无营养不良、贫血等病史。

（二）身体状况

观察患儿精神状态，注意有无鼻塞、呼吸困难，测量体温，检查咽部有无充血和疱疹，扁桃体及颈部淋巴结是否肿大，结合咽喉膜有无充血，皮肤有无皮疹，腹痛及支气管、肺受累的表现。了解血常规等实验室检查结果。

（三）心理社会状况

了解患儿及家长的心理状态和对该病因、预防及护理知识的认识程度；评估患儿家庭环境及经济情况，注意疾病流行趋势。

十一、常见护理诊断与合作性问题

（一）体温过高

体温过高与上呼吸道感染有关。

（二）潜在并发症（惊厥）

其与高热有关。

（三）有外伤的危险

发生外伤与发生高热惊厥时抽搐有关。

（四）有窒息的危险

窒息与发生高热惊厥时胃内容物反流或痰液阻塞有关。

（五）有体液不足的危险

其与高热大汗及摄入减少有关。

（六）低效性呼吸形态

这与呼吸道炎症有关。

（七）舒适的改变

此与咽痛、鼻塞等有关。

十二、护理目标

（1）患儿体温降至正常范围（36℃~37.5℃）。
（2）患儿不发生惊厥或惊厥时能被及时发现。
（3）患儿维持于舒适状态无自伤及外伤发生。
（4）患儿呼吸道通畅无误吸及窒息发生。
（5）患儿体温正常，能接受该年龄组的液体入量。
（6）患儿呼吸在正常范围，呼吸道通畅。
（7）患儿感到舒适，不再哭闹。

十三、护理措施

（1）保持室内空气新鲜，每日通风换气2~4次，保持室温18℃~22℃，湿度50%~60%，空气每日用过氧乙酸或含氯制剂喷雾消毒2次。有患儿居住的房间最好用空气消毒机，消毒净化空气。

（2）密切观察体温变化，体温超过38.5℃时给予物理降温，如头部冷敷、腋下及腹股沟处置冰袋，温水或乙醇擦浴。冷盐水灌肠，必要时给药物降温，如扑热息痛、安乃近、柴胡、肌内注射安痛定。

（3）发热者卧床休息直到退热1 d以上可适当活动，做好心理护理，提供玩具、画册等有利于减轻焦虑、不安情绪。

（4）防止发生交叉感染，患儿与正常小儿分开，接触者戴口罩，防止继发细菌感染。

（5）保持口腔清洁，每天用生理盐水漱口1~2次，婴幼儿可经常喂少量温开水以清洗口腔，防止口腔炎的发生。

（6）保持鼻咽部通畅，鼻腔分泌物和干痂及时清除，鼻孔周围应保持清洁，避免增加鼻腔压力，使炎症经咽管向中耳发展引起中耳炎。鼻腔严重时于清洁鼻腔分泌物后用0.5%麻黄碱液滴鼻，每次1~2滴；对鼻塞而妨碍吸吮的婴幼儿，宜在哺乳前10~15 min滴鼻，使鼻腔通畅，保持吸吮。

（7）多饮温开水，以加速毒物排泄和降低体温，患儿衣着、被子不宜过多，出汗后及时给患儿用温水擦干汗液，更换衣服。

（8）每4 h测体温1次，体温骤升或骤降时要随时测量并记录，如患儿病情加重，体温持续不退，应考虑并发症的可能，需要及时报告医生并及时处理，如病程中出现皮疹，应区别是否为某种传染病的早期征象，以便及时采取措施。

（9）注意观察咽部充血、水肿等情况，咽部不适时给予润喉含片或雾化吸入（雾化吸入药物可用病毒唑、糜蛋白酶、地塞米松加20~40 mL注射用水2次/天）。

（10）室内安静减少刺激，发生高热惊厥时按惊厥护理常规。

（11）给予易消化和富含维生素的清淡饮食，必要时静脉补充营养和水分。

（12）病儿安置在有氧气、吸痰器的病室内。

（13）平卧、头偏向一侧，注意防止舌咬伤。防止呕吐物误吸，防止舌后倒引起窒息，应托起病儿下颌同时解开衣物及松开腰带，以减轻呼吸道阻力。

（14）密切观察病情变化，防止发生意外，如坠床或摔伤等。

（15）抽搐时上、下牙之间放牙垫，防止舌及口唇咬伤，病儿持续发作时，可按照医嘱给予对症处理。

（16）按医嘱用止惊药物，如地西泮、苯巴比妥等，观察患儿用药后的反应，并记录。

（17）治疗、护理等集中进行，保持安静，减少刺激。

（18）保持呼吸道通畅，及时吸痰，发绀者给予吸氧，窒息者给人工呼吸，注射呼吸兴奋剂。

（19）高热者给予物理降温或退热剂降温，在严重感染并伴有循环衰竭，抽搐、高热者，可行冬眠疗法，冬眠期间不能搬动病儿或突然竖起，防止直立性休克。

（20）详细记录发作时间，抽动的姿势、次数及特点，因有的病儿抽搐时间相当短暂，只有几秒钟，抽搐姿势也不同,有的像眨眼一样,有的口角微动,有的肢体像无意乱动一样等,因此需仔细注视才能发现。

(21)密切观察血压、呼吸、脉搏、瞳孔的变化,并做好记录。

十四、健康教育

(1)指导家庭护理。因上呼吸道感染患儿多不住院,要帮助患儿家长掌握上呼吸道感染的护理要点。让患儿多饮水,促进代谢及体内毒素的排泄;饮食要清淡,少食多餐,给高蛋白、高热量、高维生素的流质或半流质饮食;要注意休息,避免剧烈活动,防止咳嗽加重。患儿鼻塞时呼吸不畅可在哺乳及临睡前用0.5%的麻黄碱溶液滴鼻,每次1~2滴,可使鼻腔通畅。但不能用药过频,以免引起心悸等表现。

(2)指导预防并发症的方法,以免引起中耳炎、鼻窦炎,介绍如何观察并发症的早期表现,如高热持续不退而复升,淋巴结肿大,耳痛或外耳道流脓,咳嗽加重、呼吸困难等,应及时与医护人员联系并及时处理。

(3)介绍上呼吸道感染的预防重点,增加营养和体格锻炼,避免受凉;在上呼吸道感染流行季节避免到人多的公共场所;有流行趋势时给易感儿服用板蓝根、金银花、连翘等中药汤剂预防,对反复发生上呼吸道感染的小儿应积极治疗原发病,改善机体健康状况。鼓励母乳喂养,积极防治各种慢性病,如维生素D缺乏性佝偻病、营养不良及贫血等,在集体儿童机构中,有如上感流行趋势,应早期隔离患儿,室内用食醋熏蒸法消毒。

(4)用药指导。指导患儿家长不要给患儿滥服感冒药,如成人速效伤风胶囊以及其他市场流行各种感冒药、消炎药、抗病毒药,必须在医生指导下服药,服药时不要与奶粉、糖水同服,两种药物必须间隔半小时以上再服用。

第三节 小儿急性支气管炎的护理

急性支气管炎是小儿常见的一种呼吸道疾病。本病常继发于上呼吸道感染之后,也常为肺炎的早期表现,也有的是小儿急性传染病如麻疹、百日咳、伤寒、猩红热等疾病的早期症状或并发症。

急性支气管炎,由各种病毒和细菌或二者混合感染所引起。另外,小儿年龄小,体格弱,气温变化冷热不均,公共场所或居室空气污浊,都可诱发本病。

疾病开始时表现为上呼吸道感染症状,发热、流鼻涕、咳嗽,咳嗽逐渐加重并且有痰,起初是白色黏痰,几天后变为黄色脓痰。有的小儿嗓子呼噜呼噜作响,早晚咳嗽较重,经常因咳嗽将食物吐出。还常伴有头痛、食欲不振、疲乏无力、睡眠不安、腹泻等症状。

另外,有一种特殊型的支气管炎,称为急性毛细支气管炎也叫哮喘性支气管炎。主要表现为下呼吸道梗阻症状,似支气管哮喘样发作,患儿鼻翼扇动。呈喘憋状呼吸,很快出现呼吸困难,缺氧发绀。这种类型多见于2岁以内虚胖小儿,往往有湿疹或其他过敏史。

一、护理要点

(1)发热时要注意卧床休息,选用物理降温或药物降温。
(2)室内保持空气新鲜,适当通风换气,但避免对流风,以免患儿再次受凉。
(3)须经常协助患儿变换体位,轻轻拍打背部,使痰液易于排出。

二、注意事项

(1)急性支气管炎一般1周左右可治愈。有部分患儿咳嗽的时间要长些,逐渐会减轻、消失,适当的服些止咳剂即可。不过在患病的早期,对于痰多的患儿,不主张用止咳剂,以免影响排痰。痰稠咳重者可服用祛痰药。

（2）也有部分患儿发展为肺炎，就按护理肺炎患儿的方法精心护理。如果急性支气管炎发作时缺氧、发绀，必须住院治疗，若缺氧得不到及时纠正，会发生脑缺氧等并发症。其他最常见的并发症就是心力衰竭。

（3）对于哮喘重的患儿，在使用氨茶碱等缓解支气管痉挛的药物时，应在医生指导下用药，家长不可乱用。中药麻杏石甘汤或小青龙汤加减治疗急性支气管炎有一定效果，也可采取中西医结合治疗。

第四节 小儿肺炎的护理

肺炎系指不同病原体或其他因素所致的肺部炎症，以发热、咳嗽、气促、呼吸困难和肺部固定湿啰音为共同临床表现，该病是儿科常见疾病中能威胁生命的疾病之一。据联合国儿童基金会统计，全世界每年约有350万左右<5岁儿童死于肺炎，占<5岁儿童总死亡率的28%；我国每年<5岁儿童因肺炎死亡者约35万，占全世界儿童肺炎死亡数的10%。因此积极采取措施，降低小儿肺炎的死亡率，是21世纪世界儿童生存、保护和发展纲要规定的重要任务。

目前，小儿肺炎的分类尚未统一，常用方法有四种，各种肺炎可单独存在，也可两种同时存在。①病理分类：可分为支气管肺炎、大叶性肺炎、间质性肺炎等。②病因分类：感染性肺炎，如病毒性肺炎、细菌性肺炎、支原体肺炎、衣原体肺炎、真菌性肺炎、原虫性肺炎；非感染性肺炎，如吸入性肺炎、坠积性肺炎等。③病程分类：急性肺炎（病程<1个月），迁延性肺炎（病程1~3个月），慢性肺炎（病程>3个月）。④病情分类：轻症肺炎（主要为呼吸系统表现）、重症肺炎（除呼吸系统受累外，其他系统也受累，且全身中毒症状明显）。

临床上若病因明确，则按病因分类，否则按病理分类。

一、病因与发病机制

引起肺炎的主要病原体为病毒和细菌，病毒中最常见的为呼吸道合胞病毒，其次为腺病毒、流感病毒等；细菌中以肺炎链球菌多见，其他有葡萄球菌、链球菌、革兰氏阴性杆菌等。低出生体重、营养不良、维生素D缺乏性佝偻病、先天性心脏病等患儿易患本病，且病情严重，容易迁延不愈，病死率也较高。

病原体多由呼吸道入侵，也可经血行入肺，引起支气管、肺泡、肺间质炎症，支气管因黏膜水肿而管腔变窄，肺泡壁因充血水肿而增厚，肺泡腔内充满炎症渗出物，影响了通气和气体交换；同时由于小儿呼吸系统的特点，当炎症进一步加重时，可使支气管管腔更加狭窄，甚至阻塞，造成通气和换气功能障碍，导致低氧血症及高碳酸血症。为代偿缺氧，患儿呼吸与心率加快，出现鼻翼扇动和三凹征，严重时可产生呼吸衰竭。由于病原体作用，重症常伴有毒血症，引起不同程度的感染中毒症状。缺氧、二氧化碳潴留及毒血症可导致循环系统、消化系统、神经系统的一系列症状以及水、电解质和酸碱平衡紊乱。

（一）循环系统

缺氧使肺小动脉反射性收缩，肺循环压力增高，形成肺动脉高压；同时病原体和毒素侵袭心肌，引起中毒性心肌炎。肺动脉高压和中毒性心肌炎均可诱发心力衰竭。重症患儿常出现微循环障碍、休克甚至弥散性血管内凝血。

（二）中枢神经系统

缺氧和高碳酸血症使脑血管扩张、血流减慢，血管通透性增加，致使颅内压增高。严重缺氧和脑供氧不足使脑细胞无氧代谢增加，造成乳酸堆积、ATP生成减少和Na^+-K^+泵转运功能障碍，引起脑细胞内水、钠潴留，形成脑水肿。病原体毒素作用亦可引起脑水肿。

（三）消化系统

低氧血症和毒血症可引起胃黏膜糜烂、出血、上皮细胞坏死脱落等应激性反应，导致黏膜屏障功能破坏，使胃肠功能紊乱，严重者可引起中毒性肠麻痹和消化道出血。

(四)水、电解质和酸碱平衡紊乱

重症肺炎可出现混合性酸中毒,因为严重缺氧时体内需氧代谢障碍、酸性代谢产物增加,常可引起代谢性酸中毒;而 CO_2 潴留、H_2CO_3 增加又可导致呼吸性酸中毒。缺氧和 CO_2 潴留还可导致肾小动脉痉挛而引起水钠潴留,重症者可造成稀释性低钠血症。

二、临床表现

(一)支气管肺炎

支气管肺炎为小儿最常见的肺炎。多见于3岁以下婴幼儿。

1. 轻症

以呼吸系统症状为主,大多起病较急,主要表现为发热、咳嗽和气促。

(1)发热:热型不定,多为不规则热,新生儿或重度营养不良儿可不发热,甚至体温不升。

(2)咳嗽:较频,早期为刺激性干咳,以后有痰,新生儿则表现为口吐白沫。

(3)气促:多发生在发热、咳嗽之后,呼吸频率加快,每分钟可达40~80次,可有鼻翼扇动、点头呼吸、三凹征、唇周发绀。肺部可听到较固定的中、细湿啰音,病灶较大者可出现肺实变体征。

2. 重症

重症肺炎常有全身中毒症状及循环、神经、消化系统受累的临床表现。

(1)循环系统:常见心肌炎、心力衰竭及微循环障碍。心肌炎表现为面色苍白、心动过速、心音低钝、心律不齐,心电图显示ST段下移和T波低平、倒置;心力衰竭表现为呼吸突然加快,>60次/分;极度烦躁不安,明显发绀,面色发灰;心率增快,>180次/分,心音低钝有奔马率;颈静脉怒张,肝脏迅速增大,尿少或无尿,颜面或下肢水肿等。

(2)神经系统:表现为烦躁或嗜睡,脑水肿时出现意识障碍、反复惊厥、前囟膨隆、脑膜刺激征等。

(3)消化系统:常有纳差、腹胀、呕吐、腹泻等;重症可引起中毒性肠麻痹和消化道出血,表现为严重腹胀、肠鸣音消失、便血等。

若延误诊断或病原体致病力强,可引起脓胸、脓气胸、肺大泡等并发症,多表现为体温持续不退,或退而复升,中毒症状或呼吸困难突然加重。

(二)几种不同病原体所致肺炎的特点

1. 呼吸道合胞病毒性肺炎

其由呼吸道合胞病毒感染所致,多见于2岁以内婴幼儿,尤以2~6个月婴儿多见。常于上呼吸道感染后2~3d出现干咳、低~中度发热,喘憋为突出表现,2~3d后病情逐渐加重,出现呼吸困难和缺氧症状。肺部听诊可闻及多量哮鸣音、呼气性喘鸣,肺基底部可听到细湿啰音。喘憋严重时可合并心力衰竭、呼吸衰竭。临床上有两种类型。

(1)毛细支气管炎:有上述临床表现,但中毒症状不严重,当毛细支气管接近完全阻塞时,呼吸音可明显减低,胸部X线常显示不同程度的梗阻性肺气肿和支气管周围炎,有时可见小点片状阴影或肺不张。

(2)间质性肺炎:全身中毒症状较重,呼吸困难明显,肺部体征出现较早,胸部X线呈线条状或单条状阴影增深,或互相交叉成网状阴影,多伴有小点状致密阴影。

2. 腺病毒性肺炎

此为腺病毒引起,在我国以3、7两型为主,11、12型次之。本病多见于6个月~2岁的婴幼儿。起病急骤,呈稽留高热,全身中毒症状明显,咳嗽较剧,可出现喘憋、呼吸困难、发绀等。肺部体征出现较晚,常在发热4~5d后出现湿啰音,以后病变融合而呈现肺实变体征,少数患儿可并发渗出性胸膜炎。胸部X线改变的出现较肺部体征为早,可见大小不等的片状阴影或融合成大病灶,并多见肺气肿,病灶吸收较缓慢,需数周至数月。

3. 葡萄球菌肺炎

这主要包括金黄色葡萄球菌及白色葡萄球菌所致的肺炎，多见于新生儿及婴幼儿。临床起病急，病情重，进展迅速；多呈弛张高热，婴儿可呈稽留热；中毒症状明显，面色苍白、咳嗽、呻吟、呼吸困难，皮肤常见一过性猩红热样或荨麻疹样皮疹，有时可找到化脓灶，如疖肿等。肺部体征出现较早，双肺可闻及中、细湿啰音，易并发脓胸、脓气胸等，可合并循环、神经及胃肠功能障碍。胸部X线常见浸润阴影、易变性是其特征。

4. 流感嗜血杆菌肺炎

此类肺炎由流感嗜血杆菌引起。近年来，由于广泛使用广谱抗生素和免疫抑制剂，加上院内感染等因素，流感嗜血杆菌感染有上升趋势，多见于<4岁的小儿，常并发于流感病毒或葡萄球菌感染者。临床起病较缓，病情较重，全身中毒症状明显，有发热、痉挛性咳嗽、呼吸困难、鼻翼扇动、三凹征、发绀等。体检肺部有湿啰音或肺实变体征，易并发脓胸、脑膜炎、败血症、心包炎、中耳炎等。胸部X线表现多种多样。

5. 肺炎支原体肺炎

本型肺炎由肺炎支原体引起，多见于年长儿，婴幼儿发病率也较高。以刺激性咳嗽为突出表现，有的酷似百日咳样咳嗽，咯出黏稠痰，甚至带血丝；常有发热，热程1～3周。年长儿可伴有咽痛、胸闷、胸痛等症状，肺部体征不明显，常仅有呼吸音粗糙，少数闻及干湿啰音。婴幼儿起病急，呼吸困难、喘憋和双肺哮鸣音较突出。部分患儿出现全身多系统的临床表现，如心肌炎、心包炎、溶血性贫血、脑膜炎等。胸部X线检查可分为4种改变：①肺门阴影增浓。②支气管肺炎改变。③间质性肺炎改变。④均一的实变影。

6. 衣原体肺炎

沙眼衣原体肺炎多见于6个月以下的婴儿，可于产时或产后感染，起病缓，先有鼻塞、流涕，后出现气促、频繁咳嗽，有的酷似百日咳样阵咳，但无回声，偶有呼吸暂停或呼气喘鸣，一般无发热。可同时患有结膜炎或有结膜炎病史。胸部X线呈弥漫性间质性改变和过度充气。肺炎衣原体肺炎多见于5岁以上小儿，发病隐匿，体温不高，咳嗽逐渐加重，两肺可闻及干湿啰音。X线显示单侧肺下叶浸润，少数呈广泛单侧或双侧浸润。

三、治疗要点

采取综合措施，积极控制感染，改善肺的通气功能，防止并发症。

（一）控制感染

根据不同病原体选用敏感抗生素积极控制感染，使用原则为早期、联合、足量、足疗程，重症宜静脉给药。

WHO推荐的4种第1线抗生素为：复方磺胺甲基异恶唑、青霉素、氨苄西林、阿莫西林，其中青霉素为首选药，复方磺胺甲基异噁唑不能用于新生儿。怀疑有金葡菌肺炎者，推荐用氨苄西林、氯霉素、苯唑西林或氯唑西林和庆大霉素。我国卫健委对轻症肺炎推荐使用头孢氨苄（先锋霉素Ⅳ）。大环内酯类抗生素如红霉素、交沙霉素、罗红霉、阿奇霉素等对支原体肺炎、衣原体肺炎等均有效；除阿奇霉素外，用药时间应持续至体温正常后5～7 d，临床症状基本消失后3 d。支原体肺炎至少用药2～3 W。应用阿奇霉素3～5 d一疗程，根据病情可再重复一疗程，以免复发。葡萄球菌肺炎比较顽固，疗程宜长，一般于体温正常后继续用药2周，总疗程6周。

病毒感染尚无特效药物，可用利巴韦林、干扰素、聚肌胞、乳清液等，中药治疗有一定疗效。

（二）对症治疗

止咳、止喘、保持呼吸道通畅；纠正低氧血症、水电解质与酸碱平衡紊乱；对于中毒性肠麻痹者，应禁食、胃肠减压，皮下注射新斯的明。对有心力衰竭、感染性休克、脑水肿、呼吸衰竭者，采取相应的治疗措施。

（三）肾上腺皮质激素的应用

若中毒症状明显，或严重喘憋，或伴有脑水肿、中毒性脑病、感染性休克、呼吸衰竭等以及胸膜有渗出者，可应用肾上腺皮质激素，常用地塞米松，每日 2～3 次，每次 2～5 mg，疗程 3～5 d。

（四）防治并发症

对并发脓胸、脓气胸者及时抽脓、抽气；对年龄小、中毒症状明显、脓液黏稠经反复穿刺抽脓不畅者，以及有张力气胸者进行胸腔闭式引流。

四、护理措施

（一）改善呼吸功能

（1）保持病室环境舒适，空气流通，温湿度适宜，尽量使患儿安静，以减少氧的消耗。不同病原体肺炎患儿应分室居住，以防交叉感染。

（2）置患儿于有利于肺扩张的体位并经常更换，或抱起患儿，以减少肺部瘀血和防止肺不张。

（3）给氧。凡有低氧血症，有呼吸困难、喘憋、口唇发绀、面色灰白等情况立即给氧；婴幼儿可用面罩法给氧，年长儿可用鼻导管法；若出现呼吸衰竭，则使用人工呼吸器。

（4）正确留取标本，以指导临床用药；遵医嘱使用抗生素治疗，以消除肺部炎症，促进气体交换；注意观察治疗效果。

（二）保持呼吸道通畅

（1）及时清除患儿口鼻分泌物，经常协助患儿转换体位，同时轻拍背部，边拍边鼓励患儿咳嗽，以促使肺泡及呼吸道的分泌物借助重力和震动易于排出；病情许可的情况下可进行体位引流。

（2）给予超声雾化吸入，以稀释痰液，利于咳出，必要时予以吸痰。

（3）遵医嘱给予祛痰剂，如复方甘草合剂等；对严重喘憋者，遵医嘱给予支气管解痉剂。

（4）给予易消化、营养丰富的流质、半流质饮食，少食多餐，避免过饱影响呼吸；哺喂时应耐心，防止呛咳引起窒息；重症不能进食者，给予静脉营养。保证液体的摄入量，以湿润呼吸道黏膜，防止分泌物干结，利于痰液排出；同时可以防止发热导致的脱水。

（三）加强体温监测

观察体温变化并警惕高热惊厥的发生，对高热者给予降温措施，保持口腔及皮肤清洁。

（四）密切观察病情

（1）如患儿出现烦躁不安、面色苍白、气喘加剧、心率加速（>160～180次/分）、肝脏在短时间内急剧增大等心力衰竭的表现，及时报告医生，给予氧气吸入并减慢输液速度，遵医嘱给予强心、利尿药物，以增强心肌收缩力，减慢心率，增加心搏出量，减轻体内水钠潴留，从而减轻心脏负荷。

（2）若患儿出现烦躁或嗜睡、惊厥、昏迷、呼吸不规则等，提示颅内压增高，立即报告医生并共同抢救。

（3）患儿腹胀明显伴低钾血症时，及时补钾；若有中毒性肠麻痹，应禁食，予以胃肠减压，遵医嘱皮下注射新斯的明，以促进肠蠕动，消除腹胀，缓解呼吸困难。

（4）如患儿病情突然加重，出现剧烈咳嗽、烦躁不安、呼吸困难、胸痛、面色发绀、患侧呼吸运动受限等，提示并发脓胸或脓气胸，应及时配合进行胸穿或胸腔闭式引流。

（五）健康教育

向患儿家长讲解疾病的有关知识和护理要点，指导家长合理喂养，加强体格锻炼，以改善小儿呼吸功能；对易患呼吸道感染的患儿，在寒冷季节或气候骤变外出时，应注意保暖，避免着凉；定期健康检查，按时预防接种；对年长儿说明住院和注射等对疾病痊愈的重要性，鼓励患儿克服暂时的痛苦，与医护人员合作；教育患儿咳嗽时用手帕或纸捂嘴，不随地吐痰，防止病原菌污染空气而传染给他人。

第五节 小儿惊厥的护理

惊厥的病理生理基础是脑神经元的异常放电和过度兴奋,是由多种原因所致的大脑神经元暂时性功能紊乱的一种表现。发作时全身或局部肌群突然发生阵挛或强直性收缩,多伴有不同程度的意识障碍。惊厥是小儿最常见的急症,大约有5%～6%的小儿曾发生过高热惊厥。

一、病因

小儿惊厥（Convulsions in Children）可由众多因素引起,凡能造成脑神经元兴奋性功能紊乱的因素,如脑缺氧、缺血、低血糖、脑炎症、水肿、中毒变性、坏死等,均可导致惊厥的发生。将其病因归纳为以下几类。

（一）感染性疾病

1. 颅内感染性疾病
（1）细菌性脑膜炎、脑血管炎、颅内静脉窦炎。
（2）病毒性脑炎、脑膜脑炎。
（3）脑寄生虫病,如脑型肺吸虫病、脑型血吸虫病、脑囊虫病、脑包虫病、脑型疟疾等。
（4）各种真菌性脑膜炎。

2. 颅外感染性疾病
（1）呼吸系统感染性疾病。
（2）消化系统感染性疾病。
（3）泌尿系统感染性疾病。
（4）全身性感染性疾病以及某些传染病。
（5）感染性病毒性脑病,脑病合并内脏脂肪变性综合征。

（二）非感染性疾病

1. 颅内非感染性疾病
（1）癫痫。
（2）颅内创伤、出血。
（3）颅内占位性病变。
（4）中枢神经系统畸形。
（5）脑血管病。
（6）神经皮肤综合征。
（7）中枢神经系统脱髓鞘病和变性疾病。

2. 颅外非感染性疾病
（1）中毒：如有毒动植物,氰化钠、铅、汞中毒,急性酒精中毒及各种药物中毒等。
（2）缺氧：如新生儿窒息,溺水,麻醉意外,一氧化碳中毒,心源性脑缺血综合征等。
（3）先天性代谢异常疾病：如苯酮尿症、黏多糖病、半乳糖血症、肝豆状核变性、尼曼－匹克病等。
（4）水电解质紊乱及酸碱失衡：如低血钙、低血钠、高血钠及严重代谢性酸中毒等。
（5）全身及其他系统疾病并发症：如系统性红斑狼疮、风湿病、肾性高血压脑病、尿毒症、肝昏迷、糖尿病、低血糖、胆红素脑病等。
（6）维生素缺乏症：如维生素B_6缺乏症、维生素B_6依赖症、维生素B_1缺乏性脑型脚气病等。

二、临床表现

（一）惊厥发作形式

1. 强直-阵挛发作

其发作时突然意识丧失，摔倒，全身强直，呼吸暂停，角弓反张，牙关紧闭，面色青紫，持续10～20s，转入阵挛期；不同肌群交替收缩，致肢体及躯干有节律地抽动，口吐白沫（若咬破舌头可吐血沫）；呼吸恢复，但不规则，数分钟后肌肉松弛而缓解，可有尿失禁，然后入睡，醒后可有头痛、疲乏，对发作不能回忆。

2. 肌阵挛发作

这是由肢体或躯干的某些肌群突然收缩（或称电击样抽动），表现为头、颈、躯干或某个肢体快速抽搐。

3. 强直发作

强直发作表现为肌肉突然强直性收缩，肢体可固定在某种不自然的位置持续数秒钟，躯干四肢姿势可不对称，面部强直表情，眼及头偏向一侧，睁眼或闭眼，瞳孔散大，可伴呼吸暂停，意识丧失，发作后意识较快恢复，不出现发作后嗜睡。

4. 阵挛性发作

其发作时全身性肌肉抽动，左右可不对称，肌张力可增高或减低，有短暂意识丧失。

5. 局限性运动性发作

此发作时无意识丧失，常表现为下列形式。

（1）某个肢体或面部抽搐：由于口、眼、手指在脑皮层运动区所代表的面积最大，因而这些部位最易受累。

（2）杰克逊（Jackson）癫痫发作：发作时大脑皮质运动区异常放电灶逐渐扩展到相邻的皮层区。抽搐也按皮层运动区对躯干支配的顺序扩展，如从面部抽搐开始→手→前臂→上肢→躯干→下肢；若进一步发展，可成为全身性抽搐，此时可有意识丧失；常提示颅内有器质性病变。

（3）旋转性发作：发作时头和眼转向一侧，躯干也随之强直性旋转，或一侧上肢上举，另一侧上肢伸直，躯干扭转等。

6. 新生儿轻微惊厥

这是新生儿期常见的一种惊厥形式，发作时呼吸暂停，两眼斜视，眼睑抽搐，频频的眨眼动作，伴流涎，吸吮或咀嚼样动作，有时还出现上下肢类似游泳或蹬自行车样的动作。

（二）惊厥的伴随症状及体征

1. 发热

发热为小儿惊厥最常见的伴随症状，如系单纯性或复杂性高热惊厥病儿，于惊厥发作前均有38.5℃，甚至40℃以上高热。由上呼吸道感染引起者，还可有咳嗽、流涕、咽痛、咽部出血、扁桃体肿大等表现。如为其他器官或系统感染所致惊厥，绝大多数均有发热及其相关的症状和体征。

2. 头痛及呕吐

此为小儿惊厥常见的伴随症状之一，年长儿能正确叙述头痛的部位、性质和程度，婴儿常表现为烦躁、哭闹、摇头、抓耳或拍打头部。多伴有频繁喷射状呕吐，常见于颅内疾病及全身性疾病，如各种脑膜炎、脑炎、中毒性脑病、瑞氏综合征、颅内占位性病变等。同时还可出现程度不等的意识障碍，颈项抵抗，前囟饱满，颅神经麻痹，肌张力增高或减弱，克氏征、布氏征及巴宾斯基征阳性等体征。

3. 腹泻

如遇重度腹泻病，可致水电解质紊乱及酸碱失衡，出现严重低钠或高钠血症，低钙、低镁血症，以及由于补液不当，造成水中毒也可出现惊厥。

4. 黄疸

新生儿溶血症，当出现胆红素脑病时，不仅皮肤巩膜高度黄染，还可有频繁性惊厥；重症肝炎病儿，当肝功能衰竭，出现惊厥前即可见到明显黄疸；在瑞氏综合征、肝豆状核变性等病程中，均可出现不等的黄疸，此类疾病初期或中末期均能出现惊厥。

5. 水肿、少尿

水肿、少尿是各类肾炎或肾病为儿童时期常见多发病，水肿、少尿为该类疾病的首起表现，当其中部分病儿出现急、慢性肾衰竭，或肾性高血压脑病时，均可有惊厥。

6. 智力低下

智力低下常见于新生儿窒息所致缺氧、缺血性脑病，颅内出血病儿，病初即有频繁惊厥，其后有不同程度的智力低下。智力低下亦见于先天性代谢异常疾病，如苯酮尿症、糖尿症等氨基酸代谢异常病。

三、诊断依据

（一）病史

了解惊厥的发作形式，持续时间，有无意识丧失，伴随症状，诱发因素及有关的家族史。

（二）体检

全面的体格检查，尤其神经系统的检查，如神志、头颅、头围、囟门、颅缝、脑神经、瞳孔、眼底、颈抵抗、病理反射、肌力、肌张力、四肢活动等。

（三）实验室及其他检查

1. 血尿粪常规

血白细胞显著增高，通常提示细菌感染。红细胞血色素很低，网织红细胞增高，提示急性溶血。尿蛋白及细胞数增高，提示肾炎或肾盂肾炎。粪镜检，除外痢疾。

2. 血生化等检验

除常规查肝肾功能、电解质外，应根据病情选择有关检验。

3. 脑脊液检查

凡疑有颅内病变惊厥病儿，尤其是颅内感染时，均应做脑脊液常规、生化、培养或有关的特殊化验。

4. 脑电图

脑电图阳性率可达80%~90%，小儿惊厥，尤其无热惊厥，其中不少系小儿癫痫。脑电图上可表现为阵发性棘波、尖波、棘慢波、多棘慢波等多种波型。

5. CT检查

疑有颅内器质性病变惊厥病儿，应做脑CT扫描，高密度影见于钙化、出血、血肿及某些肿瘤；低密度影常见于水肿，脑软化，脑脓肿，脱髓鞘病变及某些肿瘤。

6. MRI检查

MRI对脑、脊髓结构异常反映较CT更敏捷，能更准确地反映脑内病灶。

7. 单光子反射计算机体层成像SPECT

其可显示脑内不同断面的核素分布图像，对癫痫病灶、肿瘤定位及脑血管疾病提供诊断依据。

四、治疗

（一）止惊治疗

1. 地西泮

每次0.25~0.5 mg/kg，最大剂量不大于10 mg，缓慢静脉注射，1 min不大于1 mg。必要时可在15~30 min后重复静脉注射一次，以后可口服维持。

2. 苯巴比妥钠

新生儿首次剂量15~20 mg静脉注射，维持量3~5 mg/(kg·d)，婴儿、儿童首次剂量为5~10 mg/kg，静脉注射或肌内注射，维持量5~8 mg/(kg·d)。

3. 水合氯醛

每次 50 mg/kg，加水稀释成 5%～10% 溶液，保留灌肠。惊厥停止后改用其他镇静剂止惊药维持。

4. 氯丙嗪

剂量为每次 1～2 mg/kg，静脉注射或肌内注射，2～3 h 后可重复 1 次。

5. 苯妥英钠

每次 5～10 mg/kg，肌内注射或静脉注射。遇有"癫痫持续状态"时可给予 15～20 mg/kg，速度不超过 1 mg/（kg·min）。

6. 硫苯妥钠

催眠，大剂量有麻醉作用。每次 10～20 mg/kg，稀释成 2.5% 溶液肌内注射；也可缓慢静脉注射，边注射边观察，惊止即停止注射。

（二）降温处理

1. 物理降温

物理降温可用 30%～50% 乙醇擦浴，头部、颈、腋下、腹股沟等处可放置冰袋，亦可用冷盐水灌肠，或用低于体温 3℃～4℃ 的温水擦浴。

2. 药物降温

一般用安乃近 5～10 mg/（kg·次），肌内注射；亦可用其滴鼻，大于 3 岁病儿，每次 2～4 滴。

（三）降低颅内压

惊厥持续发作时，引起脑缺氧、缺血，易致脑水肿；如惊厥系颅内感染炎症引起，疾病本身即有脑组织充血水肿，颅内压增高，因而及时应用脱水降颅内压治疗。常用 20% 甘露醇溶液 5～10 mL/（kg·次），静脉注射或快速静脉滴注（10 mL/min），6～8 h 重复使用。

（四）纠正酸中毒

惊厥频繁，或持续发作过久，可致代谢性酸中毒，如血气分析发现血 pH < 7.2，BE 为 15 mmol/L 时，可用 5% 碳酸氢钠 3～5 mL/kg，稀释成 1.4% 的等张液静脉滴注。

（五）病因治疗

对惊厥病儿应通过病史了解，全面体检及必要的化验检查，争取尽快地明确病因，给予相应治疗。对可能反复发作的病例，还应制订预防复发的防治措施。

五、护理

（一）护理诊断

（1）有窒息的危险。

（2）有受伤的危险。

（3）潜在并发症：脑水肿。

（4）潜在并发症：酸中毒。

（5）潜在并发症：呼吸、循环衰竭。

（6）知识缺乏。

（二）护理目标

（1）不发生误吸或窒息，适当加以保护防止受伤。

（2）保护呼吸功能，预防并发症。

（3）患儿家长情绪稳定，能掌握止痉、降温等应急措施。

（三）护理措施

1. 一般护理

（1）将患儿平放于床上，取头侧位。保持安静，治疗操作应尽量集中进行，动作轻柔敏捷，禁止一切不必要的刺激。

（2）保持呼吸道通畅：头侧向一边，及时清除呼吸道分泌物。有发绀者供给氧气，窒息时施行人工呼吸。

（3）控制高热：物理降温可用温水或冷水毛巾湿敷额头部，每 5～10 min 更换 1 次，必要时用冰袋放在额部或枕部。

（4）注意安全，预防损伤，清理好周围物品，防止坠床和碰伤。

（5）协助做好各项检查，及时明确病因。根据病情需要，于惊厥停止后，配合医生作血糖、血钙或腰椎穿刺、血气分析及血电解质等针对性检查。

（6）加强皮肤护理：保持皮肤清洁干燥，衣、被、床单清洁、干燥、平整，以防皮肤感染及褥疮的发生。

（7）心理护理：关心体贴患儿，处置操作熟练、准确，以取得患儿信任，消除其恐惧心理。说服患儿及家长主动配合各项检查及治疗，使诊疗工作顺利进行。

2. 临床观察内容

（1）惊厥发作时，观察惊厥患儿抽搐的时间和部位，有无其他伴随症状。

（2）观察病情变化，尤其随时观察呼吸、面色、脉搏、血压、心音、心率、瞳孔大小、对光反射等重要的生命体征，发现异常及时通报医生，以便采取紧急抢救措施。

（3）观察体温变化，如有高热，及时做好物理降温及药物降温；如体温正常，应注意保暖。

3. 药物观察内容

（1）观察止惊药物的疗效。

（2）使用地西泮、苯巴比妥钠等止惊药物时，注意观察患儿呼吸及血压的变化。

4. 预见性观察

若惊厥持续时间长、频繁发作，应警惕有无脑水肿、颅内压增高的表现，如收缩压升高、脉率减慢、呼吸节律慢而不规则，则提示颅内压增高，如未及时处理，可进一步发生脑疝，表现为瞳孔不等大、对光反射消失、昏迷加重、呼吸节律不整，甚至骤停。

六、康复与健康指导

（1）做好患儿的病情观察准备好急救物品，教会家属正确的退热方法，提高家长的急救知识和技能。

（2）加强患儿营养与体育锻炼，做好基础护理等。

（3）向家长详细交代患儿的病情、惊厥的病因和诱因，指导家长掌握预防惊厥的措施。

参考文献

[1] 李文华，秦小旭. 护理人际沟通[M]. 镇江：江苏大学出版社，2017.
[2] 李军华，林建荣. 儿科护理[M]. 武汉：华中科技大学出版社，2017.
[3] 芦良花，张红梅，臧舒婷. 实用急诊急救护理手册[M]. 郑州：河南科学技术出版社，2017.
[4] 叶志霞，李丽. 肝胆胰外科护理常规[M]. 上海：上海科学技术文献出版社，2017.
[5] 李俭，颜丽青. 产科学及护理[M]. 北京：科学出版社，2017.
[6] 刘书哲，卢红梅. 肿瘤内科护理[M]. 郑州：河南科学技术出版社，2017.
[7] 桑未心，杨娟. 妇产科护理[M]. 武汉：华中科技大学出版社，2016.
[8] 童强，滕敬华，李胜保. 实用消化内镜护理技术[M]. 武汉：华中科技大学出版社，2015.
[9] 刘玲，何其英，马莉. 泌尿外科护理手册[M]. 北京：科学出版社，2017.
[10] 程红缨，杨燕妮. 基础护理技术操作教程[M]. 北京：人民军医出版社，2015.
[11] 刘喜松. 急性外伤性疾病的诊疗与护理[M]. 昆明：云南科技出版社，2016.
[12] 杨霞，孙丽. 呼吸系统疾病护理与管理[M]. 武汉：华中科技大学出版社，2016.
[13] 周更苏，白建英. 护理管理[M]. 北京：人民卫生出版社，2016.
[14] 叶志霞，皮红英，周兰姝. 外科护理[M]. 上海：复旦大学出版社，2016.
[15] 杨蓉，冯灵. 神经内科护理手册[M]. 北京：科学出版社，2017.
[16] 周文静，唐丽梅，曹晓亚. 急危重症护理查房[M]. 北京：科学技术文献出版社，2015.
[17] 潘瑞红. 专科护理技术操作规范[M]. 武汉：华中科技大学出版社，2016.
[18] 胡大海，周琴，胡雪慧. 现代伤口临床护理理论和实践[M]. 西安：第四军医大学出版社，2015.
[19] 丁淑贞，郝春艳. 血液科临床护理[M]. 北京：中国协和医科大学出版社，2016.
[20] 饶和平. 卫生法规及护理管理[M]. 杭州：浙江大学出版社，2015.
[21] 王洪飞. 内科护理[M]. 北京：科学出版社，2017.
[22] 徐军. 常见老年慢性病的防治及护理[M]. 杭州：浙江大学出版社，2016.
[23] 朱秀勤，李帼英. 内科护理细节管理[M]. 北京：人民军医出版社，2015.
[24] 付艳枝，田玉凤，许新华. 肿瘤化学治疗护理[M]. 北京：人民军医出版社，2015.
[25] 晏志勇，邓香兰. 护理心理学[M]. 西安：西安交通大学出版社，2017.